U0286380

马钱子的研究

叶定江　主审
蔡宝昌　主编

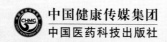

中国健康传媒集团
中国医药科技出版社

内 容 提 要

　　本书对毒剧中药的代表药物马钱子进行了较为全面、系统和深入的介绍，为作者几十年研究的结晶。内容包括马钱子的古今中外文献研究、化学成分研究、炮制机制研究、药效学研究、毒理学研究、药代动力学研究以及马钱子生物碱脂质体抗肿瘤靶向给药制剂的研究等，反映了马钱子研究的前沿性成果。本书可作为从事医药研究的科研人员、医药大专院校的教师、研究生、医院的广大医务工作者的参考用书。

图书在版编目（CIP）数据

马钱子的研究／蔡宝昌主编. —北京：中国医药科技出版社，2018.12
ISBN 978 - 7 - 5214 - 0653 - 5

　Ⅰ.①马…　Ⅱ.①蔡…　Ⅲ.①马钱子—研究　Ⅳ.①R282.71

中国版本图书馆 CIP 数据核字（2018）第 297400 号

美术编辑　陈君杞
版式设计　诚达誉高

出版　**中国健康传媒集团**｜中国医药科技出版社
地址　北京市海淀区文慧园北路甲 22 号
邮编　100082
电话　发行：010 - 62227427　邮购：010 - 62236938
网址　www.cmstp.com
规格　787×1092mm ¼₆
印张　18
字数　332 千字
版次　2018 年 12 月第 1 版
印次　2020 年 8 月第 2 次印刷
印刷　三河市万龙印装有限公司
经销　全国各地新华书店
书号　ISBN 978 - 7 - 5214 - 0653 - 5
定价　**68.00 元**

版权所有　盗版必究
举报电话：010 - 62228771
本社图书如存在印装质量问题请与本社联系调换

主 编 简 介

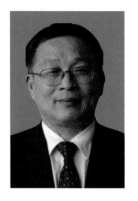

蔡宝昌，教授，博士生导师，南京中医药大学原副校长，中药学国家一级重点学科带头人，中药学国家一类特色专业负责人，《中药炮制学》国家精品课程及资源共享课程负责人，全国中医药高等学校教学名师。1978年毕业于南京中医学院中药专业，毕业后留校工作至今。曾于1988年5月、1994年3月两度赴日本国立富山医科药科大学留学与进修，获药学博士学位；1998年10月至1999年10月赴美国XBL从事药物分析及质量标准博士后研究。作为项目负责人完成国家级、部省级课题30多项。主编《中药炮制学》《中药炮制学专论》《中药炮制工程学》等教材和著作15部，发表论文800多篇，SCI论文100余篇。作为第一完成人获国家级、部省级科技奖励16项。其中，"中药马钱子炮制机理研究"获国家科技进步奖三等奖。开发新药8项，获发明及实用新型专利32项。

为国家有突出贡献的中青年专家、全国"百、千、万"跨世纪学科学术带头人第一、二层次人选，享受国务院政府特殊津贴。主要社会兼职有：全澳中医药学会顾问、日本国立富山医科药科大学、浙江中医药大学等国内外5所大学的客座研究员、兼职教授、客座教授，国务院全国临床医学（中医学）、中药学专业学位研究生教育指导委员会委员，国家教育部高等学校制药工程专业教学指导委员会副主任委员和中药专业副主任委员，国家自然科学基金评委，国家药典委员会委员（第八、九、十届中药材及饮片专业委员会副主任委员），国家药品监督管理局新药及保健品审评专家，《中国天然药物》《药学学报》等国内外10多家杂志的编委，国家中药现代化科技产业基地主任，国家标准化管理委员会中药炮制机械分技术委员会主任委员，中国医药物资协会中药材与饮片专业委员会会长，国际中医药健康产业联合会会长，世界中医药联合会中药饮片质量专业委员会会长。创办南京海昌中药集团有限公司并任董事长。

本书编委会

主　编　蔡宝昌

副主编　李伟东　罗兴洪

编　委　(按姓氏笔画排序)

马　骋　王　琳　王天山　邓旭坤　刘　晓

刘陶世　杨光明　李　嬛　李伟东　李俊松

李彦超　吴　丽　吴　皓　何亚维　狄留庆

陈　龙　陈　军　陈志鹏　罗兴洪　姚仲青

秦昆明　徐自升　徐晓月　殷　武　殷放宙

蔡　挺　蔡　皓　蔡宝昌　潘　扬

序

蔡宝昌教授是我最尊重的老师，最敬重的学者，最佩服的教育工作者，最崇敬的实干家，最仰慕的中药炮制学专家。

第一次认识蔡老师是在 1999 年国庆节前后，我看到南京中医药大学校园贴有海报说从美国留学归来的蔡宝昌教授将作有关中药现代化研究的学术报告，很感兴趣便欣然前往。我被他渊博的学识、风趣幽默的谈吐、旁征博引的演讲所折服。2000 年我来南京工作，2003 年又到南京中医药大学蔡老师处求学，于是跟蔡老师就慢慢熟悉起来，通过近 20 年的交往，蔡老师成为了我的良师益友。

蔡老师说他一生的转折几乎都是在带 8 的年份，1958 上小学，开始接受正规化的教育；1968 年，上山下乡使他的命运发生了改变，注销上海户口到江苏南通的农村当知青；1978 年，南京中医学院（现南京中医药大学）毕业后留校当老师；1988 年，蔡老师通过努力到日本留学；1998 年，到美国做博士后研究工作；2008 年，蔡老师创办南京海昌中药集团，走上理论联系实践的实业之路；2018 年，通过十年的艰苦创业，历经企业的生死存亡海昌中药走出低谷，逐步走上正轨……

蔡老师敏而好学。1986 年，蔡老师在南京中医学院中药系工作，接待了一个日本代表团，因为他接待时热情大方、认真负责、不卑不亢，给对方留下了良好的印象。代表团离开之时，邀请蔡老师到日本留学，但是前提是需要解决语言问题，需要通过出国留学的日语考试。蔡老师此前虽然自学过一点日语，但并不熟练，为了获得这个留学深造的机会，他下定决心进一步学好日语。每天早上六点多就带两顿盒饭到南京大学进修日语，每天学到晚上 10 点回家后再做习题到深夜 12 点左右。平时大声地读、大胆地说、不停地写。通过 40 多天的刻苦学习，在日语考试中考了 100 分，创造了一个速成学日语的奇迹，因而也于 1988 年顺利获得了日本国立富山医科药科大学留学的机会。

蔡老师能吃苦中苦。蔡老师到日本留学，原计划只有 2 个月的学习时间，但日本老师看他学习非常刻苦，希望他延长一年，蔡老师喜出望外，他希望攻读硕士或博士学位。但日本的导师指出无法提供奖学金。蔡老师为了能留在日本学习，他每天在实验室工作到很晚，总是最后一个离开实验室，然后再到日本人开的塑料制品厂打工至凌晨 1~2 点，第二天早上，他往往又是第一个到实验室。就这样早出晚归，一边在实验室学习工作，一边悄悄地打工挣学费和生活费。在日本求学近 4 年，没有休息日，没有白天黑夜之分，历经千辛万苦终于获得了博士学位。

蔡老师求学之路永无止境。1998 年，蔡老师已是南京中医药大学的校长助理，但是在马钱子作用机制的研究过程中遇到瓶颈，正好美国 XenoBiotic Lab. 邀请他去做博士后研究工作，并提供相应的实验条件。得知此消息后，蔡老师婉言谢绝了学校和省教育厅的挽留，坚持去美国继续开展他的研究工作，并于一年后按期回国。

蔡老师有一股韧劲，认准了方向就努力去做，他一直认为，只要有百分之一的希望，就要付出百分之百的努力，这是他的座右铭。2002 年，适逢国家教育部组织申报国家级重点学科，而申报国家级重点学科的一个先决条件为原则上该学科必须是部省级重点学科，但当时南京中医药大学的中药学还不是独立的省级重点学科。蔡老师身为学校中药学科的学科带头人为了学科的建设，亲自撰写申报材料，并与他的一位博士研究生一起到北京去参加答辩。当天晚上蔡老师和他的助手一起把汇报的 PPT 字字句句反复进行修改，不断完善，并反复进行演练，直到第二天凌晨 3 点钟准备睡觉。没想到他的助手倒头就鼾声雷动，蔡老师根本没法入睡。蔡老师又不忍心叫醒助手，只好到洗手间迷糊到天亮。第二天他们竭尽全力去答辩，竟然顺利通过，为南京中医药大学赢得了中药学国家级重点学科。后来，在他的带领下，南京中医药大学的中药学国家重点学科建设成绩斐然，享誉海内外。直到 2017 年，顺利入选国家教育部"双一流"学科建设的行列，为中药学的发展做出了巨大贡献。

蔡老师追求心中梦想，毅然跳出象牙塔去创业。蔡老师虽然一直从事的是科研和教学工作，并 3 次被提名为中国工程院院士有效候选人，但他坚信学以致用、理论联系实际、实业兴国、实业强国的理念。因此长期有一个将自己所学、所研究的科研成果转化为生产力的梦想。他多次向有关领导提出创办企业的申请，2008 年，经学校和省委组织部门的允许，还在学校担任副校长的他，把家中的全部积蓄拿出来，并将他家的住房、省政府人才引进奖励他的房子，全部抵押出去，凑集了五百万元，并寻求开发区的投资，产、学、研相结合，创办了"南京海昌中药集团"，现发展成为拥有南京海源中药饮片有限公司、江苏海昇药业有限公司、杭州海善制药设备股份有限公司 3 个子公司的集团公司（其中两家是国家高新技术企业，一家是新三板上市公司）。

蔡老师敢于向权威挑战。1978 年蔡老师留校任教，在教学中发现教材对马钱子炮制目的的阐述是通过加热降低马钱子中毒性成分士的宁的含量，降低了马钱子的毒性。他又到图书馆查阅了大量的文献，也是认为马钱子的炮制就是加热降低马钱子中有毒生物碱的含量。当时他就对此质疑："如果马钱子的炮制只是因为加热而降低其毒性成分士的宁的含量，那在临床上少用一些马钱子不就行了？"他认为这其中应该还有另外更深层次的原因，于是就下定决心研究马钱子的炮制机制。这一研究就是四十年，从中国开始研究，到日本以及后来到美国，他在国外的学习都是围绕马钱子的研究。通过几十年的研究，他和他带领的团队一起，终于将马钱子的成分、炮制减毒机制和马钱子的作用机制基本研究清楚，他的"中药马钱子炮制机制的研究"也获得了国家科学技术进步奖三等奖，这是迄今为止中药炮制领域获得的最高级别奖项。

十年前，我曾提议将他的马钱子研究成果写成专著出版，为其他从事中药研究的科研工作者提供参考。十年磨一剑，前不久蔡老师把他的《马钱子的研究》书稿给我看，我很荣幸能成为此专著较早拜读的几个人之一。细读慢研之后，受益匪浅，发现此书真是不可多得的单味中药研究专著，概括起来，具有如下特点。

一、传统性。本书较为详细地介绍了马钱子的本草考证、历史沿革、传统的炮制方法和临床应用，保持了中药的传统特色。

二、系统性。本书较为系统地介绍了马钱子的炮制方法研究、马钱子的化学成分研究、炮制对化学成分的影响研究、炮制的减毒机制研究、马钱子的有效成分研究、马钱子有效成分的作用机制研究以及马钱子有效成分的制剂研究，其内容全面、系统。

三、科学性。本书传统与现代相结合，在马钱子的成分研究、作用机制研究、新制剂研究等过程中，采用了现代最前沿的科学技术和科学方法，体现了本书的科学性。

四、图文并茂。本书在撰写过程中，引用了大量的实验数据和实验图表，图文并茂，可读性较强。

五、实用性。本书系统介绍了传统中药马钱子的研究方法和科研成果，给正在从事毒剧中药研究的同行提供了研究思路或给正确使用、研究中药马钱子的医药卫生界同行提供了参考借鉴。为其他中药的现代化研究提供了参考，具有较强的实用性。

蔡老师一共培养了硕士 95 名、博士 43 名、博士后 10 名，他们中大部分已成为中医药研究的技术骨干和学术带头人，形成了繁荣中医药事业的中坚力量。

蔡老师是一位充满激情、富有创新性的实干家、教育工作者和科技工作者，他的身上有许多值得我们后学小辈学习借鉴的地方，是我们取之不尽、用之不竭的智慧源泉。我衷心祝愿蔡老师在学术上取得更大成就，在弘扬中医药文化方面取得更大进展，在产业化方面取得更大突破，为人类的健康事业做出更大贡献。

罗兴洪
2018 年 6 月

前　言

中药的毒性在我国历代本草中均有论述，《神农本草经》将药物分为上、中、下三品，并指出下品多毒，不可久服。隋代《诸病源候论》提到："凡药物云有毒及大毒者，皆能变乱，于人为害，亦能杀人"。唐代《新修本草》中药物均注明有毒与无毒。明代《本草纲目》中专列毒草类，记载47种有毒中药。

随着越来越多的国家立法承认中医药的合法地位，中药进入国际市场也面临着机遇和挑战。中药的毒性也越来越引起学术界、医疗界、药品生产企业的高度重视，尤其是20世纪90年代初，出现了含马兜铃酸的中药引起肾功能衰竭、膀胱癌等大量报道，中药毒性和毒性中药的研究正成为中医药领域的热点，这对于进一步提高中药的信誉，确保用药安全，促进中医药的发展，具有极其重要的意义。

中药炮制和方剂配伍是中医药的用药特色，是中医药现代化亟需阐明科学内涵的领域。中药炮制的主要目的之一就是通过炮制使毒性成分减少、毒性物质分解或转化，降低或消除毒性，起到用药安全和增强疗效的作用。利用现代分子生物学、细胞生物学以及基因与蛋白组学技术，借助先进的仪器分析手段阐明毒性中药的炮制机制，是当今中药炮制学科发展的主要任务之一。

中药马钱子是马钱科植物马钱 Strychnos nux–vomica L. 的干燥成熟种子，具有散热消瘀、消肿利咽、通痹止痛、清热解毒等功效。临床上多用于治疗神经系统疾患及风湿性关节炎等症。作为常用活血化瘀药，马钱子入药一般用其炮制品。本书对毒剧中药的代表药物马钱子进行了迄今为止最为全面、系统和深入的介绍，包括马钱子文献研究、化学成分研究、炮制研究、药效学研究、毒理学研究、药代动力学及其代谢物研究以及马钱子生物碱脂质体抗肿瘤靶向给药制剂的研究等内容。本书反映了马钱子研究的前沿性成果，内容丰富，资料翔实，系统性强。可作为从事医药研究的科研人员，医药大专院校的教师、研究生、药学工作者、医院的广大医务工作者的参考用书。

本书是笔者四十年对中药马钱子研究工作的总结，其中也包含了自己的中外老师、同事和一届又一届硕、博士研究生们的辛勤劳动，在此一并表示衷心感谢！

蔡宝昌

2018 年 5 月

目　录

第一章 绪 论

第一节 中医药学论述

马钱子为较常用中药，始载于《本草纲目》，用于散热消瘀、消肿利咽、通痹止痛、清热解毒。临床上现多用于治疗神经系统疾患及风湿性关节炎等症。作为活血化瘀药，常在"九分散""疏风定痛丸""虎健丸""青龙丸"等中成药中使用。1995 年版以前的《中国药典》收载马钱子有 2 种原植物：马钱 *Strychnos nux - vomica* L.（图 1 - 1）和云南马钱 *Strychnos pierriana* A. W. Hill（图 1 - 2），前者为进口商品，后者仅分布于我国云南南部。

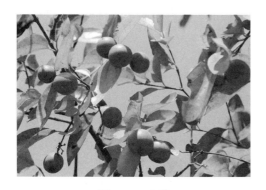

图 1 - 1 马钱

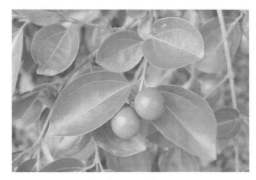

图 1 - 2 云南马钱

一、马钱子概述

马钱子极毒，主要含有马钱子碱和士的宁等多种生物碱，中医学上以种子炮制后入药，性寒，味苦，有通络散结、消肿止痛之效。西医学上用种子提取物，作中枢神经兴奋剂。

【来源】本品为马钱科植物马钱 *Strychnos nux - vomica* L. 的干燥成熟种子。冬季采收成熟果实，取出种子，晒干。

【别名】番木鳖、苦实把豆儿、火失刻把都、苦实、马前、牛眼、大方八。

【化学成分】含吲哚类生物碱，总生物碱含量 3% ~ 5%。其中士的宁（番木鳖碱，strychnine）为主要活性成分，其次为马钱子碱（brucine）。尚含多种微量生物碱如 α - 及 β - 可鲁勃林（α -, β - colubrine）、异士的宁（isostrychnine）、伪士的宁（pseudostrychnine）、伪马钱子碱（pseudobrucine）、士的宁次碱（vomicine）、马钱子新碱（novacine）、甲基伪士的宁（icajine）、奴伐新碱、士屈新碱，以及脂肪油、蛋白质、绿原酸等。

【性味归经】苦，温；有大毒。归肝、脾经。

《本草纲目》记载："苦，寒，有毒。"《本草原始》记载："味苦，寒，大毒。"

【功能主治】通络止痛，散结消肿。用于风湿顽痹，麻木瘫痪，跌扑损伤，痈疽肿痛；小儿麻痹后遗症，类风湿关节痛。

①通络止痛：用治风湿顽痹或拘挛麻木。②消肿散结：用治外伤瘀肿疼痛及痈疽肿痛。治多种癌肿，有一定疗效。③治疗小儿麻痹后遗症，腰椎间盘突出症，三叉神经痛，类风湿关节炎，跌打损伤、瘀血疼痛，风寒湿痹、全身关节拘急、麻木，癌肿等。主治咽喉痹痛，痈疽肿毒，风痹疼痛，骨折，面神经麻痹，重症肌无力。

【用法用量】0.3 ~ 0.6g，炮制后入丸散用。外用适量，研末撒，或浸水、醋磨、煎油涂敷，或熬膏摊贴。

【处方名】马钱子、马前子、生马钱、制马钱、炙马钱子、制马钱子、砂炙马钱子、油炙马钱子、水炙马钱子等。

处方中写马钱子、马前子均指生马钱子。为原药去杂质及毛茸研末入药者。毒性特大，应用时须格外小心。

砂炙马钱子或称炙马钱子。为净马钱子用砂子炒至膨胀、内部棕黄色时取出入药者。毒性减小。

油炙马钱子又称油马钱子。为净马钱子在植物油中炸至膨胀、内部棕黄色时取出入药者。毒性减小。

水炙马钱子为净马钱子用水煮沸，水浸后切片晾干入药者。因水煮温度低，不能大大减少其毒性，用量宜小。

制马钱子为砂炙、油炙、水炙马钱子的统称。

【注意】①不宜生用、不宜多服久服，可间断使用。②内服一般从小量开始，逐渐加量，至患者感觉肌肉有轻微颤动时为最大量，不可再加量。③麝香、延胡索可增强马钱子的毒性，故不宜同用。④该品有大毒，过量易致中毒，初期表现为头痛头昏、烦躁不安，继则颈项强硬、全身发紧，甚至角弓反张、两手握固、牙关紧闭、面呈痉笑；严重者可致神志昏迷、呼吸急促、瞳孔散大、心律不齐，以致循环衰竭而死亡，故应注意炮制，严格控制剂量。⑤孕妇禁用。

【贮藏】置干燥处。

二、本草考证

马钱子最早记载于明代李时珍的《本草纲目》，但实际上在中国历史上，马钱子的使用至少可以追溯到宋朝之前。南唐后主李煜就是被宋太宗赐马钱子毒死。马钱子中毒的症状为颈项僵硬、瞳孔放大、呼吸急促，甚至抽搐，如不及时抢救，会因呼吸系统麻痹而死亡。服毒后的李煜全身抽搐、角弓反张，死亡的姿态是头部与足部相接，状如牵机。因此，马钱子还有另外一个名字"牵机毒"，与钩吻（断肠草）、鹤顶红并列为中国宫廷三大毒药。

《本草纲目》："番木鳖，蔓生，夏开黄花，七八月结实如瓜蒌，生青熟赤，亦如木鳖，其核小于木鳖而色白。""治伤寒热病，咽喉痹痛，消痞块，并含之咽汁，或磨水噙咽。"马钱子以番木鳖之名始载于《本草纲目》，主治"伤寒热病，咽喉痹痛"，李时珍释其名曰"状如马之连钱，故名马钱"，同时附两名"苦实把豆儿"和"火失刻把都"，应为当时外来名的音译。

《本草原始》："番木鳖，木如木鳖子大，形圆而扁，有白毛，味苦。鸟中其毒，则麻木搐急而毙；狗中其毒，则苦痛断肠而毙。若误服之，令人四肢拘挛。"

在我国海南、云南和广西等地尚有一种马钱子称吕宋果 *S. ignatii*，在《本草纲目拾遗》中有记载，但国内现不习销。

《中药志》：散血热，消肿毒。治痈疽，恶疮。据《中药志》载，我国云南南部及缅甸、泰国等地尚有山马钱混杂在进口的马钱子中。

《医学衷中参西录》中说马钱子"开通经络，透达关节之功远胜于它药"。

《中国药典》1995 年版收载马钱子的原植物有 2 种，即马钱 *Strychnos nux - vomica* L. 和云南马钱 *Strychnos pierriana* A. W. Hill。在 2000 年之后的《中国药典》只收载了马钱科植物马钱 *Strychnos nux - vomica* L. 一个种。

三、马钱子的鉴别

马钱子的生药性状及显微鉴别早已为国内外熟知。早在 1943 年，Wallis 等就开始对其生药进行研究，并收载其后的教科书中。山马钱 *S. nux - blanda* 作为马钱子的伪品在国外也作过生药研究。

1. 马钱的植物特征

乔木，高 5～25m。枝条幼时被微毛，老枝被毛脱落。叶片纸质，近圆形、宽椭圆形至卵形，顶端短渐尖或急尖，基部圆形，有时浅心形，上面无毛；具网状横脉；圆锥状聚伞花序腋生，花序梗和花梗被微毛；苞片小，被短柔毛；花萼裂片卵形，外面密被短柔毛；花冠绿白色，后变白色，花冠管比花冠裂片长，外面无毛，内面仅花冠管内壁基部被长柔毛，花冠裂片卵状披针形，长约 3mm；雄蕊着生于花冠管喉部，花药椭圆形，伸出花冠管喉部之外，花丝极短；子房卵形，无毛，花柱圆柱形，柱头头状。浆果圆球状，成熟时橘黄色，种子扁圆盘状，表面灰黄色，密被银色绒毛。花期春夏两季，果期 8 月至翌年 1 月。

主产于中国、印度、斯里兰卡、缅甸、泰国、越南、老挝、柬埔寨、马来西亚、印度尼西亚和菲律宾等。

2. 马钱子性状

呈纽扣状圆板形，直径 1.5～3cm，厚 0.3～0.6cm，常一面隆起，一面稍凹下，表面密被灰棕或灰绿色绢状茸毛，自中间向四周呈辐射状排列，有丝样光泽。边缘稍隆起，较厚，有突起的珠孔，底面中心有突起的圆点状种脐（图 1 - 3）。质坚硬，平行剖面可见淡黄色白色胚乳，角质状，子叶心形，叶脉 5～7 条。无臭，味极苦。

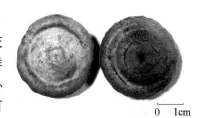

0   1cm

图 1 - 3　马钱子药材

3. 非正品马钱子性状

（1）山马钱子　为马钱科植物山马钱 *Strychnos nux - blanda* A. W. Hill 的干燥成熟

种子。本品呈盘状椭圆形，长 1.6~2.0cm，直径 1.5~1.7cm，厚 0.5~0.7cm。边缘有一条隆起的脊，有突起的珠孔，表面密被淡黄色的茸毛（图 1-4）。质地坚硬，胚乳角质状，半透明，白色或灰白色。子叶广卵形，胚根长约 0.3cm，叶脉 5~7 条。

（2）牛眼马钱子　为马钱科植物牛眼马钱 *Strychnos angustiflora* Benth. 的干燥成熟种子。本品呈扁圆形，直径 0.8~1.5cm，厚 0.2~0.3cm，常一面隆起，一面凹下。表面密被深污绿色的短茸毛，自中间向四周呈辐射状状排列。子叶心形，胚根长约 0.15cm，叶脉 3 条（图 1-5）。

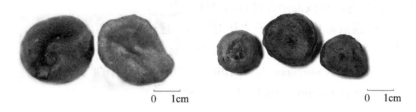

图 1-4　山马钱子药材　　　　　图 1-5　牛眼马钱子药材

（3）云南马钱　本品呈扁椭圆形或扁圆形，直径 1.2~3.5cm，厚 0.3~0.5cm，常一面隆起，一面凹下。表面密被灰棕色至灰绿色丝状茸毛，自中间向四周呈辐射状排列，有光泽。边缘较中部微薄而向上翘，并有微尖的珠孔，底面中心有突起的圆点状种脐（图 1-6）。质坚硬，平行剖面可见淡黄白或灰白色的胚乳，角质状，子叶卵形，上有微凸起的叶脉 3 条。无臭，味苦。

（4）密花马钱子　为马钱科植物密花马钱 *Strychnos ovata* A. W. Hill 的干燥成熟种子。本品呈扁圆形，直径约 1cm，厚约 0.3cm，一面凹下，一面稍平。表面被深污绿色的短茸毛（图 1-7）。

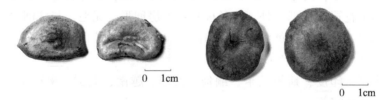

图 1-6　云南马钱子药材　　　　　图 1-7　密花马钱子药材

4. 马钱子的鉴别

（1）本品粉末灰黄色。非腺毛单细胞，基部膨大似石细胞，壁极厚，多碎断，木化。胚乳细胞多角形，壁厚，内含脂肪油及糊粉粒。

（2）取本品干燥种子的胚乳部分作切片，加 1% 钒酸铵的硫酸溶液 1 滴，胚乳即显紫色；另取胚乳切片，加发烟硝酸 1 滴，即显橙红色。

（3）取该品粗粉 1g，加乙醇 15ml，冷浸 2h，滤液蒸干，以 1mol/L 盐酸溶解，加氢氧化铵碱化，三氯甲烷提取，三氯甲烷液再用 1mol/L 盐酸提取，酸液中加锌粉及浓盐酸，水浴加热 5min，冷却后加亚硝酸溶液 1 滴，即显樱红色（士的宁反应）。

（4）取本品粉末 0.5g，加三氯甲烷 – 乙醇（10∶1）混合液 5ml 与浓氨试液 0.5ml，密塞，振摇 5min，放置 2h，滤过，滤液作为供试品溶液。另取士的宁和马钱子碱对照品，加三氯甲烷制成每 1ml 各含 2mg 的混合溶液，作为对照品溶液。照薄层色谱法试验，吸取上述两种溶液各 10μl，分别点于同一硅胶 G 薄层板上，以甲苯 – 丙酮 – 乙醇 – 浓氨试液（4∶5∶0.6∶0.4）为展开剂，展开，取出，晾干，喷以稀碘化铋钾试液。供试品色谱中，在与对照品色谱相应的位置上，显相同颜色的斑点。

四、马钱子的中毒与治疗

1. 中毒症状

马钱子因含士的宁，服量过大易致中毒，最初出现头痛、头晕、烦躁、呼吸增强、肌肉抽筋感、咽下困难、呼吸加重、瞳孔缩小、胸部胀闷、呼吸不畅、全身发紧，然后伸肌与屈肌同时作极度收缩，对听、视、味、感觉等过度敏感，继而发生典型的惊厥症状，最后呼吸肌强直窒息而死。

2. 中成药超量后症状

含马钱子的中成药 1 次服用剂量，以其所含士的宁含量控制在 6mg 左右比较适宜。若 1 次误服士的宁 0.03～1g 以上，开始出现嚼肌及颈部肌有抽筋感觉、咽下困难、全身不安，随后伸肌与屈肌作极度的收缩而出现强直性惊厥，即所谓角弓反张，呼吸肌痉挛性收缩，呼吸停止于最大吸气状态，惊厥反复发作，患者每因窒息而死。

3. 中药配伍对马钱子毒性的影响

《神农本草经》序中云："若有毒宜制，可用相畏、相杀者"。研究表明，麝香、延胡索可增强马钱子的毒性，故不宜同用。赤芍可降低马钱子毒性，马钱子配伍一定量的赤芍可降低其毒性，随着赤芍用量增大，马钱子毒性降低程度增加。甘草对马钱子毒性亦有影响，有报道，马钱子与倍量以上的甘草同煎，可减少或解除马钱子毒性作用。

4. 中毒后的抢救

马钱子中毒属急危重症，应尽快前往医院急诊科紧急救治。马钱子中毒可用乙醚作轻度麻醉或用戊巴比妥钠等药物静脉注射，以及用水合氯醛灌肠以制止惊厥，惊厥停止后，如认为胃中尚有余毒，可用高锰酸钾溶液洗胃。同时做到：①避免刺激：静卧暗室，避免声音、光线刺激；②保护气道，控制惊厥：立即用地西泮、苯巴比妥、苯妥英钠等药静脉注射控制惊厥，或 10% 水合氯醛保留灌肠；③减少毒物吸收，加速毒物排除：待控制好惊厥、保护好气道后，经口摄入中毒者，有指征者可插入胃管洗胃，洗胃后可灌入活性炭；④肌肉松弛：痉挛难以控制者，可在气管插管、人工通气的基础上，应用肌肉松弛剂；⑤对症及支持治疗：如保持水、电解质平衡，纠正酸中毒，维持充足的尿量，保护肾功能。

第二节　马钱子现代研究

一、化学成分

1. 马钱子化学成分的研究历史

马钱属植物因含有生理活性很强的士的宁类生物碱，早在 16 世纪以前就引起了人们的注意并加以利用。Pelletier 和 Caventou 等于 1819 年首先从马钱 *S. nux – vomica* 种子和树皮中分离得到士的宁（strychnine）和马钱子碱（brucine），其后 Bemelot Meens（1865 年）、Fluckiger（1889 年）、Geiger（1901 年）、Borrsma（1902 年）等开展了对马钱属植物化学成分的研究，其对象主要集中于 *S. nux – vomica*、*S. ignatii* 和 *S. wallichiana* 上，20 世纪 20 年代 Gmelin 从马钱子中分离到第 3 个生物碱 vomicine，不久 Wamat 在 1931 年又分离得到了 *o –* 和 *p – colubrines*，pseudostrychnine。但直到 1950 年 Robertson 等人采用 X 衍射分析提出了士的宁分子的正确结构，1954 年 Woodward 等完成了它的全合成，随后英国的 Bisset 和 Phillipson 对马钱属植物进行大量的化学工作，涉及了该属大部分的种类。国内在 20 世纪 50 年代肖培根、张海道等对我国产马钱属植物资源也作了初步的研究。至今为止，在本属植物中已分离得到了近 250 个生物碱，其绝大多数为士的宁类生物碱，具有 Wieland Gumlich 醛的骨架。

2. 马钱子所含生物碱的概况

马钱子所含的生物碱主要为士的宁（番木鳖碱），占总生物碱的 35% ~ 50%；其次为马钱子碱（布鲁生），此外还含少量的士的宁次碱、马钱子新碱、伪士的宁、伪马钱子碱、4 – 羟基士的宁次碱、士的宁次碱氮氧化物、马钱子碱氮氧化物、甲基伪士的宁、4 – 羟基 – 3 – 甲基士的宁、可鲁勃林及脂肪油、蛋白质、绿原酸等。

3. 马钱子所含生物碱的分类

马钱种子含多种生物碱，可分为三种类型。

（1）"正"系列（normal series）生物碱　士的宁（strychnine），马钱子碱（brucine），异士的宁（isostrychnine），异马钱子碱（isobrucine），士的宁 *N –* 氧化物（strychnine *N – oxide*），马钱子碱 *N –* 氧化物（brucine *N – oxide*），β – 可鲁勃林（β – colubrine），16 – 羟基 – β – 可鲁勃林（16 – hydroxy – β – colubrine），16 – 羟基 – α – 可鲁勃林（16 – hydroxy – α – colubrine）。

（2）"伪"系列（pseudo series）生物碱　伪士的宁（pseudostrychnine），伪马钱子碱（pseudobrucine）。

（3）"*N –* 甲基伪"系列（*N – methylpseudo* series）生物碱　*N –* 甲基 – 断 – 伪士的宁（*N – methyl – sec – pseudostrychnine*），士的宁次碱（vomicine），*N –* 甲基 – 断 – 伪马钱子碱（*N – methyl – sec – pseudobrucine*）。

4. 马钱子所含生物碱的分布

种子所含生物碱以"正"系列为主。种子经高温加热（220 ~ 260℃，3min），剧毒成分士的宁、马钱子碱含量明显降低，而异士的宁、异马钱子碱、士的宁 *N –* 氧化物

及马钱子碱 N – 氧化物含量增高。

根皮、根木质部含"正"系列生物碱为主,茎皮含"伪"系列及"N – 甲基伪"系列生物碱为主,叶则含"N – 甲基伪"系列生物碱为主。果皮、果肉均含士的宁、马钱子碱、4 – 羟基士的宁（4 – hydroxystrychnine）、士的宁 N – 氧化物、马钱子碱 N – 氧化物、伪士的宁、伪马钱子碱、N – 甲基 – 断 – 伪士的宁、士的宁次碱、N – 甲基 – 断 – 伪马钱子碱,果肉另含 β – 可鲁勃林。果肉还含环烯醚单萜类化合物:马钱子苷（loganin）,马钱子苷酸（loganic acid）,去氧马钱子苷（deoxyloganin）,马钱子酮苷（ketologanin）,开链马钱子苷（secologanin）。

二、药理作用

1. 对中枢神经系统作用

马钱子主要含有生物碱、苷类、萜类、有机酸等成分,其中生物碱为主要有效成分和有毒成分。生物碱中含量最高、毒性最大的为士的宁,成人口服 5～10mg 士的宁就会有中毒现象。目前,对士的宁的研究已相当深入。士的宁对整个中枢神经系统都有兴奋作用,首先兴奋脊髓的反射功能,其次兴奋延髓的呼吸中枢及血管运动中枢,并能提高大脑皮质的感觉中枢功能。

（1）对脊髓的作用 士的宁对中枢神经系统的作用,主要是在脊髓。在低浓度下,它是一种典型的、竞争性的甘氨酸突触后膜抑制作用的拮抗剂。它的专一性作用表现在它能干扰神经系统甘氨酸受体或其附近膜的结构,影响甘氨酸的作用通路,从而拮抗甘氨酸的突触后膜抑制作用。这种作用是竞争性的,神经细胞对士的宁的亲和力甚至要比甘氨酸大得多,士的宁的有效作用浓度仅为甘氨酸作用浓度的百分之一。实验证明,士的宁还能阻断多种类型的脊髓突触后抑制,包括反馈性的施万细胞的抑制,交互的 IA 抑制,来自 Golgisi 腱体的 IB 传入纤维兴奋所产生的抑制和某些网状脊髓传导的抑制,士的宁还对抗楔状核和内侧膝状核的突触后抑制,但士的宁不能对抗脊髓以上的抑制。

（2）对延髓作用 给箭毒麻痹犬静脉注射 2mg/kg 硝酸士的宁,血压立刻升高,并长时间持续在高水平,但如果破坏动物的延髓,血压随即下降,增大士的宁的剂量,血压也不再上升,说明士的宁能提高血管运动中枢的兴奋性。士的宁还具有兴奋迷走神经中枢作用,也能使呼吸中枢兴奋性提高。

（3）对大脑皮质的作用 士的宁能加强皮质的兴奋过程,促使处于抑制状态的病人苏醒。能使触觉、嗅觉、听觉变得更为锐敏;对视觉的影响,尤为突出,不仅使视觉锐敏度增加,而且视野也有所扩大,一般认为是由于对视网膜的作用引起的。

（4）镇痛作用 马钱子碱具有中枢镇痛作用,而士的宁有较弱的镇痛作用。马钱子碱不仅能明显地增加吗啡镇痛作用,还能延长其镇痛时间,有人认为马钱子镇痛机制与中枢 M 胆碱能神经系统有关。我们研究表明,马钱子中枢镇痛机制似与增加脑部单胺类神经递质与脑啡肽含量有关。马钱子碱单用易产生镇痛耐受性,与吗啡合用,可明显推迟吗啡镇痛耐受时间,且马钱子碱不具有成瘾性。

实验表明其所含的马钱子碱有镇痛、镇静作用,而士的宁无镇痛效果,用小鼠腹腔注射乙酸的扭体法,小鼠肌内注射马钱子碱镇痛作用的 ED_{50} 为 12.68mg/kg。小鼠热板法证明马钱子碱有镇痛作用，其镇痛作用与 M 胆碱受体有一定的联系。

（5）兴奋作用　士的宁对整个中枢神经系统都有兴奋作用，并提高大脑皮质的感觉中枢功能。主要作用于脊髓，兴奋其反射功能，使神经冲动在神经元间易于传导，亦具兴奋大脑的作用，引起各种感觉器官功能的敏感。能促使抑制状态的病人苏醒，并调节大脑皮质的兴奋和抑制过程。

士的宁和马钱子碱都是主要作用于中枢神经系统。研究发现，在哺乳动物脊髓和脑干里，有一个负调节神经信号传递的蛋白，叫甘氨酸受体，而士的宁却正好可以抑制这个甘氨酸受体。负负得正，士的宁的结果就是增加神经信号传递，这也就是马钱子用来作兴奋剂的分子机制。

马钱子碱的含量在马钱子中仅次于士的宁。马钱子碱的毒性较士的宁大大降低。马钱子碱对感觉神经末梢有麻痹作用，极大剂量时，可阻断神经肌肉传导，呈现箭毒样作用。Birdsall NJ 等发现，马钱子碱、N – 氯甲基马钱子碱、马钱子碱氮氧化物能分别增强乙酰胆碱对 M_1、M_3、M_4 受体的亲和力，且其专属性较强。马钱子碱能提高乙酰胆碱与 M_1 受体亲和力约 2 倍，N – 氯甲基马钱子碱约为 3 倍，马钱子碱氮氧化物约为 1.5 倍。通过记录小鼠自由活动脑电波发现，马钱子碱对小鼠兼有兴奋与抑制作用，两种作用的出现常取决于药物的剂量及动物个体对药物的敏感性。马钱子碱在大鼠海马 CA1 锥体神经元和大鼠游离的背根神经节可诱发钾电流。马钱子碱及其氮氧化物对呼吸中枢均有轻度兴奋作用，能增加麻醉犬呼吸频率与幅度，能明显增加肌电活动和肌电积分，说明对脊髓有兴奋作用。

2. 对心血管系统的作用

通过膜片钳的方法，实验证明马钱子碱能显著激动 Wistar 大鼠乳鼠的心肌细胞上 T 型、L 型、B 型 3 种钙通道的单通道的活动，使其开放时间延长，关闭时间缩短，开放概率增加，而对通过每一离子通道的离子流幅值无明显影响。用电子显微镜观察到异马钱子碱和异马钱子碱氮氧化物能明显地抵消黄嘌呤 – 黄嘌呤氧化酶（X – XOD）引起的破坏培养的心肌细胞肌丝和线粒体等超微结构的作用。说明异马钱子碱及其氮氧化物对心肌细胞具有保护作用。

马钱子生品总生物碱及士的宁与士的宁氮氧化物，不论静脉或颈内动脉给药，对麻醉犬的血压、心率、心电图与给药前比较无明显差别。但马钱子碱及其氮氧化物能使麻醉犬血压下降（$P < 0.05$）、心率减慢。马钱子碱与马钱子碱氮氧化物（BNO）能显著抑制由二磷酸腺苷（ADP）和胶原诱导的血小板聚集，与阿司匹林（ASP）比较，在同样浓度下，BNO 对 ADP 诱导的血小板聚集的抑制作用与 ASP 相似，但对胶原诱导的血小板聚集的诱导作用则强于 ASP。而马钱子碱对 ADP 及胶原诱导的血小板聚集作用均比 BNO 强。体内给药能抗血栓的形成，马钱子碱及马钱子碱氮氧化物有利于改善微循环，增加血流。研究表明，马钱子碱在浓度大于等于 1×10^{-6} mol/L 时，浓度呈依赖性地延长快反应动作电位（FAP）及高钾去极化组胺和氯化钠诱发的慢反应动作电位 SAP 的 APD90，所以马钱子碱具有阻断心肌 K^+、Na^+、Ca^{2+} 通道的作用。

3. 对炎症及免疫反应作用

马钱子碱氮氧化物抑制大鼠角叉菜胶致胸腔渗出液白细胞游走的作用明显强于马

钱子碱（$P < 0.01$），马钱子碱氮氧化物还能明显抑制小鼠由巴豆油所致的耳肿及腹腔毛细血管的通透性，促进炎症渗出物的吸收，改变局部组织营养状况，降低局部致痛化学因子的浓度，使疼痛得以缓解。研究发现，马钱子碱及其氮氧化物能抑制大鼠炎症介质 PGE 的释放，且能明显降低大鼠血浆 $5-HT$、TXB_2 与 $6-keto-PGF_{2\alpha}$ 等炎症介质含量，从而具有一定的外周镇痛作用。观察马钱子碱对佐剂性关节炎大鼠炎症作用发现，马钱子碱 $8\sim16mg/kg$ 剂量对继发性炎症反应有明显的抑制作用，对免疫器官重量无明显影响。复方马钱子片对大鼠佐剂性关节炎的早期和后期继发性损伤及小鼠迟发性超敏反应均有非常明显的抑制作用，而对小鼠的巨噬细胞吞噬功能以及对绵羊红细胞免疫所致血凝素抗体的含量均无明显影响。

因此，复方马钱子片能选择性地抑制细胞免疫、抑制机体对免疫复合物的超敏反应，又无广泛的免疫抑制，是理想的治疗风湿性关节炎的药物。复方马钱子汤能抑制小鼠血清溶血素生成和 IgG 水平，表现免疫调节作用，剂量对效应有较大影响。

4. 对消化系统的作用

士的宁具强烈苦味，可刺激味觉感受器反射性增加胃液分泌，促进消化功能和食欲。

5. 对呼吸系统的影响

马钱子治疗慢性气管炎，给动物灌胃时，其镇咳作用显著；其祛痰作用类似氯化铵；当用药时间延长，药量增加，则能加强家兔抗组胺的作用。二氧化硫或氨雾引咳法均证明：马钱子碱 $50mg/kg$ 灌胃对小鼠有明显的镇咳作用，其作用强度超过可待因。

6. 抗肿瘤作用

通过体外培养肿瘤细胞发现，马钱子碱及其氮氧化物以及士的宁及其氮氧化物对肿瘤细胞株 K652、HeLa、HEP-2 具有抑制其生长及抑制其形态损伤作用，其作用机制可能是抑制肿瘤细胞的蛋白质合成，而不是直接作用。

以小鼠骨髓细胞的姐妹染色体和微核为指标的遗传毒理学研究表明，士的宁具有较强的抗突变作用，与马钱子类生物碱抑制肿瘤细胞的实验结果是一致的。马钱子煎剂高浓度能抑制淋巴细胞的有丝分裂，而低浓度能促进细胞的有丝分裂。$0.025mg/ml$ 的马钱子煎剂能显著提高淋巴细胞进入 Ⅰ、Ⅱ、Ⅲ 周期中期分裂象频率。马钱子浓度为 $0.3\sim0.7mg/ml$，分裂指数基本一致。

7. 抗菌作用

马钱子的水煎液（1:2）在试管内对许兰黄癣菌、奥杜盎小芽孢癣菌有不同程度的抑制作用，体外实验表明，0.1% 马钱子碱能完全抑制流感嗜血杆菌、肺炎链球菌、甲型链球菌和奈瑟卡他球菌的生长。此外，对常见致病性皮肤真菌有抑制作用。

8. 麻痹作用

$5\%\sim10\%$ 马钱子碱溶液可使口腔黏膜麻醉。

9. 箭毒样作用

极大剂量的马钱子碱和士的宁，均可阻断神经肌肉传导呈现箭毒样作用，此种作用在整体动物上被全身性惊厥所掩盖，只在离体神经肌肉标本上才能表现出来。

10. 毒性

过量可致强直性惊厥，最后因呼吸麻痹而死亡。本品对中枢神经系统亲和力强，解离难，连用治疗量，可致积蓄中毒。

士的宁人口服最小致死量（MLD）约为 30mg/kg，大鼠为 0.75mg/kg，狗为 1.1mg/kg，兔的口服 LD_{50} 为 16mg/kg。士的宁、马钱子碱、马钱子仁对小鼠灌胃的急性 LD_{50} 分别为 3.27、233、234.5mg/kg；对小鼠腹腔注射的急性 LD_{50} 分别为 1.53、69、77.76mg/kg。也有报道，人口服 4mg 士的宁即能产生严重的中毒症状，并有服马钱子 7 粒中毒致死的病例报道。

三、临床应用

马钱子临床应用近千年不衰，说明它具有显著的效果，可谓是"毒药猛剂善起沉疴"。但同时由于它是一味"毒药"，也限制了其临床应用。

1. 神经精神疾病

（1）面神经麻痹　用水浸泡马钱子 3～5 天，剥去外衣后切成 0.1cm 的薄片，放在风湿膏或普通胶布上，贴于患侧下关、颊车等穴位处，6～7 天更换 1 次，一般贴敷 4～5 次。治疗 520 例，总有效率 98.7%。

（2）半身不遂　用制马钱子 6～10g，僵蚕、全蝎、当归、川芎、生地、桃仁、红花、丝瓜络、附子各 10g，蜈蚣 5 条，白芍、黄芪各 30g，每日 1 剂，水煎 2 次，取 400ml 早晚饭后服用，15 天为 1 疗程。治疗 100 例，痊愈 24 例，基本痊愈 33 例，显效 32 例，进步 11 例。病程越短效果越好，疗程越长疗效越明显。

（3）小儿麻痹后遗症　空腹服用瘫疾丸（马钱子、菟丝子、淫羊藿、川芎各 90g，木瓜、制狗脊、丹参各 180g，人参、附子、姜黄、蜈蚣、全蝎、天麻各 30g，川乌、草乌各 9g，络石藤 300g，怀牛膝、僵蚕、蕲蛇各 60g，当归 120g，蜂蜜 1500g，制成药丸 3000 粒），1～2 岁每次 1 粒，3～4 岁每次 2 粒，5 岁以上酌增，每日 3 次。治疗 30 例，痊愈 7 例，显效 12 例，好转 8 例，无效 3 例。

（4）重症肌无力　用水浸泡马钱子 15 天，去毛，切片后用香油煎至棕黄色，捞出，用六一散吸附，磨粉，每粒胶囊装 0.2g。每日 3 次，每次 1 粒，饭后即服。每隔 2～4 日增服 1 粒，逐渐加至 7 粒止，如不到 7 粒，而自觉肌体局部有一过性肌肉跳动或抽动感时，不再增加。肌力基本正常后减少药量，直到终止。治疗 8 例，结果近期治愈 4 例，好转 1 例，无效 3 例，其中全身型近期治愈 4 例，好转 1 例，无效 1 例，眼肌型 2 例均无效。

（5）肌肉萎缩　用复方马钱子片（马钱子、党参等组成）治疗 52 例，总有效率 84.6%。对急性感染性多发性神经炎和多发性肌炎所致肌肉萎缩症疗效显著。另有报道，用马钱复痿冲剂治疗进行性肌营养不良 104 例，总有效率 89%，与自身对照组比较 $P < 0.01$。

（6）呼吸肌麻痹　以马钱子散为主，加用其他中药，并配合针灸或西药治疗 14 例，治愈 11 例，死亡 3 例。其中急性感染性多发性神经炎并发呼吸肌麻痹 12 例，治愈 10 例；急性脊髓灰质炎并发呼吸肌麻痹 2 例，治愈 1 例。总有效率为 78.6%。

（7）神经痛　以 4 两黄酒 1 次冲服马蝉散（生马钱子 0.9g，置麻油灯上烧成灰，与蝉衣 9g 共研细末），治疗眶上神经痛 13 例均愈。用马钱子膏（马钱子 30g，川乌、乳香、没药各 15g，共研细末，以香油、清凉油各适量调成膏）贴患侧太阳、下关、颊车或阿是穴，每次 1～2 个穴位，2 天换 1 次，治疗三叉神经痛 134 例，痊愈 98 例，好转 36 例。尚有用单味马钱子治疗坐骨神经痛有显著疗效。

（8）多发性神经炎 治疗组 43 例用炒过、去毛、研粉的马钱子，每天 0.3g，分早晚口服，连服 6 天，停药 4 天为 1 疗程，第 2 疗程每天 0.6g，第 3、4、5 疗程每天 0.75～0.9g。结果总有效率为 83.7%，与对照组比较，肌力有大幅度的提高（$P < 0.01$）。

（9）癫痫 用淡盐水送服龙角丸（制马钱子、地龙各 1000g，皂角 250g 制丸待用），同时肌内注射胎盘组织液，每次 2ml，每日 1 次，对癫痫夜间发作者尤其有效。用制马钱子 20g，全蝎、地龙、石菖蒲、制半夏、僵蚕、乳香、没药、生甘草各 40g，生绿豆 60g，制成散剂。成人每日用量 1.8～2.4g，最大不超过 3g，16 岁以下酌减，每晚睡前用黄酒或开水冲服。治疗 40 例，临床控制 14 例，显效 18 例，有效 6 例，无效 2 例。

（10）精神分裂症 用马钱子结合氯丙嗪治疗 100 例，除 3 例因毒性反应严重而终止治疗外，痊愈 70 例，显著进步 5 例，进步 17 例，无效 5 例。

（11）功能性不射精 用马钱通关散治疗 99 例，痊愈 70 例，好转 3 例，无效 26 例，有效率为 73.7%。

2. 骨伤科疾病

（1）椎间盘突出症 用生马钱子 1562.5g，牛膝、僵蚕、全蝎、苍术、麻黄、乳香、没药、甘草各 188g，绿豆 250g，蜂蜜 9000g，糖粉适量共 18000g，制蜜丸 100 副，每副 20 粒，每粒 9g，治疗颈椎间盘突出 23 例，腰椎间盘突出 35 例，每日 2 次，每次 1 粒，饭后温开水或黄酒送服，20 天为 1 疗程，总有效率 86.20%。

（2）骨质增生 采用 LF－2 型多功能药物导入电疗仪，将电极衬垫浸入 5% 马钱子液至饱和状，放置在治疗部位，治疗骨质增生 203 例，总有效率 98%。

（3）骨折 ①在麻醉下进行手法复位，小夹板固定，再服制马钱子 2g，桃仁、红花、当归、川芎、生地各 10g，白芍 12g，水煎服，每日 1 剂。或用制马钱子 1 份、枳壳 2 份，共研细粉，每次 2g，每日 3 次。可在 1 周内消肿、止痛，骨痂在 10～15 天开始形成。②马钱子、枳壳。每 500g 生马钱子加甘草 50g，同置缸内用冷水浸泡，每日换水一次，15 天后将马钱子毛刷净，切片晒干，用细砂炒成黄色，再浸在童便中（冬季 2～3 周，夏季 4～5 天），然后用流水冲洗一天半，阴干碾细。枳壳（生熟皆可）用童便浸泡 2～3 天，取出用水洗净，阴干碾细。将马钱子粉与枳壳粉按 1:2 混合即可，也可制为蜜丸。成人日服 3 次，每次 2g，极量一日 8g。儿童酌减。同时进行断骨复位，小夹板固定。孕妇、高血压、高烧及精神病人慎用。服药量大时，出现肌肉抽搐，患处跳动感，头晕，可大量饮水。（《全展选编·外科》）

3. 风湿性疾病

（1）类风湿关节炎 将生马钱子 32g，白花蛇 2 条，蜈蚣、乌梢蛇、土鳖虫、地龙各 50g，赤芍 100g，生甘草 60g，烘干，研末，制蜜丸 300 丸，每丸含生马钱子 0.1g。成人初期每日 2 次，每次 2 丸，如无中毒反应，每次再加 1 丸，最多每日不超过 12 丸，1 个月为 1 疗程，以血沉、抗"O"、类风湿因子等作为疗效判断标准。结果 37 例中，治愈 18 例，显效 12 例，好转 4 例，无效 3 例，总有效率为 91.8%。

（2）漏肩风 采用 LF－2 型多功能药物导入电疗仪，将电极衬垫浸入 5% 马钱子液，然后放置在治疗部位，阳极紧贴肩前穴，阴极放置在相应穴位肩贞或肩前，用尼龙带固定。每天 1 次，每次 20~25min，12 次为 1 疗程。50 例患者经治疗 6~36 次，痊愈 41 例，显效 7 例，好转 2 例，总有效率达 100%。

（3）多发性硬化　用制马钱子、红花等煎服，每日 1 剂，45 天后患者视力、视野及下肢瘫痪完全恢复，随访 1 年半无复发。

（4）大骨节病　自 20 世纪 70 年代以来用马钱子丸治疗本病 112 例，结果：停药 1 个月后，总有效率 74.07%；停药 1 年后，总有效率 70.65%；停药 5 年后，52 例中 15 例多年来关节基本不疼痛；23 年后回访，13 例中仅有 3 例在停药 12 年后因劳动量大，受凉关节又疼过，并经再服该药后，已 10 年未复发。表明马钱子丸有根治疼痛的趋向。

4. 皮肤科及外科疾病

（1）带状疱疹　取生马钱子 20g，去皮粉碎后以食醋 60ml 调匀，涂搽患部，10 例患者在用药后 1h 左右疼痛减轻或消失，6~10 天内脱痂痊愈，未见有毒副反应。

（2）手足癣　用香油将生马钱子炸至鼓起，滤后取药油涂于患处，边搓边用火烤，搓后 1h 内勿洗手足，隔日 1 次，5 次为 1 疗程。治疗 64 例，治愈 60 例，好转 4 例。

（3）疥疮　马钱子磨醋外搽，治疗 5 例，3 日而愈。

（4）银屑病　取马钱子 35g，用香油炸至鼓起，与焦核桃仁 12 个、朱砂 6g 共为细末，加入水银 35g，做成鸡蛋黄大小的药丸 15 个，将 1 药丸放入肚脐内，24h 更换新药丸，用过的药丸可外搽皮损处。治疗 52 例，痊愈 28 例（皮损全部消退），显效 21 例（皮损消退 75%），无效 3 例（皮损消退低于 30%）。

（5）丝虫性象皮肿　用制马钱子 125g，穿山甲、僵蚕各 37.25g，共研末或制丸，每日 2 次，每次 1.5g（含马钱子 0.935g）。内服海群生，外用麻黄等，水煎后薰洗热敷，每日 1 次。治疗 211 条腿，总有效率 79.62%，对各期象皮肿均有效。

（6）喉痛　用马钱子散（马钱子 15g，米泔水泡 3~4 天后，刮去皮毛，切薄片，放麻油内炸至棕黄色后取出，与炮山甲、白僵蚕各 30g 共研极细末，过筛）治疗 30 例，每次 0.5~1g，1 日 2 次，结果消散 18 例（症状及体征消失），成脓 10 例（自溃或切开排脓），无效 2 例，平均治疗时间 3 天。

（7）下肢溃疡　用生马钱子 2g，黄丹 30g，麻油 150ml，黄蜡适量，制成马钱子膏，涂于疮面，3 日更换 1 次。治疗 22 例，痊愈 19 例，明显好转 2 例，好转 1 例。一般 3~5 次即可获愈。

（8）腱鞘炎　将马钱子、制乳香、制没药、生甘草各 90g，生麻黄 120g 共研细末，放入加热熔化的 480g 凡士林内搅匀，均匀摊于纱布上，外敷患处，每 3 天换敷 1 次。治疗 23 例外伤性腱鞘炎、腱鞘囊肿、滑囊炎，结果痊愈 16 例，好转 6 例，无效 1 例。结果表明对腱鞘炎效果良好。

（9）治痈疽初起，跌扑内伤，风痹疼痛　马钱子（入砂锅内，黄土拌炒焦黄为度，石臼中捣磨，筛去皮毛，拣净末）、山芝麻（去壳，酒炒）、乳香末（箬叶烘出汗）各 25g，穿山甲（黄土炒脆）50g。共研末。每服 5g，酒下，不可多服，服后避风，否则令人发战栗不止，如人虚弱，每服 2.5g。（《救生苦海》马前散）

（10）治脚气，手足麻痹，半身不遂，小便不禁或自遗　马钱子（去皮，磨细粉）

3g，甘草（细粉）3g。炼蜜为丸40粒，每日3次，每次1～2粒，食后温水送服，连服7日，停7日再服。（《现代实用中药》）

5. 五官科疾病

（1）视网膜病变　用复方马钱子注射液（马钱子总生物碱、红花等制成）肌内注射治疗中心性浆液性脉络膜视网膜病变，治愈率94%，与两对照组比较 $P < 0.01$，视力提高亦优于对照组，随访2～3年，复发率仅为2%。

（2）治热牙痛不可忍　马钱子半个，井花水磨一小盏，含漱，热即吐去，水完则疼止。（《握灵本草》）

（3）治喉痹作痛　马钱子、青木香、山豆根等分。为末吹。（《医方摘要》）

（4）治缠喉风肿　马钱子仁一个，木香1.5g。同磨水，调熊胆1.5g，胆矾2.5g，以鸡毛扫患处。（《唐瑶经验方》）

（5）治中耳炎　①马钱子一个，以井水磨汁滴耳内（《光华医学杂志》）。②马钱子25g，焙黄去皮毛，然后用胡麻油50g煎之，至漂起为度，去马钱子，留油备用。治疗时先洗去脓垢，然后滴入药油2滴。一日2次［《中草药新医疗法资料选编（内蒙古）》]。③宋氏以马钱子冰片酊滴耳，对急、慢性化脓性中耳炎均有效。

6. 其他

（1）肿瘤　通过内服含马钱子的抑癌片，外用治癌散治疗宫颈癌37例，结果近期治愈21例，显效3例，进步5例，无效8例，有效率78.3%。其中对原位癌、Ⅰ期宫颈癌效果较好。另有李氏用神农丸治疗食管癌及胃癌20余例，多数患者食欲增加，化疗副作用减少。

（2）皮肤癌　马钱子8两（水煎刮去皮毛，切片晒干），蜈蚣30条，天花粉、细辛各3钱，蒲黄、白芷各1钱，紫草、穿山甲、雄黄各5分。取麻油10两加热，入蜈蚣以下八味药，煎至枯黑，去渣，再入马钱子，煎至黄色，不令焦黑，过滤去渣，余油趁热加入白糖1～2两（冬1两，夏2两）和匀，待冷即成。用时先将疮面用甘草水洗净，拭干，涂上药膏约1分厚，1日2～3次。

（3）慢性支气管炎　口服马钱子碱片10～50mg，1日3次，10日为1疗程，治疗334例，有效率72.9%。

（4）慢性再生障碍性贫血　用复方马钱子散（主要由马钱子、人参、鸡血藤、鳖甲、鹿角胶等组成，并予严格炮制）治疗15例，每日0.3g，睡前服，用3天停4天，每周增加0.1g，渐增至0.5～0.6g，同时配服人参粉2g，3个月为1疗程。结果治愈5例，缓解3例，明显进步2例，无效5例，其中死亡2例，总有效率66.67%。

（5）结核病　用马钱子药蛋治疗颈淋巴结结核、结核性腹膜炎、慢性纤维空洞性肺结核各1例，肺门淋巴结结核3例，均有明显疗效。另有报道，用结核丹治疗骨结核、其他结核等共258例，有一定效果。

（6）治癍疮入目　马钱子半个，轻粉、水花银朱各2.5g，龙脑、麝香、枯矾少许。为末，左目吹右耳，右目吹左耳，日2次。（《飞鸿集》）

第二章 马钱子的化学成分研究

第一节 马钱子活性成分的提取、分离和鉴定

国内外对马钱子的研究已有一百多年的历史，20世纪70年代以前，主要是化学成分的提取、分离、结构分析方面的研究。近二十年来，大多集中在马钱子制剂中或马钱子炮制前后两个主要成分士的宁和马钱子碱的含量变化，除此以外的生物碱研究较少，对马钱子中的苷类和三萜类等成分更没有涉及。我们对马钱子中19个成分的提取、分离、纯化进行了研究，19个化合物中，12个生物碱，2个五环三萜，2个为甾体，1个为直链三萜，2个苷类。其中2个五环三萜酯类为新化合物。

一、马钱子活性成分的提取、分离

（一）实验材料

仪器：JNM – FX90Q（22.60MHz）核磁共振仪测 ^{13}CNMR 谱、JEOLGX – 270（270MHz）核磁共振仪测 ^{1}H光谱、TMS 内标物、JEOL JMS – DX300（离子电压70eV）质谱仪（以上仪器均为日本电子的产品）、UV – 216A 紫外分光光度计（日本岛津）、日立 260 – 10 红外分光光度计，DIP – 360 自动旋光计（日本分光厂）。

药品：马钱子购自日本大阪小城制药株式会社，经鉴定为马钱 *Strychnos nux – vomica* L. 的种子。士的宁、马钱子碱、马钱子碱氮氧化物、士的宁氮氧化物等购自日本和光纯药工业株式会社。

试剂：购自日本和光纯药工业株式会社。

（二）方法与结果

将马钱子粉碎，过3号筛，加10%氨水湿润，密闭0.5h，加三氯甲烷浸渍48h后滤取三氯甲烷液，然后再加三氯甲烷反复提取，各成分的分离方法见工艺流程简图（图2–1）。结果从马钱子中提取、分离，鉴定了12个生物碱，即士的宁（strychnine）、马钱子碱（brucine）、β – 可鲁勃林（β – colubrine）、16 – 羟基 – α – 可鲁勃林（16 – hydroxy – α – colubrine）、甲基伪士的宁（icajine）、士的宁次碱（vomicine）、甲基伪马钱子碱（novacine）、异士的宁（isostrychine）、马钱子碱氮氧化物（brucine N – oxide）、士的宁氮氧化物（strychnine N – oxide）、伪士的宁（pseudostrychnine）、伪马钱子碱（pseudobrucine）、马钱子苷（loganine）、豆甾苷（stigmasterol – 3 – β – O – glucoside）、鲨烯（squalene）、α – 香树脂醇（α – amyrin）、豆甾醇（stigmasterol）、3 – 油酸环阿屯酯（3 – oleic acid cycloartenol）、α – 香树脂醇 – 3 – 棕榈酸（α – amyrin – 3 –

palmitic acid），最后列出的两个为新化合物。19 个化合物经 ^{13}CNMR 谱、^{1}HNMR谱、质谱、红外、紫外光谱及熔点、旋光度的分析，有的与标准品及参考文献对照，已全部确定了其结构。化学结构见图 2 - 2。

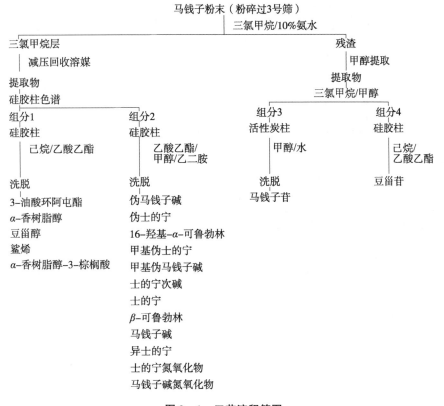

图 2 - 1 工艺流程简图

（三）讨论

（1）本研究全面介绍了马钱子中各化合物的种类，是迄今为止最为系统地研究、报道马钱子中的各类成分。

（2）豆甾苷、鲨烯、伪马钱子碱、甲基伪士的宁、甲基伪马钱子碱 5 个化合物是从马钱子中首次得到，3 - 油酸环阿屯酯、α - 香树脂醇 - 3 - 棕榈酸是新化合物。

（3）新化合物取代基的分析方法是将 3 - 油酸环阿屯酯、α - 香树脂醇 - 3 - 棕榈酸分别加甲醇钠水浴回流，使取代基脂肪酸和母核解离，然后用小型硅胶柱色谱分得脂肪酸，经质谱分析等而确定为油酸和棕榈酸，通过文献及核磁共振碳谱和氢谱分析确定了取代基的位置和母核的结构。

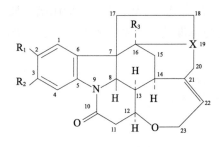

	R_1	R_2	R_3	X		R_1	R_2	R_3
士的宁	H	H	H	N	甲基伪马钱子碱	OCH₃	OCH₃	H
马钱子碱	OCH₃	OCH₃	H	N	甲基伪士的宁	H	H	H
β-可鲁勃林	OCH₃	H	H	N	士的宁次碱	H	H	OH
伪士的宁	H	H	OH	N				
马钱子碱氮氧化物	OCH	OCH₃	H	N→O				
士的宁氮氧化物	H	H	H	N→O				
伪马钱子碱	OCH₃	OCH₃	OH	N				
16-羟基-α-可鲁勃林	H	OCH₃	OH	N				

异士的宁

豆甾醇-3-β-O-glucoside

3-油酸环阿屯酯

α-香树脂醇-3-棕榈酸

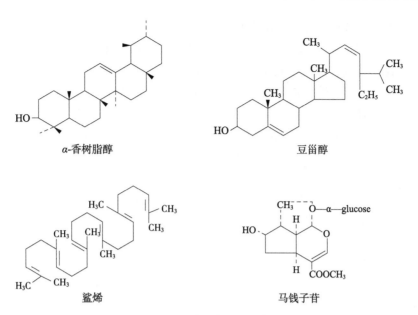

α-香树脂醇　　　　　豆甾醇

鲨烯　　　　　　　马钱子苷

图 2－2　19 种化合物的化学结构

二、马钱子中生物碱类化合物结构鉴定

（一）^{13}CNMR 谱的数据分析

马钱子有解毒、散结、活络和止痛的功效，但马钱子有大毒，临床上常用的马钱子一般需经炮制后方可入药。为了比较马钱子炮制前后的成分变化，探索马钱子的炮制机制，我们对马钱子（strychnos nux - vomica L.）的生药及经《中国药典》法炮制后的马钱子化学成分进行了系统的研究，从生药和炮制品中共提取、分离得到 16 个生物碱，它们是士的宁（strychnine）、马钱子碱（brucine）、β - 可鲁勃林（β - colubrine）、甲基伪士的宁（icajine）、16 - 羟基 - α - 可鲁勃林（16 - hydroxy - α - colubrine）、马钱子碱氮氧化物（brucine N - oxide）、士的宁氮氧化物（strychnine N - oxide）、士的宁次碱（vomicine）、甲基伪马钱子碱（novacine）、伪士的宁（pseudostrychnine）、伪马钱子碱（pseudobrucine）、异马钱子碱（isobrucine）、异马钱子碱氮氧化物（isobrucine N - oxide）、异士的宁氮氧化物（isostrychine N - oxide）和 2 - 羟基 - 3 - 甲氧基士的宁（2 - hydroxy - 3 - methoxystrychnine），后 4 个生物碱是新化合物，它们是马钱子在炮制过程中由其他生物碱转化而来的。

近十多年来用 ^{13}CNMR 谱测定马钱子类生物碱的结构还比较少，士的宁和马钱子碱等生物碱成分的 ^{13}CNMR 谱有一些报道，但尚未进行系统的研究，且各文献报道的马钱子生物碱碳原子的化学位移值也不相同，特别是 C - 1，2，11，13，14，15，17，18 和 20 位的化学位移各文献报道的差别较大。本实验室通过 ^{13}CNMR 谱检测马钱子生物碱的结构，结合 ^{1}HNMR 谱、质谱、紫外光谱和红外光谱，取得较好的结果。实验表明，这类化合物的 ^{13}CNMR 化学位移呈现一定的规律性。用 ^{13}CNMR 谱分析马钱子生物碱的结构，具有简便、快速、共振峰分辨率好及判断准确度高等特点。

马钱子中生物碱类化合物共振峰的归属如下。

（1）中药马钱子中士的宁和马钱子碱的各类衍生物的化学位移（δ）至今未见系统地报道。我们提取、分离得到 16 个生物碱，用 ^{13}CNMR 谱、质谱、紫外光谱、红外光谱对其进行了检测分析，并全部确定了其结构。在 ^{13}CNMR 谱中，观察了士的宁和马钱子碱衍生物各取代基团对相连碳及邻近碳原子化学位移的影响。观察了马钱子类生物碱的母核及伪型（pseudo 型）、氮氧化物型（N – oxide 型）、异型（iso 型）、氮甲基型（N19 – Me 型）生物碱化学位移的变化规律。

（2）伪型类生物碱，即在士的宁的 C – 16 位（以下均以士的宁作为基准母核对照）引入—OH，由于去屏蔽效应，该碳原子的化学值移由 60.1ppm 移至 91.9ppm，向低场移动 31.8ppm，邻位碳原子（C – 7、C – 15）分别向低场移动 4.7 ppm 和 8.3ppm，而对间位碳原子（C – 14、C – 17 和 C – 8）的化学位移则影响不大。

（3）氮氧化物型生物碱，如在 N – 19 引入配位键 N→O，由于去屏蔽效应，使得 C – 18、C – 20 和 C – 16 的化学位移分别向低场移动 15.5 ~ 18.0ppm、14.7 ~ 19.1ppm 和 17.7 ~ 23.2ppm；化合物 Ⅴ 和 Ⅵ 与化合物 Ⅰ 和 Ⅱ 相比，C – 7 的化学位移向高场移动 3.6 ~ 4.0ppm；而化合物 Ⅷ 和 ⅩⅥ 与化合物 Ⅵ 和 Ⅹ 相比，C – 17 的化学位移向低场移动 5.9 ~ 8.0ppm；C – 15 的化学位移向高场移动 0.6 ~ 2.3ppm；C – 21 的化学位移向高场移动 4.4 ~ 9.7ppm；对 C – 7 的化学位移则影响不大。

（4）异型生物碱，即 C – 12 的醚键断裂，C – 12 和 C – 13 间的单键变为双键，使得 C – 12 和 C – 13 分别向低场移动 42.5 ~ 47.6ppm 和 89.0 ~ 94.5ppm。邻位碳原子 C – 11、C – 8 和 C – 14 由于去屏蔽效应，使得其化学位移分别向低场移动 2.0 ~ 3.8ppm，7.1 ~ 9.4ppm 和 2.9 ~ 5.0ppm。

（5）吲哚环的 C – 2 和 C – 3 如各接上一个甲氧基，与此直接相连的 C – 2 和 C – 3 的化学位移分别向低场移动 21.8 ~ 25.2ppm 和 20.5 ~ 23.5ppm，邻位碳的化学位移向高场移动，C – 1 为 11.7 ~ 17.6ppm，C – 4 为 14.8 ~ 16.8ppm，对位碳原子的化学位移影响不大。如 C – 2 或 C – 3 只接一个甲氧基，与此直接相连的碳的化学位移向低场移动 22.9 ~ 32.8ppm，邻位碳的化学位移向高场移动 4.8 ~ 44.8ppm 不等（化合物 Ⅶ 有个邻位因接上了一个羟基，使其向低场移动），间位碳的化学位移向低场移动。

（二）实验部分

^{13}CNMR 谱测定：核磁共振仪为 JNM – FX90Q 型，观察频率 22.30MHz，样品浓度为 8%（W/V），采用 5mm 标准样品管，TMS 为内标，CDCl$_3$ 和 CD$_3$OD 为溶剂。

生药：马钱子购自日本大阪小城制药株式会社，经日本富山医科药科大学难波恒雄教授鉴定为 *Strychnos nux – vomica* L. 的种子。

试剂：购自日本和光纯药工业株式会社。

各化合物的化学结构见图 2 – 3，化学位移见表 2 – 1。

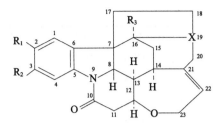

		R_1	R_2	R_3	X
I	士的宁	H	H	H	N
II	马钱子碱	OCH₃	OCH₃	H	N
III	β-可鲁勃林	OCH₃	H	H	N
IV	伪士的宁	H	H	OH	N
V	马钱子碱氮氧化物	OCH	OCH₃	H	N→O
VI	士的宁氮氧化物	H	H	H	N→O
XV	伪马钱子碱	OCH₃	OCH₃	OH	N
XVI	16-羟基-α-可鲁勃林	H	OCH₃	OH	N
XII	2-羟基-3-甲氧基士的宁	OH	OCH₃	H	N

		R_1	R_2	R_3
VII	甲基伪马钱子碱	OCH₃	OCH₃	H
VIII	甲基伪士的宁	H	H	H
IX	士的宁次碱	H	H	OH

		R_1	R_2	X
X	异士的宁	H	H	N
XI	异马钱子碱	OCH₃	OCH₃	N
XIII	异马钱子碱氮氧化物	OCH₃	OCH₃	N→O
XIV	异士的宁氮氧化物	H	H	N→O

士的宁

图 2-3 各化合物的化学结构

表 2-1 马钱子中生物碱类化合物 ¹³CNMR 谱的化学位移值

碳原子位数	I	II	III	IV	V	VI	VII	VIII
1	122.2	105.9	108.7	124.2	104.6	124.8	109.0	124.4
2	124.2	146.4	157.0	126.9	146.3	122.3	146.3	126.2
3	128.5	149.4	113.0	128.5	149.6	129.8	149.0	130.3
4	116.3	101.3	117.0	115.8	100.1	116.5	100.3	115.8
5	132.8	136.2	134.4	142.3	135.0	133.9	134.0	141.7
6	124.3	123.6	136.1	131.9	119.6	129.9	124.3	133.4
7	52.0	52.1	52.1	56.7	52.9	53.3	54.6	55.1
8	60.1	60.5	60.4	60.1	58.3	58.5	59.2	58.9
9								

续表

碳原子位数	I	II	III	IV	V	VI	VII	VIII
10	169.3	169.0	168.8	169.0	168.1	168.8	166.9	167.3
11	42.5	42.5	42.4	42.5	41.7	42.3	43.0	43.2
12	77.6	78.0	77.9	77.5	76.8	77.4	78.2	78.1
13	48.3	48.4	48.3	48.2	47.3	47.6	46.7	46.7
14	31.6	31.8	31.7	33.5	29.9	30.5	39.7	35.7
15	26.9	27.0	26.9	35.2	24.7	25.3	47.1	45.8
16	60.1	60.1	60.3	91.8	82.7	83.3	194.0	193.8
17	42.9	42.5	42.8	39.7	38.5	39.3	41.5	41.6
18	50.3	50.3	50.4	48.0	67.7	68.3	45.7	47.5
19								
20	52.7	52.9	52.7	52.5	71.4	71.8	62.6	62.6
21	140.6	140.8	140.3	138.9	135.0	14.8	141.6	140.4
22	127.2	127.3	127.6	126.9	133.2	135.7	130.4	128.3
23	64.6	64.7	64.6	64.9	63.9	64.3	65.4	65.5
OMe		56.4	55.8		55.9		56.1	
OMe		56.6			56.0		56.3	
—Me								39.7

碳原子位数	IX	X	XI	XII	XIII	XIV	XV	XVI
1	117.5	120.5	105.8	108.3	108.6	121.7	110.5	116.0
2	117.9	124.3	146.2	147.1	149.2	126.9	146.0	113.1
3	130.4	128.3	149.1	143.4	152.0	131.6	149.7	156.5
4	145.5	114.6	99.5	100.7	101.5	116.7	100.3	113.3
5	136.4	142.3	135.2	134.3	136.7	142.9	136.2	136.0
6	126.5	134.8	125.1	123.8	125.4	130.5	122.8	133.3
7	54.9	52.3	52.4	51.5	53.3	52.9	56.1	55.5
8	60.0	67.5	67.6	59.9	170.7	66.8	60.4	60.2
9								
10	168.7	168.5	167.7	170.0	170.7	171.2	168.8	168.4
11	43.0	46.3	45.6	50.0	44.3	44.3	42.3	42.2
12	78.0	120.5	120.5	77.0	124.0	125.0	77.6	77.4
13	47.1	141.1	137.4	47.8	141.8	140.8	48.1	48.0
14	35.4	34.7	34.7	31.1	34.9	34.5	33.5	33.2
15	45.7	25.9	25.7	26.2	25.1	25.2	35.1	35.0
16	193.3	63.5	62.9	59.5	81.5	81.2	91.9	92.0
17	39.6	36.9	36.7	41.8	42.6	44.9	39.3	39.6
18	48.2	52.9	52.7	49.4	69.8	68.4	47.8	47.7
19								

续表

碳原子位数	IX	X	XI	XII	XIII	XIV	XV	XVI
20	62.5	54.0	53.9	52.1	69.9	68.7	52.5	52.3
21	141.5	137.7	142.2	139.3	132.5	133.3	138.6	138.4
22	127.7	126.5	126.7	123.8	135.1	136.8	127.2	127.3
23	65.3	58.0	57.9	64.3	59.4	59.4	64.8	64.6
OMe			56.1	55.8	57.9		56.3	
OMe			56.5		57.5		56.5	56.5
—Me	39.6							

注：I~XI、XV、XVI 的测试溶剂为 $CDCl_3$，VIII、XIV 的测试溶剂为 CD_3OD，XII 的测试溶剂为 $CDCl_3 \sim CD_3OD$。

第二节 士的宁和马钱子碱氮氧化物半合成的研究

马钱子有大毒，其内含主要成分士的宁既是有效成分，又是有毒成分。成人口服 5~10mg 士的宁就会中毒，口服 7 粒马钱子或 30mg 士的宁就会死亡。所以临床上常用的马钱子一般需要炮制后方可入药，笔者已从炮制前后的马钱子中提取分离了 23 个化合物，并确定了其中 16 个生物碱的结构。通过不同的温度加热反应发现士的宁与马钱子碱的氮氧化物经炮制后其含量大增，这可能分别是由士的宁和马钱子碱转化而来。为了比较上述两个氮氧化物与士的宁和马钱子碱的药效强弱及毒性大小，拟对这两个氮氧化物进行药理和毒理试验，但提取分离氮氧化物成本高、周期长。因此，进行了半合成的研究，结果得到了纯度较好、得率较高的士的宁和马钱子碱的氮氧化物，并对其稳定性进行了研究。

（一）实验材料

仪器：CS-930 双波长薄层扫描仪（日本岛津）。

标准品：士的宁（strychnine）、马钱子碱（brucine）购于日本和光纯药工业株式会社；士的宁氮氧化物（strychnine N-oxide）；马钱子碱氮氧化物（brucine N-oxide）购于德国 Karlsruhe. FRG 公司。

试剂：乙酸乙酯，甲醇，二乙胺，乙腈，无水乙醇，过氧化氢，亚硫酸氢钠等均为分析纯。

（二）方法与结果

1. 氮氧化物的半合成

分别取士的宁和马钱子碱各 2g，精密称定，分别置具塞三角烧瓶中，加无水乙醇 150ml，精确加入过氧化氢 5ml 使其溶解，置磁力搅拌器 60℃加热搅拌 1h，用薄层色谱法检查，待反应完全后，置旋转薄膜浓缩仪减压浓缩，得到无色针状结晶。

2. 氮氧化物的还原性试验

分别取马钱子碱和士的宁的氮氧化物 10mg，精密称定，分别溶于 20ml 蒸馏中，加 10 滴 10% 亚硫酸氢钠溶液（新鲜配制），于 60℃水浴加热 5~10min，静置冷却后，分别用薄层色谱法进行检测。

3. 薄层色谱的检测鉴别

用 10μl 微量进样器，分别吸取一定量的氮氧化产物和还原试验产物，在 GF$_{254}$ 薄层板上单独点样，用士的宁、马钱子碱、士的宁氮氧化物、马钱子碱氮氧化物标准品作对照，用三种不同展开剂展开。A 展开剂：乙醚－乙醇－二乙胺（8:2:0.3）；B 展开剂：乙酸乙酯－甲醇－二乙胺（8:3:0.4）；C 展开剂：甲醇－水（8:2）。结果见图 2-4。

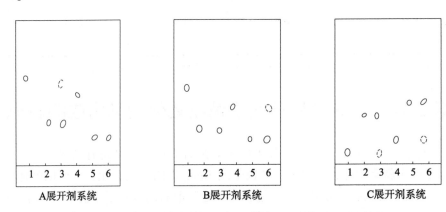

A展开剂系统　　　　　B展开剂系统　　　　　C展开剂系统

图 2-4　半合成士的宁、马钱子碱氮氧化物薄层色谱图

1. 士的宁；2. 士的宁氮氧化物；3. 半合成士的宁氮氧化物；4. 马钱子碱；

5. 马钱子碱氮氧化物；6. 半合成马钱子碱氮氧化物

另以两种检品混合点样，观察其斑点形状、R_f 值及认为是相同的成分斑点是否重叠等。以进一步判断化合物的异同，见图 2-5。

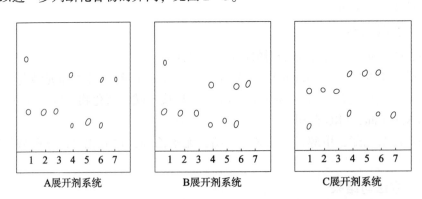

A展开剂系统　　　　　B展开剂系统　　　　　C展开剂系统

图 2-5　士的宁、马钱子碱氧化还原产物薄层色谱检测图

1. 士的宁＋士的宁氮氧化物；2. 士的宁氮氧化物＋半合成士的宁氮氧化物；

3. 马钱子碱＋马钱子碱氮氧化物；4. 马钱子碱氮氧化物＋半合成马钱子碱氮氧化物；

5. 士的宁氮氧化物＋其还原反应物；6. 马钱子碱氮氧化物＋其还原反应物；

7. 马钱子碱氮氧化物的还原反应物

4. 含量测定

（1）绘制工作曲线　精密称取标准品适量，分别置 10ml 量瓶中，用无水乙醇溶解并定容至刻度。用微量进样器精密吸取士的宁氮氧化物标准液（3、4、5、6、7μl），马钱子碱氮氧化物标准液（3、4、5、6、7μl）。分别在 GF$_{254}$ 硅胶板上点样，（10cm×20cm），并用展开剂乙酸乙酯－甲醇－二乙胺（8:3:0.4）展开，展距12cm，取出晾干，用双波长薄层扫描仪进行测定，测定波长士的宁氮氧化物 255nm，马钱子碱氮氧化物为 270nm，反射锯齿扫描 SX=3，根据标准品浓度及峰面积值进行线性回归，工作曲线回归方程见表 2-2。

表 2-2　标准品工作曲线回归方程

标准品	浓度（μg/μl）	回归方程	相关系数
士的宁氮氧化物	1.03	$y = 8443.73x + 8462.59$	0.9983
马钱子碱氮氧化物	1.03	$y = 12544.03x - 5627.13$	0.9987

（2）样品测定　精密称取样品适量，分别置10ml量瓶中，用无水乙醇溶解并定容至刻度，士的宁氧化反应物浓度为 0.92mg/ml，马钱子碱氧化反应物浓度为 1.14mg/ml，用微量进样器分别精密吸取上述样品各 5μl 按标准曲线制作的同样条件进行薄层色谱并扫描定量，由回归方程得 C_x，再由计算公式：含量（%）＝（$C_x/0.5W_s$）×100（W_s 为样品称样量）。可得士的宁氮氧化物含量为 92.25%，马钱子碱氮氧化物的含量为 94.90%。

（3）回收率试验　取半合成士的宁氮氧化物和半合成马钱子碱氮氧化物适量，精密称定，再分别加经精密称定的士的宁和马钱子碱氮氧化物标准品各 10mg，用无水乙醇溶解，并定容至100ml，分别在两块 GF$_{254}$（10cm×20cm）板上点样，士的宁氮氧化物和马钱子碱氮氧化物标准品均各点 3、4μl，其半合成氮氧化物各为 6、6、6μl，其中一点 6μl 中不加入标准品作空白对照，用 B 展开剂：乙酸乙酯－甲醇－二乙胺（8:3:0.4）展开，晾干进行扫描测定，采用外标两点法计算浓度，用加样回收法计算回收率，结果见表 2-3。

表 2-3　回收率试验结果

标准品	加入量（mg）	检出量（mg）	回收率（%）
士的宁氮氧化物	10.01	9.98	99.7
马钱子碱氮氧化物	9.97	10.02	100.4

（4）稳定性试验　将半合成的士的宁氮氧化物和马钱子碱氮氧化物分别在 GF$_{254}$ 薄层板上点样，展开后每隔一定时间用薄层扫描仪测定，结果见表 2-4。

表 2-4　半合成氮氧化物稳定性试验结果

样品	不同时间峰面积				
	0 min	30 min	60 min	90 min	180 min
士的宁氮氧化物	39774.26	39631.88	39690.73	39438.09	39551.47
马钱子碱氮氧化物	38045.29	38567.27	38642.96	38937.50	38897.43

士的宁氮氧化物及马钱子碱氮氧化物半合成反应方程式见图 2-6。

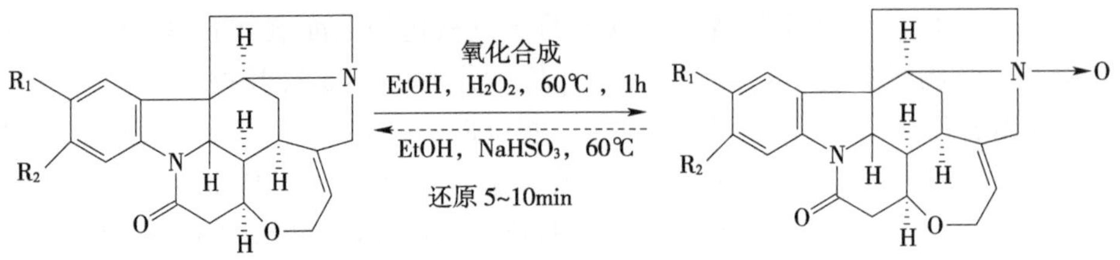

图 2-6　士的宁及马钱子碱氮氧化物的半合成

士的宁：$R_1 = R_2 = H$　　　　士的宁氮氧化物：$R_1 = R_2 = H$

马钱子碱：$R_1 = R_2 = OCH_3$　　马钱子碱氮氧化物：$R_1 = R_2 = OCH_3$

（注：虚线箭头表示马钱子碱氮氧化物的还原）

（三）小结与讨论

（1）本研究用氧化的方法，以士的宁和马钱子碱为母体，在过氧化氢的作用下，半合成了纯度较好、得率较高的士的宁和马钱子碱的氮氧化物，为进一步的药理和毒理试验提供了物质基础。

（2）在实验过程中，对半合成产物及还原产物，均用标准品及不同的展开剂反复多次地进行薄层色谱检测，从而初步确认半合成及还原产物。

（3）士的宁与马钱子碱半合成氮氧化物所需的氧化条件一致，但是在相同的还原条件下，马钱子碱氮氧化物易被还原成马钱子碱，而士的宁氮氧化物则相对稳定，对其还原的条件，还需在还原剂的类别、反应温度、反应时间等方面进行进一步的研究。

第三节　马钱与长籽马钱种子中生物碱的含量分布研究

本实验用薄层扫描法测定了两种马钱子的皮毛、胚乳、子叶及胚根三部位的士的宁（strychnine）、马钱子碱（brucine）、甲基伪士的宁（icajine）、甲基伪马钱子碱（novacine）、伪士的宁（pseudostrychnine）的含量分布情况，为从内含成分鉴别马钱子和长籽马钱子提供了检测手段，并为马钱子的临床应用提供了理论依据。

（一）实验材料

仪器：CS-930 薄层扫描仪（日本岛津），微量进样器，紫外分析仪。

药材：马钱子购自南京市药材公司，经鉴定为马钱 *Strychnos nux-vomica* L. 的种子；长籽马钱子为 *S. wallichiana* Steudel ex A. DC. 的种子，由南京中医药大学中药鉴定教研室提供。

标准品：士的宁、马钱子碱、甲基伪士的宁和伪士的宁购自日本和光纯药工业株式会社，甲基伪马钱子碱从马钱子中提取、分离得到，经红外、紫外、核磁共振、质谱等光谱分析确认。

试剂：三氯甲烷、正己烷、乙酸乙酯、甲醇、二乙胺等均为分析纯；硅胶 GF_{254} 高效薄层板购自青岛海洋化工厂。

（二）方法与结果

1. 样品液制备

将马钱子和长籽马钱子分别用利刀仔细刮取皮毛、切取胚乳、挖取子叶和胚根三部分。取上述样品适量，精密称重，置具塞锥瓶中，用10%氨水湿润2h，加三氯甲烷20ml冷浸48h，过滤，用三氯甲烷10ml分次洗涤，合并三氯甲烷液，浓缩并定量转移至1ml量瓶中，挥干溶剂。再分别准确加入一定量的三氯甲烷溶解残渣，摇匀后供点样。数据见表2-5。

表2-5　样品实验数据

样品	部位	样品重（mg）	定容体积（ml）	点样量（μl）
马钱子	皮毛	300.5	0.20	5
	胚乳	303.6	0.20	5
	子叶及胚根	304.5	0.20	5
长籽马钱子	皮毛	25.1	0.10	50
	胚乳	300.2	0.20	5
	子叶及胚根	171.1	0.20	10

2. 工作曲线的绘制

将士的宁、马钱子碱、甲基伪马钱子碱、甲基伪士的宁、伪士的宁精密吸取一定量，用三氯甲烷溶解，定容于5ml量瓶中。用微量进样器精密吸取上述5种标准液一定量，在硅胶 GF_{254} 高效薄层板上点样。士的宁、马钱子碱、甲基伪士的宁、甲基伪马钱子碱用A展开剂（正己烷:乙酸乙酯:甲醇:二乙胺 =8:6:0.3:1.5）展开；伪士的宁用B展开剂（乙酸乙酯:甲醇 =20:0.7）展开。展距10cm，取出挥干溶剂后，在薄层扫描仪上进行扫描测定，扫描波长260nm，SX =3。工作曲线的回归方程见表2-6。

表2-6　工作曲线回归方程

被测物	工作回归曲线方程	相关系数
士的宁	$y = 20.68x - 6.295$	0.998
马钱子碱	$y = 7.19x + 22.186$	0.971
甲基伪马钱子碱	$y = 8.63x - 2.850$	0.993
甲基伪士的宁	$y = 6.57x + 6.520$	0.984
伪士的宁	$y = 4.57x + 5.110$	0.976

3. 样品测定

用微量进样器分别精密吸取样品液一定量在硅胶 GF_{254} 高效薄层板上点样。按"工作曲线的绘制"项下的方法进行展开、扫描测定。根据工作曲线回归方程求出样品中5种生物碱的含量，结果见表2-7。

表 2 - 7　马钱子样品中 5 种生物碱的含量分布（%）

样品	部位	士的宁	马钱子碱	甲基伪士的宁	甲基伪马钱子碱	伪士的宁
马钱子	皮毛	0.302	0.192	0.022	0.021	0.047
	胚乳	0.637	0.897	0.010	0.142	0.161
	子叶及胚根	0.240	0.172	0.003	0.015	0.018
	总计	1.179	1.261	0.035	0.178	0.226
长籽马钱子	皮毛	0.010	—	—	0.001	—
	胚乳	0.718	0.733	—	0.009	0.025
	子叶及胚根	0.435	0.264	0.020	0.077	
	总计	1.163	0.997	0.020	0.087	0.025

注：表中"—"是指因取样量少而未检出。

（三）小结与讨论

（1）经分析，马钱子中生物碱的种类比长籽马钱子多，马钱子中除上述 5 种成分以外，还检出了 β - 可鲁勃林（β - colubrine）、士的宁次碱（vomicine）、伪马钱子碱（pseudobrucine）、异士的宁（isostrychnine）、马钱子碱 N - 氮氧化物（brucine N - oxide）、士的宁 N - 氮氧化物（strychnine N - oxide）6 种成分。本实验曾用标准品作过对照，证明长籽马钱子中不含有这些成分，故未做含量测定。

（2）马钱子皮毛中 5 种生物碱的含量均高于长籽马钱子，而在子叶及胚根中的生物碱含量则是长籽马钱子高于马钱子。

（3）士的宁和马钱子碱在马钱子生物碱中占 80% 以上。两者都是马钱子中主要的活性成分和毒性成分。本实验结果表明，马钱子中主要生物碱士的宁和马钱子碱的含量总计略高于长籽马钱子，但差别不大。

（4）在马钱子中，占种子主要体积的胚乳中马钱子碱含量高于士的宁，而在长籽马钱子中，这两种成分的含量分布则差不多，这为从成分的角度鉴别这两种马钱子提供了参考依据。

第三章 马钱子的炮制研究

第一节 马钱子的炮制

一、炮制原理

中药马钱子的主要活性成分为士的宁（strychnine）和马钱子碱（brucine），其中士的宁含量相对较多。这两种物质结构类似，作用机制也相同，不同的是士的宁的活性要高 10 倍以上，且毒性也高许多。

马钱子经炮制后，士的宁和马钱子碱的含量显著减少，而转变生成的异士的宁及其氮氧化合物和异马钱子碱及其氮氧化合物的含量显著增加。这是由于士的宁和马钱子碱在加热过程中醚键断裂开环，转变成它们的异型结构和氮氧化合物，被转化的这些生物碱毒性小，且保留或增强了某些生物活性，从而降低了马钱子的毒性。

二、炮制方法

马钱子因毒性大，我国历代大多使用炮制品。传统炮制方法较多，明代有豆腐剂（《纲目》）"或云以豆腐制过用之良"、牛油炸（《禁反》）等；清代有香油炸、泡去毛（《良朋》）、水浸油炸后土粉反复制（《全生集》）等。其他还有砂炒、奶浸、尿浸、酒浸等十余种方法。目前全国应用较多的主要有两种，即砂炒法和油炸法。

（1）砂炒法　取净砂子置锅内，用武火炒热，加入净马钱子，拌炒至有爆裂声、表面深褐色并鼓起小泡时，压之即碎，取出，筛去砂，放凉；砂烫后可降低毒性，便于粉碎。砂温 240~250℃为宜，时间 3~4min（图 3-1、图 3-2）。

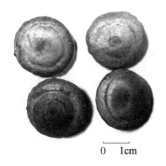
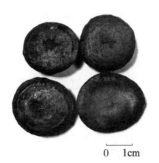

0　1cm　　　　　　　　0　1cm

图 3-1　马钱子　　　　　图 3-2　砂烫马钱子

（2）油炸法　取拣净的马钱子，加水煮沸，取出，再用水浸泡，捞出，刮去皮毛，微晾，切成薄片。另取麻油少许，置锅内烧热，马钱子片炒至微黄色，取出，放凉。油炸时油温以250℃为宜。

（3）甘草制法　取甘草煎液稀释，然后投入马钱子，煮4h，捞出稍晾，切成1.5mm的薄片，80℃以下烘干。

（4）醋泡法　取净马钱子，用清水浸2天，润半天，切成1.5mm薄片，用5%乙酸泡5天，取出后水漂，3天后捞出，晾干，80℃以下烘干。

（5）醋炙法　取净马钱子，用醋拌均匀湿润，待醋被吸尽后，炒干，取出放凉。

经砂炒或油炸等高温处理，药效低、毒性大的马钱子碱大量破坏损失，而士的宁被部分破坏，同时生成异马钱子碱、异士的宁等毒性小的生物碱，降低其毒性。

第二节　炮制对马钱子化学成分的影响

一、炮制对士的宁的影响

士的宁为吲哚类的衍生物，具有兴奋中枢神经的作用。士的宁既是中药马钱子的主要有效成分，也是主要有毒成分，成人口服士的宁5～10mg就会中毒，口服士的宁30mg或马钱子7粒就会死亡。因此，自古以来，中医临床上使用的马钱子一般需经砂烫或油炸等，即炮制后方可入药。炮制的目的主要是为了转变士的宁，达到降低毒性的目的。本研究采用核磁共振、质谱、红外、紫外等光谱分析及柱色谱、薄层色谱等分离和检测手段就士的宁经高温加热后的转化产物的化学结构、转化经历及其规律、转化所需要的温度等进行了详细的研究。

（一）实验材料

仪器：JEOLGX－270（270MHz）核磁共振仪测[1]HNMR；JNM－FX9（22.50MHz）核磁共振仪测[13]CNMR，TMS为内标物。JEOL JMS－DX 300（离子电压70eV）质谱仪，以上均为日本电子公司产品；UV－216A紫外分光光度计（日本岛津）；日立260－10红外分光光度计（日本日立公司），DIP－360自动旋光仪（日本分光公司）。

药品：士的宁（strychnine）购自日本和光纯药工业株式会社，士的宁氮氧化物（strychnine N－oxide）购自德国 laborzwecke 公司，异士的宁（isostrychnine）、异士的宁氮氧化物（isostrychnine N－oxide）为经炮制后的中药马钱子（*strychnos nux－vomica* L.）中提取、分离得到，经 MS、NMR、UV、IR 等光谱检测，鉴定为纯品。

试剂及色谱材料：三氯甲烷、乙醇、二乙胺、乙酸乙酯、甲醇均为分析纯，GF_{254}（0.25mm）薄层色谱用预制硅胶板、柱色谱用200目硅胶均购自日本和光纯药工业株式会社。

（二）方法与结果

1. 士的宁的加热转化反应

称取士的宁1g，置1cm×10cm敞口试管中，插入235℃的热砂中（盛有河砂的铁锅置煤气炉上加热，用温度计测量温度，试管插至离锅底3mm），加热3min，冷却后，将被加热过的样品经硅胶柱色谱，以三氯甲烷－乙醇－二乙胺（8:2:0.3）为洗脱剂进行洗脱、分离，减压回收洗脱液，得到化合物Ⅰ、Ⅱ、Ⅲ、Ⅳ 4个化合物。

化合物Ⅰ：无色针晶，mp：281~283℃（MeOH），[α]$_D$ −142.9°（C =0.7，CHCl$_3$），MS m/z：334（M$^+$，100%），^{13}CNMR、^{1}HNMR、质谱IR、UV 光谱的数据与士的宁标准品及文献值一致。

化合物Ⅱ：无色棱形结晶，mp：209~211℃（EtOH），[α]$_D$ −6.9°（C =0.4，CHCl$_3$），MS m/z：334（M$^+$，72%），^{13}CNMR、^{1}HNMR、UV 光谱数据与异士的宁标准品及文献报道一致，故化合物Ⅱ推断为异士的宁。

化合物Ⅲ：无色棱形结晶，mp：218~220℃（MeOH），[α]$_D$ −9.2°（C =0.7，CHCl$_3$），MS m/z：350（M$^+$，40%），^{13}CNMR、^{1}HNMR、IR、UV 光谱数据与士的宁氮氧化物标准品及文献报道一致，故化合物Ⅱ推断士的宁氮氧化物。

化合物Ⅳ：白色粉末，[α]$_D$ −15.1（C =0.002，MeOH），MS m/z：350（M$^+$，26%），^{13}CNMR、UV 光谱数据与异士的宁氮氧化物标准品一致，故化合物Ⅳ推断为异士的宁氮氧化物。

2. 确定异士的宁氮氧化合物来源

将得到的化合物Ⅱ即异士的宁、化合物Ⅲ即士的宁氮氧化物再分别按上述方法，于235℃加热，经硅胶柱色谱分离后的主要产物经^{13}CNMR、^{1}HNMR、MS、UV 等光谱测试，均鉴定为异士的宁氮氧化物。

3. 转化士的宁所需温度试验

分别取士的宁、异士的宁、士的宁氮氧化合物少量置试管内，于50~290℃，每隔20℃，用TLC检查加热产品，并与标准品在同一板上采用3种不同的展开剂。

展开剂A：乙酸乙酯－甲醇（9:1）。

展开剂B：乙醇－乙醚－二乙胺（8:2:0.7）。

展开剂C：甲醇－水（8:2）。

与标准品同步对照观察各斑点的R_f值及斑点的形状、大小，以此推断士的宁转化为其他3个化合物所需要的温度，必要时再经分离后用^{13}CNMR、MS 等光谱进一步检测，确定化合物的结构（表3-1）。各化合物转化所需温度见图3-3。

表3-1　化合物Ⅰ~Ⅳ ^{13}CNMR谱的化学位移

碳原子位数	士的宁	异士的宁	士的宁氮氧化物	异士的宁氮氧化物
1	122.2	120.5	124.8	124.7
2	124.2	125.3	122.3	126.9
3	128.5	128.3	129.8	131.6
4	116.3	114.6	116.5	116.4
5	132.8	142.8	141.4	142.9
6	124.8	134.8	135.7	130.8
7	52.0	52.3	53.3	52.9

续表

碳原子位数	士的宁	异士的宁	士的宁氮氧化物	异士的宁氮氧化物
8	60.1	67.5	58.5	66.8
9				
10	169.3	168.5	168.8	171.2
11	42.5	46.3	42.8	44.3
12	77.6	120.5	77.4	125.6
13	48.3	141.7	47.6	140.8
14	31.6	34.7	30.5	34.5
15	26.9	25.9	25.3	25.2
16	60.1	63.8	83.3	81.2
17	42.9	36.9	39.5	44.9
18	50.3	52.9	68.3	68.4
19				
20	52.7	54.0	71.8	68.7
21	140.6	137.7	135.7	133.3
22	127.2	126.5	133.7	136.8
23	64.6	58.0	64.3	59.4

注：士的宁、异士的宁、士的宁氮氧化物的测试溶剂为 $CDCl_3$，异士的宁氮氧化物测试溶剂为 CD_3OD。

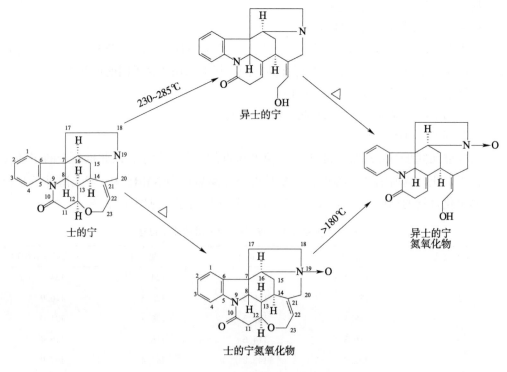

图 3-3　士的宁的加热反应历程

（三）讨论

（1）士的宁为马钱子中的主要成分，炮制马钱子的温度一般控制在230~240℃，本实验中士的宁的加热反应温度选择在235℃是为了和中药马钱子炮制时的温度同步考虑。

（2）加热过程中，士的宁既可氧化为士的宁的氮氧化合物，也可以开环转化为异士的宁，两者均可进一步氧化或开环转化为异士的宁的氮氧化合物。

（3）士的宁需加热到230℃时才能使与第12位碳原子连接的醚键开环形成异士的宁，而士的宁氮氧化合物，只需将士的宁加热到50℃就能形成；异士的宁加热到50℃左右，能形成异士的宁氮氧化物，而士的宁氮氧化合物局部开环形成异士的宁氮氧化合物则需要在180℃以上。

（4）当温度超过285℃时，士的宁将被破坏成不定型的产物。这从化学成分的角度解释了中药马钱子的炮制温度为何要控制在230~240℃为宜的道理。

（5）实验中曾用薄层色谱扫描法测定了马钱子生品及经235℃砂烫炮制后的马钱子中11种生物碱的含量。结果发现炮制品中异士的宁、士的宁氮氧化物、异士的宁氮氧化物的含量大增。这是由于马钱子中主要成分士的宁经加热转化所致，与本实验加热反应的现象是相似的。

（6）士的宁为中药马钱子中的主要成分，且马钱子中各种生物碱的母核基本相似。士的宁加热后的转变规律也可以适用其衍生物。因此，本实验得出的士的宁加热反应转化规律也代表了马钱子中的主要活性成分在炮制过程中的转化规律，这为进一步阐明马钱子的炮制机制奠定了基础。

二、炮制对马钱子碱的影响

马钱子碱属吲哚类的衍生物，是中药马钱子中除士的宁以外的另一个主要成分，在马钱子中的含量与士的宁大致相似，毒性为士的宁的1/8，对中枢神经系统的兴奋作用为士的宁的1/40，市售合成品常作为化学试剂使用。中医临床上马钱子一般需经高温砂炒和油炸即炮制后方可入药，其目的主要是为了降低马钱子的毒性，便于安全用药。长期以来各种论著中关于马钱子经炮制后毒性降低的原因大都只提及是降低了士的宁的含量，虽有测试马钱子炮制前后士的宁和马钱子碱含量的报道，但前人对这两个化合物经炮制后含量降低的原因，变化了的成分结构等尚未系统研究过。本试验室在系统地研究了士的宁的加热反应后，又结合核磁共振质谱、红外、紫外等光谱，系统地研究了马钱子碱经高温加热后所转化了的成分的结构、所需温度及转化规律，为彻底解释中药马钱子的炮制机制奠定了基础。

（一）实验材料

仪器：测 ^{13}CNMR 用 JNM-FX9（22.50MHz）核磁共振仪；测 ^{1}HNMR 用 JEOLGX-270（270MHz）核磁共振仪，TMS 为内标物；JEOL JMS-DX300（离子电压70eV）质谱仪（以上均为日本电子公司产品）；UV-216A 紫外分光光度计（日本岛津公司）；日立260-10 红外分光光度计（日本日立公司）；DIP-360 自动旋光仪（日本分光公司）。

药品：马钱子碱（brucine）购自日本和光纯药工业株式会社，马钱子碱氮氧化物

（brucine N – oxide）购自德国 Laborzwecke 公司，异马钱子碱（isobrucine）、异马钱子碱氮氧化物（isobrucine N – oxide）、2 – 羟基 – 3 – 甲氧基士的宁（2 – hydroxy – 3 – methoxystrychnine）为中药马钱子中提取、分离得到，经核磁共振、质谱、紫外、红外等光谱检测鉴定为纯品。

试剂及色谱材料：三氯甲烷、乙醇、甲醇、乙酸乙酯、二乙胺、GF_{254} 预制硅胶薄层板（厚度 0.25mm）、G – 200 柱色谱用硅胶等购自日本和光纯药工业株式会社。

（二）方法与结果

称取 1.2g 马钱子碱，置 1cm × 10cm 试管内，插入加热至 235℃的热砂中（河砂置铁锅内，于煤气炉上敞口加热，温度计距锅底 3mm 测量温度），加热 3min，被加热过的产物，冷却后，按一般柱色谱的方法装硅胶色谱柱，以三氯甲烷 – 乙醇 – 二乙胺（8:2 ~ 80:3）为洗脱剂，进行反复梯度洗脱、分离，减压回收洗脱液，分别得到 Ⅰ、Ⅱ、Ⅲ、Ⅳ、Ⅴ五个主要产物，各光谱检测如下。

化合物 Ⅰ：无色针晶，mp：182℃（丙酮），$[\alpha]_D$ – 113.2°（C = 0.6，$CHCl_3$），MS m/z：394（M^+，100%），^{13}CNMR、^{1}HNMR、IR、UV 光谱数值与马钱子碱一致，因此化合物推断为马钱子碱。

化合物 Ⅱ：无色片状晶体，mp：212 ~ 215°（EtOH），$[\alpha]_D$ – 115°（C = 0.7，EtOH），MS m/z：410（M^+，100%），^{1}HNMR、^{13}CNMR、UV 光谱与马钱子碱的氮氧化物的光谱数据一致，故化合物 Ⅱ 推断为马钱子碱氮氧化物。

化合物 Ⅲ：无色棱晶，mp：196 ~ 199°（丙酮），$[\alpha]_D$ – 30.4°（C = 0.3，$CHCl_3$），MS m/z：394（M^+，100%），UV（MeOH）λ_{max}：209、253、289nm，^{1}HNMR、^{13}CNMR、IR 与异马钱子碱及文献报道一致，故化合物 Ⅲ 推断为异马钱子碱。

化合物 Ⅳ：白色粉末，$[\alpha]_D$ + 34°（C = 0.0015，MeOH），MS m/z：410（M^+，60%），IR ν_{max}^{KBr}：1638cm^{-1}，^{1}HNMR、^{13}CNMR、UV 与异马钱子碱氮氧化物及文献一致，故化合物 Ⅲ 推断为异马钱子碱氮氧化物。

化合物 Ⅴ：无色棱晶，mp > 300℃（$CHCl_3$ – MeOH），$[\alpha]_D$ – 14.8°（C = 0.0007，MeOH），MS m/z：380（M^+，100%），IR ν_{max}^{KBr}：3400、1650、1498cm^{-1}，^{1}HNMR、^{13}CNMR、UV 光谱数据与 2 – 羟基 – 3 – 甲氧基士的宁及文献报道一致，故化合物 Ⅴ 推断为 2 – 羟基 – 3 – 甲氧基士的宁。马钱子碱的加热反应及光谱检测（^{13}CNMR 归纳），见表 3 – 2。

表 3 – 2　各化合物 ^{13}CNMR 谱的化学位移

碳原子位数	马钱子碱	马钱子碱氮氧化物	异马钱子碱	异马钱子碱氮氧化物	2 – 羟基 – 3 – 甲氧基士的宁
1	105.9	104.6	105.8	108.6	108.3
2	146.4	146.8	146.2	149.2	147.4
3	149.4	149.6	149.4	152.6	143.4
4	101.3	100.1	99.5	101.5	100.7
5	136.2	135.3	135.2	136.7	134.8
6	123.6	119.6	125.1	125.4	123.8

碳原子位数	马钱子碱	马钱子碱氮氧化物	异马钱子碱	异马钱子碱氮氧化物	2-羟基-3-甲氧基士的宁
7	52.1	52.9	52.4	53.8	51.5
8	60.5	58.3	67.6	67.7	59.9
9					
10	169.0	68.4	167.7	170.7	170.0
11	42.5	41.7	45.6	44.3	50.6
12	78.0	76.8	120.5	124.6	77.0
13	48.4	47.3	137.4	141.8	47.8
14	31.8	29.9	34.8	34.9	31.1
15	27.0	24.7	25.7	25.1	26.2
16	60.1	82.8	62.9	81.5	59.5
17	42.5	38.5	36.7	42.6	41.8
18	50.3	67.7	52.7	69.8	49.4
19					
20	52.9	71.4	53.9	69.9	52.1
21	140.8	135.0	142.2	132.5	139.3
22	127.3	133.2	126.7	135.1	123.3
23	64.7	63.9	57.9	59.4	64.3
OMe	56.4	55.9	56.1	57.9	55.8
OMe	56.6	56.0	56.5	57.5	

注：马钱子碱、马钱子碱氮氧化物、异马钱子碱的测试溶剂为 $CDCl_3$；异马钱子碱氮氧化物测试溶剂为 (CD_3OD)；2-羟基-3-甲氧基士的宁测试溶剂为 $CDCl_3$-CD_3OD 混合溶剂。

异马钱子碱氮氧化物转化历程见图 3-4。

确定各化合物转化所需温度分别取马钱子碱、异马钱子碱、异马钱子碱氮氧化物少量。于 130~270℃，将每隔 20℃ 加热后的产物，用 TLC 薄层色谱法与标准品跟踪同步检测，即将各样品和各标准品用三氯甲烷和甲醇的混合溶剂溶解后，用毛细管按同样方法分别点于三块薄层板上，分别在三种不同的展开剂为乙酸乙酯-甲醇（9:1），乙醇-乙醚-二乙胺（8:2:0.7），甲醇-水（8:2）中展开，在紫外光灯下观察各斑点的 R_f 值及斑点的形状、大小并于标准品同步对照，以确定该化合物的有无，必要时再经分离后用 ^{13}CNMR、质谱等光谱进一步检测确定。

（三）小结与讨论

（1）为了阐明中药马钱子中另一个主要成分马钱子碱在被高温加热时成分发生变化的状况，结合先前研究过的士的宁被加热后的成分变化，进一步阐明中药马钱子的炮制机制。马钱子的炮制温度一般控制在 230~240℃，选择 235℃ 作为加热温度是为了和马钱子炮制时的温度一致。

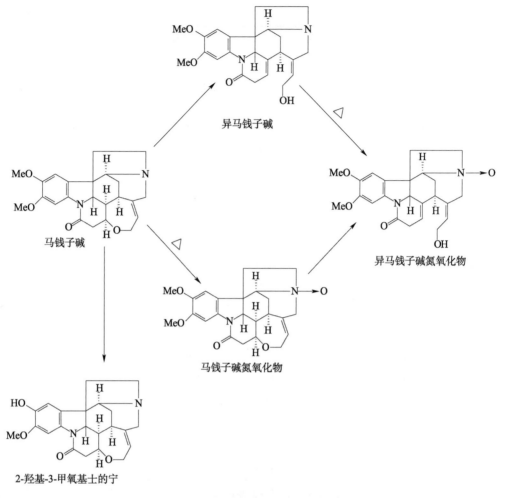

异马钱子碱

马钱子碱

异马钱子碱氮氧化物

马钱子碱氮氧化物

2-羟基-3-甲氧基士的宁

图 3-4　马钱子碱的加热反应历程

（2）在高温加热过程中，马钱子碱既可开环转化为异型结构，也可在吲哚环上去掉一个甲氧基，接上一个羟基，马钱子碱的氮氧化物则较容易形成，只需稍加热就可以进行，而异马钱子碱和马钱子碱的氮氧化物均可进一步氧化或开环转化为异马钱子碱氮氧化物。

（3）根据已经研究过的士的宁加热反应的结果，士的宁转变成异型结构的起始温度为230℃，而实验中马钱子碱转变成异型结构的起始温度为160℃，温差达70℃，这可能与士的宁和马钱子碱的结构特性有关（士的宁的熔点为281～283℃，马钱子碱的熔点为180～182℃）。实验中发现，加热温度超过260℃时，马钱子碱绝大多数被破坏成杂乱无章、不定型的产物。

（4）实验曾采用薄层扫描法测定了炮制前后马钱子中11种生物碱的含量。结果发现炮制品中马钱子碱氮氧化物及异马钱子碱的含量大增，这是由于马钱子碱经加热所致，与本实验的结果是一致的。

（5）马钱子中各种生物碱的母核基本相似，士的宁和马钱子碱经加热后的变化规律也同样适用于其衍生物，且士的宁和马钱子碱的含量约占马钱子中总生物碱量的80%。因此，士的宁和马钱子碱的加热反应转化规律也集中代表了马钱子中的主要活性成分在炮制过程中的转化规律。

三、炮制对马钱子中生物碱煎出率的影响

采用双波长薄层扫描法测定了进口马钱子、云南马钱子生品和炮制品在水煎液中5种生物碱的含量，比较了不同炮制方法对马钱子生物碱煎出率的影响，为中医临床用药提供了一定的科学依据。

（一）实验材料

仪器：CS-930 双波长薄层扫描仪（日本岛津）；硅胶 GF$_{254}$ 薄层板（青岛海洋化工厂），微量注射器，紫外分析仪。

药品：马钱子购于南京市药材公司，经本院中药鉴定教研室鉴定为进口马钱 *Strychnos nux-vomica* L. 和云南马钱 *Strychnos pierriana* A. W. Hill 的干燥成熟种子。士的宁（strychnine）、马钱子碱（brucine）购于日本和光纯药工业株式会社，士的宁次碱（vomicine）、士的宁氮氧化物（strychnine N-oxide）和马钱子碱氮氧化物（brucine N-oxide）从马钱子中提取分离得到，经红外、紫外、质谱、核磁共振等光谱鉴定。

试剂：正己烷、三氯甲烷、乙酸乙酯、甲醇、二乙胺、氨水等均为分析纯。

（二）方法与结果

1. 样品液的制备

（1）样品炮制 砂烫马钱子按《中国药典》1990 年版马钱子项下方法炮制。油炸马钱子的温度控制在235℃左右。

（2）水煎液制备 将马钱子生品和炮制品切成小块后粉碎成细末，过3号筛，精密称取粉末 3g，置 100ml 烧杯中，加水 30ml，浸 1h，煎 45min，滤出药液，药渣再加水 20ml，煎 20min，过滤，合并滤液并定容至 50ml，再精密量取 20ml 于分液漏斗中，加氨水调 pH 至 9~10，用三氯甲烷萃取 4 次（15、8、5、5ml），合并三氯甲烷萃取液，水溶浓缩，定容至 1ml。

2. 标准曲线的绘制

（1）标准液配制 精密称取 5 种标准品适量，分别置 5ml 量瓶中，用三氯甲烷溶解并定容至刻度。5 种标准溶液的浓度见表 3-3。

表 3-3 5 种标准溶液浓度

标准品	称重（mg）	浓度（μg/μl）
士的宁	6.54	1.31
马钱子碱	16.48	3.30
士的宁次碱	5.44	1.09
士的宁氮氧化物	6.47	1.29
马钱子碱氮氧化物	8.51	1.70

（2）标准曲线绘制　用微量注射器精密吸取士的宁（1、3、5、7、9μl）、马钱子碱、士的宁次碱、士的宁氮氧化物、马钱子碱氮氧化物（1、2、3、4、5μl）分别在硅胶 GF$_{254}$ 薄层板上点样。士的宁、马钱子碱用展开剂 A 展开，士的宁次碱用展开剂 B 展开，士的宁氮氧化物、马钱子碱氮氧化物用展开剂 C 展开，展距 15cm，取出晾干溶剂，用双波长薄层扫描仪进行测定，测定波长 260nm，反射锯齿扫描，SX = 3。根据标准品浓度及峰面积值进行线性回归，工作曲线回归方程见表 3 - 4。

展开剂 A：正己烷 - 乙酸乙酯 - 甲醇 - 二乙胺（8:6:0.3:1.5）。

展开剂 B：乙酸乙酯 - 甲醇 - 氨水（20:0.7:0.1）。

展开剂 C：甲醇 - 水（8:2）。

表 3 - 4　工作曲线回归方程

标准品	回归方程	相关系数
士的宁	$y = 11553.356x - 3802.143$	0.9955
马钱子碱	$y = 5149.364x + 4511.085$	0.9978
士的宁次碱	$y = 11043.861x - 3590.102$	0.9868
士的宁氮氧化物	$y = 6322.337x + 1445.209$	0.9931
马钱子碱氮氧化物	$y = 2963.126x + 2617.886$	0.9895

3. 精密度与稳定性试验

（1）精密度试验　精密吸取士的宁、马钱子碱各 3μl，重复在薄层板上点样 5 次，上述条件展开，测定。结果见表 3 - 5。

表 3 - 5　精密度试验结果

样品	点样量（μl）	$\bar{x}$	s	CV（%）
士的宁	3	41918.52	928.05	2.21
马钱子碱	3	44216.51	1208.06	2.73

（2）稳定性试验　关于用薄层扫描法测定士的宁和马钱子碱的含量已有不少报道，其稳定性在此不再重复。本实验将士的宁次碱、士的宁氮氧化物、马钱子碱氮氧化物分别在薄层板上点样，展开后每隔一定时间经薄层扫描仪测定。样品斑点 40min 以后在薄层板上稳定。

4. 样品液测定

（1）士的宁和马钱子碱的含量测定　精密吸取样品液 1μl，在硅胶 GF$_{254}$ 薄层板上点样，用展开剂 A 展开，挥干溶剂后进行扫描测定，由工作曲线回归方程计算含量，结果见表 3 - 6。

（2）士的宁次碱的含量测定　精密吸取样品液 15μl，在硅胶 GF$_{254}$ 薄层板上点样，用展开剂 B 展开，挥干溶剂后进行扫描测定，由工作曲线回归方程计算含量，结果见表 3 - 6。

（3）士的宁氮氧化物和马钱子碱氮氧化物的含量测定　精密吸取样品液 15μl，在硅胶 GF$_{254}$薄层板上点样，用展开剂 C 展开，挥干溶剂后进行扫描测定，由工作曲线回归方程计算含量，结果见表 3 - 6。

表 3 - 6 样品测定结果（%）

样品		士的宁	马钱子碱	士的宁次碱	士的宁氮氧化物	马钱子碱氮氧化物
进口马钱子	生品	0.388	0.424	0.016	0.017	0.018
	砂烫	0.195	0.232	0.017	0.085	0.056
	油炸	0.321	0.410	0.018	0.088	0.081
云南马钱子	生品	0.414	0.447	—	—	—
	砂烫	0.216	0.232	—	—	—
	油炸	0.324	0.315	—	—	—

（三）小结与讨论

（1）本文所用展开剂 B 加入氨水 0.1ml，这样明显减少了士的宁次碱在薄层板上的拖尾现象。

（2）结果表明，进口马钱子与云南马钱子比较，水煎液中士的宁和马钱子碱含量相近，但云南马钱子水煎液中未检测到士的宁次碱、士的宁氮氧化物和马钱子碱氮氧化物 3 种成分。

（3）马钱子经炮制后，士的宁和马钱子碱在水煎液中含量均有不同程度的下降，油炸马钱子中士的宁和马钱子碱在水煎液中含量均高于砂烫马钱子。进口马钱子炮制后，士的宁次碱、士的宁氮氧化物和马钱子碱氮氧化物在水煎液中含量均有所增加，这是因为部分士的宁和马钱子碱在高温条件下可能转化为士的宁氮氧化物和马钱子碱氮氧化物。

四、不同炮制方法对马钱子中生物碱的影响

采用薄层扫描法对马钱子生品及砂烫、油炸、甘草制、尿泡、醋制等 7 种炮制方法炮制的马钱子中 8 种生物碱的含量进行了测定，依据其含量的变化对有关炮制方法及其炮制机制进行了讨论。

（一）实验材料

仪器：CS - 930 双波长薄层扫描仪（日本岛津）；微量注射器；UV - 1 紫外分析仪；数字显示电子分析天平（日本岛津）；粉碎机。

药品：马钱子购自南京市药材公司，经本院鉴定教研室鉴定为马钱 *Strychnos nux - vomica* L. 的干燥种子。士的宁（strychnine）、马钱子碱（brucine）购自日本和光纯药工业株式会社；异士的宁（isostrychnine）、异马钱子碱（isobrucine）从马钱子中分离得到，经核磁共振、质谱、红外、紫外等光谱鉴定为纯品。

试剂及色谱用板：正己烷、乙酸乙酯、甲醇、二乙胺、三氯甲烷等均为分析纯；硅胶 GF$_{254}$板（青岛海洋化工厂产品：GF$_{254}$ 20g 加 50ml 0.5% CMC - Na 溶液用薄层涂铺器铺成 0.5mm 厚薄层板，晾干后 105℃活化 1h）。

（二）方法与结果

1. 样品液的制备

（1）生品　取原药材用铡刀切碎片，100℃烘后取出。

（2）砂烫法　取洁净细砂置铁锅中加热至230℃左右（用沸程400℃的温度计距锅底3mm处测量），放入马钱子，掩埋片刻，然后不断翻动（约3min），待药物鼓起爆裂呈棕黄色时迅速出锅。

（3）油炸法　市售麻油200g于锅中，煤气炉上加热至235℃（用沸程400℃的温度计距锅底3mm处测量），加入马钱子炸至老黄色为度（约3min），取出沥尽油，晾冷即得。

（4）甘草制法　取甘草片10g水煎两次，第1次加水10倍量，第2次加水6倍量，合并滤液，加入马钱子100g煮4h，捞出晾凉切成1.5mm薄片，170℃以下烘至酥脆。

（5）尿泡法　取健康童尿200ml投入马钱子200g，置阴凉处密闭放置49天后取出，切成1.5mm薄片，烘干。

（6）醋制法　取净马钱子200g用清水200ml浸泡2天，润半天，切成1.5mm的薄片，用5%乙酸250ml浸泡5天，取出水漂3天后捞出，晾干，烘干。

（7）醋制砂烫法　取净马钱子200g用清水200ml浸泡2天，切成1.5mm薄片，置300ml 5%乙酸中加热至沸（约10min），浸泡1天，捞出晾干，然后按砂烫法炮制，此乃江西省一些地区采用的经验法。

（8）尿泡砂烫法　先以新鲜童尿约200ml浸泡马钱子200g一周，然后用砂烫法炮制。

2. 提取液制备

将上述马钱子生品饮片和各炮制品用小型粉碎机粉碎成细末，过20目筛，每个炮制品及生品各取3份样，每份样品精密称取粉末2g，置150ml碘量瓶中，加入10%氨水3ml湿润，室温放置1.5h；加80ml三氯甲烷浸泡3天，其间振摇3次，每次10min，过滤，滤渣用三氯甲烷洗涤3次，每次10ml，合并滤液，减压回收三氯甲烷浓缩，用1ml左右吸管转移至5ml量瓶中，再加三氯甲烷3次，每次1ml，洗涤瓶壁，合并三氯甲烷液，加三氯甲烷定容至刻度。

3. 标准曲线的绘制

（1）标准液的配制　精密称取4种标准品适量，分别置2ml量瓶中，用三氯甲烷溶解并定容至刻度，标准溶液的浓度见表3-7。

表3-7　4种标准溶液浓度

标准品	称重（mg）	浓度（μg/ml）
士的宁	9.14	4.57
马钱子碱	9.00	4.50
异士的宁	10.02	5.01
异马钱子碱	13.40	6.70

（2）标准曲线的绘制　用微量注射器精密吸取士的宁、马钱子碱（1、2、3、4、

5、6μl）；异士的宁（0.1、0.5、0.9、1.3、1.7、2.1μl）；异马钱子碱（0.4、0.8、1.2、1.6、2.0、2.4μl）分别在薄层板上点样，用展开剂正己烷 - 乙酸乙酯 - 甲醇 - 二乙胺（8:6:0.3:1.5）展开，展距15cm，取出挥干溶剂，用双波长扫描仪反射锯齿扫描测定，测定波长260nm，参比波长360nm，SX = 3。根据标准品浓度及峰面积值进行线性回归，工作曲线回归方程见表3 - 8。

表3 - 8　工作曲线回归方程

标准品	回归方程	r
士的宁	$y = 39941.8x + 46379.7$	0.9939
马钱子碱	$y = 41742.0x + 2126.2$	0.9934
异士的宁	$y = 22156.3x + 3406.4$	0.9813
异马钱子碱	$y = 10509.9x + 1078.4$	0.9880

4. 精密度、稳定性及加样回收率试验

（1）精密度试验　精密吸取4种标准品各3μl，重复在同一薄层板上点样5次，按上述展开条件展开测定，结果士的宁为2.18%、马钱子碱2.67%、异士的宁为1.97%、异马钱子碱为2.64%。

（2）稳定性试验　将4种标准品分别在薄层板上点样，展开后每隔20min经薄层扫描仪测定，样品斑点40min以后在薄层板上稳定。

（3）加样回收试验　精密吸取马钱子甘草制品5份，每份9μl，点样于薄层板上，其中4份再分别准确吸取士的宁等4种标准品各2μl，依法测定，重复3次，以未加标准品的样品含量作对照，计算回收率，结果见表3 - 9。

表3 - 9　加样回收率试验结果

标准品	加入量（μg）	检出量（μg）	回收率（%）
士的宁	9.14	9.10	99.6
马钱子碱	9.00	9.02	100.2
异士的宁	10.02	9.84	98.8
异马钱子碱	13.40	13.32	99.4

5. 样品液测定

精密吸取各样品液9μl（生品和各种炮制品各为3份样品提取液），在硅胶 GF_{254} 薄层板上点样，展开后经薄层扫描，由工作曲线、回归方程计算各炮制品中各化合物的含量。结果取3份样品提取液的平均值，见表3 - 10。

表3 - 10　样品中各生物碱含量（%）

样品	士的宁	马钱子碱	异士的宁	异马钱子碱
生品	1.905	1.009	0.005	—
甘草制	0.972	0.576	0.007	0.005
尿浸砂烫	1.204	0.850	0.011	0.004
砂烫法	1.688	0.528	0.010	0.012

样品	士的宁	马钱子碱	异士的宁	异马钱子碱
尿浸法	0.908	0.576	0.001	—
油炸法	1.053	0.677	0.005	0.002
醋制法	0.436	0.327	0.001	—
醋制砂烫	1.053	0.604	0.005	0.004

（三）小结与讨论

（1）各种炮制方法均使马钱子中士的宁、马钱子碱含量不同程度地下降。

（2）甘草制法和各种热处理（砂烫法、油炸法、醋制砂烫法、尿泡砂烫法）都使马钱子中异士的宁含量增高，尿泡法和醋制法炮制品中异士的宁含量偏低的原因可能与尿泡和醋浸时间较长，该成分部分流失所致。

（3）异马钱子碱为笔者在马钱子炮制品中新发现，新命名的新化合物，它是由马钱子碱在加热的过程中醚键断裂开环所致，含量较低。尿泡法和醋浸法尚未经加热过程，该化合物不易形成，故该两种炮制品中未检出异马钱子碱。

（4）士的宁既是马钱子中的主要毒性成分也是其主要有效成分，而炮制的目的是既要降低马钱子的毒性，又要尽可能地保存其临床疗效。7种炮制方法中，除砂烫法以外，其余的均使用了液体辅料，包括士的宁在内的4种生物碱都不同程度地溶解在其中或受热破坏，尿浸法和醋制法中的士的宁含量还不足生品的1/2和1/4。因此，如只考虑到降低毒性，大幅度地降低士的宁的含量，其临床效果必会受到很大的影响。而砂烫法操作简便，既能降低毒性又最大限度地保留了马钱子中的主要活性成分并促使士的宁和马钱子碱向异士的宁和异马钱子碱及其氮氧化物转化，而被转化的这些生物碱毒性较小，但仍保留了士的宁和马钱子碱生物活性。

综上所述，笔者认为，在各种炮制方法中，砂烫法相对来说是可取的，《中国药典》将砂烫法作为中药马钱子的经典炮制方法是有一定的科学道理的。

五、炮制对马钱子中微量生物碱的影响

从马钱子提取、分离得到伪士的宁（pseudostrychnine）、甲基伪马钱子碱（novacine）、16-羟基-α-可鲁勃林（16-hydroxy-α-colubrine），β-可鲁勃林（β-colubrine）4种生物碱。依据其含量与炮制方法之间的关系及其炮制机制等进行了探讨。

（一）试验材料

仪器：CS-930双波长薄层扫描仪（日本岛津）；UV-1三用紫外分析仪（上海顾村电光仪器厂）；微量进样器（保西玻璃厂）；薄层自动铺板器（四川新岸电力设备厂）。

药品：马钱子购自南京市药材公司，经我校中药鉴定教研室鉴定为进口马钱（Strychnos nux-vomica L.）的种子。

试剂：正己烷、乙酸乙酯、甲醇、二乙胺、氨水均为分析纯；硅胶 GF$_{254}$ 购自青岛海洋化工厂。

（二）方法与结果

1. 马钱子炮制

（1）生品　取马钱子原药材用铡刀切成碎片。

（2）砂烫法　取洁净河砂，置铁锅中加热230℃（用温程为400℃温度计，距锅底3mm处测量），放入马钱子，掩埋片刻，然后不断翻动（约3min），待马钱子鼓起爆裂，并成棕黄色时，迅速取出。

（3）油炸法　市售麻油200g倒入铁锅中，加热至235℃（温度测法同上），加入马钱子100g，炸2min50s呈老黄色时，取出，沥尽油，晾冷即得。

（4）甘草制法　取甘草片10g，加水100ml，水煎两次过滤，合并滤液80ml，投入马钱子100g，煮4h，捞出稍晾。切成1.5mm薄片。

（5）尿泡法　取新鲜健康童尿200ml，投入马钱子200g，置阴凉处，密闭放置49天后取出。

（6）醋制法　取洁净马钱子200g，用清水200ml，浸泡48h，润6h，切成1.5mm薄片，用5%乙酸浸泡5天，取出水漂，3天后捞出，晾干，烘干。

（7）醋制砂烫法　取洁净马钱子200g，用清水浸泡48h，切成1.5mm薄片，置300ml乙酸中加热至沸后10min，浸泡24h，捞出晾干，然后按砂烫法炮制。

（8）尿泡砂烫　先用新鲜健康童尿200ml，投入马钱子200g，浸泡一周，然后按砂烫法炮制。

2. 标准品的制备

（1）总生物碱的提取　取马钱子200g，用粉碎机打成粗粉，用130ml 10%氨水使其湿润、密闭、放置1h，加500ml三氯甲烷，充分振摇后放置48h，过滤，残渣中再加入三氯甲烷200ml，振摇后放置24h，过滤，残渣用三氯甲烷洗涤3次，每次50ml，合并三氯甲烷液，45℃减压回收三氯甲烷得提取物19.5g，然后加8%枸橼酸提取6次，每次20ml，合并酸液、滴加60% Na_2CO_3溶液，使pH至9～10，再用三氯甲烷萃取8次，每次30ml，合并三氯甲烷液，45℃以下，减压回收溶媒，得生物碱7.00g。

（2）生物碱的分离　取上述提得的生物碱6.80g，加少量硅胶拌匀、加至6cm×120cm的硅胶色谱柱上，用正己烷–三氯甲烷–二乙胺（5:4:0.3）为洗脱剂洗脱，得到伪士的宁、甲基伪马钱子碱、16–羟基–α–可鲁勃林、β–可鲁勃林与士的宁等生物碱的混合物500mg，然后再用2cm×60cm的硅胶柱色谱，同上述洗脱剂反复分离，得到伪士的宁20mg、甲基伪马钱子碱80mg、16–羟基–α–可鲁勃林15mg、β–可鲁勃林和士的宁的混合物150mg。

（3）薄层制备色谱　取β–可鲁勃林和士的宁的混合物约80mg，加少量三氯甲烷使其溶解。用口径1mm的细长吸管均匀点涂于3块20cm×20cm的GF_{254}薄层板上、用乙醇–乙醚–二乙胺（2:8:0.3）展开剂系统展开3次（第一次展距18cm，待溶剂挥发后，再次放入同样的展开剂系统中再次展开，第3次同上，以便获得满意的分离效果），以先前取得的少量β–可鲁勃林标准品作对照，在紫外光灯下划取与标准品同一R_f值的色谱谱带，用刀刮下，滤纸做过滤材料，用三氯甲烷加少量氨水，反复洗涤被刮下的硅胶层，减压回收三氯甲烷，得β–可鲁勃林15mg。

3. 测定条件的选择

（1）薄层色谱　硅胶 GF$_{254}$：0.7% CMC - Na 水溶液（1:2）研磨成糊状，10cm × 20cm 板湿法铺板，室温晾干，105℃活化 1h，置干燥器中备用。

A 展开系统：正己烷 - 乙酸乙酯 - 甲醇 - 二乙胺（28:8:0.8:1.5）。

B 展开系统：乙酸乙酯 - 氨水（20:0.7）。

紫外观察：均呈明显的暗褐色斑点，见图 3 - 5。

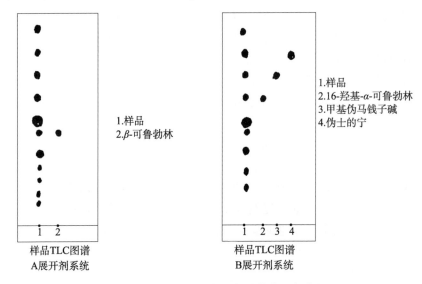

图 3 - 5　马钱子中微量生物碱的薄层色谱图

（2）最大紫外吸收波长的选择　将标准溶液点样于薄层板上，用双波长薄层扫描仪进行扫描。结果见表 3 - 11。

表 3 - 11　4 种生物碱的最大紫外吸收波长

标准品	伪士的宁	甲基伪马钱子碱	16 - 羟基 - α - 可鲁勃林	β - 可鲁勃林
A_{max}（nm）	260	260	265	265

（3）薄层扫描参数　双波长反射锯齿扫描，样品参比波长 365nm，灵敏度 ×1，线性化系数 SX = 3，狭缝：1.2mm × 1.2mm。程序扫描，定量测定用外标一点法计算。

（4）标准曲线绘制　分别取标准品适量，精密称定，置 1ml 或 2ml 量瓶中，用三氯甲烷溶解，并定容至刻度。用微量进样器吸取 1.0、4.0、6.0、8.0、10.0μl 分别点于同一硅胶 GF$_{254}$ 板上，点距 1.5cm，展距 18.5cm。晾干后，用双波长薄层扫描仪扫描，测定各斑点积分值求得回归方程。各标准品浓度，回归方程及线性范围见表 3 - 12。

表 3 - 12　4 种生物碱的浓度、回归方程、线性范围

类别	称重 （mg）	V 量瓶 （ml）	浓度 （μg/μl）	回归方程	相关系数	线性范围 （μg）
伪士的宁	1.01	1	1.01	$y = 7536.4x + 3049.3$	0.9980	1.01 ~ 10.1
甲基伪马钱子碱	4.23	1	4.23	$y = 6025.1x + 6343.1$	0.9820	4.23 ~ 42.3

续表

类别	称重 （mg）	V 量瓶 （ml）	浓度 （μg/μl）	回归方程	相关系数	线性范围 （μg）
16－羟基－ α－可鲁勃林	1.06	2	0.53	$y=1168.2x+6343.4$	0.9940	0.53～5.3
β－可鲁勃林	5.32	1	5.32	$y=10431.7x+2059.3$	0.9920	5.32～53.2

（5）精密度测定　在同一块薄层板上点 5 个相同量生物碱的标准品，展开定位后，测定各斑点面积值，每种生物碱做一次，变异系数见表 3－13。

表 3－13　精密度测定结果

标准品	$\bar{x}$	s	CV（%）
伪士的宁	33068.3	1514.5	4.58
甲基伪马钱子碱	42424.8	1132.7	2.67
16－羟基－ α－可鲁勃林	52034.4	1732.7	3.33
β－可鲁勃林	20215.6	481.3	2.38

（6）稳定性实验　样品色谱板在 24h 内，每隔 0.5h，测定一次，积分值无多大变化，所以在 12h 内 4 种生物碱的含量稳定不变。

4. 样品分析

（1）样品提取及测定　将 8 种炮制品 80℃以下烘干，用小型粉碎机粉碎成细粉，过 20 目筛，取各炮制品 3 份、80℃以下烘至恒重，每份 1g，精密称定。置 150ml 碘量瓶中，放入 10% 氨水 3ml 使其湿润，加 80ml 三氯甲烷洗涤 3 次、合并滤液，减压回收三氯甲烷，浓缩至 1ml 左右，用吸管转移至 5ml 量瓶中，再加三氯甲烷洗涤瓶壁 3 次，每次 1ml、合并三氯甲烷液，加三氯甲烷至刻度。将此样品液和伪士的宁、甲基伪马钱子碱、16－羟基－α－可鲁勃林，β－可鲁勃林点于 20cm×20cm 硅胶 GF_{254} 板上，β－可鲁勃林用 A 展开剂系统展开，伪士的宁、甲基伪马钱子碱、16－羟基－α－可鲁勃林用 B 展开剂系统展开。用双波长薄层扫描仪进行扫描测定，根据对照品和样品斑点面积值计算样品中 4 种生物碱的含量。结果见表 3－14。

表 3－14　样品中各生物碱的含量（%，n=3）

样品	平均样品重（g）	伪士的宁	甲基伪马钱子碱	16－羟基－α－可鲁勃林	β－可鲁勃林
醋制	1.0007	0.174	0.128	0.136	0.00223
醋制砂烫	1.0012	0.0971	0.0631	0.0572	0.00214
尿泡砂烫	0.9985	0.121	0.0581	0.0831	0.00211
尿泡	1.0019	0.105	0.0871	0.122	0.00220
砂烫	0.9967	0.177	0.0665	0.101	0.00209
油炸	0.9999	0.126	0.0921	0.146	0.00261
甘草制	1.0017	0.190	0.185	0.143	0.00216
生品	1.0007	0.214	0.218	0.235	0.00336

（2）加样回收率试验　取油炸马钱子提取液5份，每份3μl，其中4份中分别加入4种生物碱标准品溶液，并用各标准液同步点样。展开后按上述方法测定，计算回收率，结果见表3-15。

表3-15　加样回收率试验结果

标准品	n	加入		回收量（μg）	回收率（%）
		体积（μl）	量（μg）		
伪士的宁	3	1.5	1.61	1.58	97.7
甲基伪马钱子碱	3	0.7	2.96	3.03	102.9
16-羟基-α-可鲁勃林	3	5.0	2.05	2.47	98.8
β-可鲁勃林	3	1.0	5.32	5.28	99.4

（三）小结与讨论

（1）各种炮制方法均使伪士的宁、甲基伪马钱子碱、16-羟基-α-可鲁勃林、β-可鲁勃林的含量降低。

（2）未经200℃以上砂烫、油炸的炮制品如醋制、甘草制两种炮制品中4种生物碱含量大多数相对偏高，这说明高温加热的炮制方法能促使这些生物碱的破坏。

（3）尿泡虽未经高温炮制，但用尿炮制较醋制、甘草制时间长，部分生物碱也会逐渐微溶于尿液中，使其生物碱含量相对低于其他两种炮制品。

（4）本研究的4种生物碱结构差别不大，如用同种展开剂系统，难以获得满意的分离效果。本实验根据摸索选用两种展开剂系统，使被测定的生物碱的 R_f 值控制在0.3~0.7，并和其他化合物有效分离。避免相互间的干扰，该法达到了预期的效果。

六、炮制对马钱子苷的影响

采用薄层扫描法测定了马钱子生品及7个炮制品中的马钱子苷（loganine）的含量，为进一步全面研究马钱子的成分开拓了新的思路。

（一）实验材料

仪器：CS-930薄层扫描仪（日本岛津），十万分之一电子分析天平（日本岛津）。

药品：马钱子购自南京市药材公司，经本院中药鉴定教研室鉴定为马钱 Strychnos nux-vomica L. 的种子。

标准品：马钱子苷，取生品马钱子，切片，粉碎后过20目筛，加甲醇浸泡2天，滤取甲醇液，残渣用甲醇洗涤2次，合并滤液，减压回收溶媒，得稠状提取物，用少量硅胶拌匀，加至硅胶色谱柱上端，用甲醇洗脱，减压回收洗脱液，得淡黄色提取物，用乙醇溶解，滴加乙醚使其重结晶（白色砂状结晶）。经核磁共振、质谱等光谱检测，并与参考文献对照为 loganine，即马钱子苷。

试剂：甲醇、正丁醇、乙酸乙酯、甲酸，均为分析纯；硅胶G板（10cm×20cm）购自青岛海洋化工厂。

（二）方法与结果

1. 马钱子炮制

（1）砂烫法 取洁净河砂，置铁锅中加热至230℃（用温程为400℃温度计，距锅底3mm处测量），放入马钱子，掩埋片刻，然后不断翻动（约3min），待马钱子鼓起爆裂，并成棕黄色时，迅速取出。

（2）油炸法 市售麻油400g倒入锅中，置煤气炉上加热至235℃时（用温程400℃的温度计距锅底3mm处测量），投入马钱子炸至老黄色为度（约3min），取出滤尽麻油，放冷即得。

（3）甘草制法 取马钱子用10%甘草汁（取甘草10g煎两次，每次加水100ml，煎煮30min，合并滤液）加入马钱子100g煮4h，捞出，倒去剩余液，将马钱子切成1.5mm厚的薄片。

（4）醋制砂烫法 取净马钱子200g，水浸2天，切成薄片，置5%乙酸250ml中，加热至沸，马钱子片膨胀呈棕黄色时，取出放凉，干燥后倒入热砂中，炒至膨胀呈棕黄色时取出，放凉备用。

（5）醋制法 取净马钱子200g，水浸48h，润12h，切成1.5mm厚的薄片，用5%乙酸浸泡5天，漂3天捞起干燥即得。

（6）尿泡法 取健康童尿500ml，投入马钱子400g，置阴凉处，密闭放置49天后取出，切成1.5mm厚的饮片。

（7）尿泡砂烫法 先以新鲜童尿浸泡7天（马钱子400g，童尿500ml），然后按砂烫法炮制即得。

2. 样品提取液的制备

将上述各炮制品以及生品，于70℃烘干，用粉碎机粉碎后过20目筛，每份样品各取3份，每份精密称取粉末1g，分别置100ml碘量瓶中，加甲醇15ml，充分振摇后，冷浸3天，滤出药液，滤渣加10ml甲醇洗涤2次，每次10ml，合并滤液，浓缩后转移至2ml的量瓶中，用甲醇定容至刻度。

3. 标准曲线的绘制

（1）标准液的配制 用十万分之一分析天平精密称取马钱子苷3.2mg，置1ml量瓶中，用甲醇溶解并定容至刻度。

（2）标准曲线绘制 用微量注射器精密吸取马钱子苷0.9、3、5、7、9μl，分别点于硅胶G板上，用展开剂（正丁醇:乙酸乙酯:甲酸:水＝8:4:2:0.4）展开，展距9cm，取出后，挥尽溶剂，喷洒20% H_2SO_4，置电热板上（90℃），烘烤至紫色斑点出现为止，选择波长490nm，锯齿扫描，SX＝3，用扫描仪进行扫描测定，根据标准品的浓度及峰面积值进行线性回归。工作曲线回归方程见表3－16。

表3－16 标准溶液的数据及工作曲线回归方程

标准品	浓度（μg/μl）	回归方程	相关系数
马钱子苷	3.2	$y = 18767.75x + 10872.15$	0.9953

4. 样品液的测定

分别精密吸取样品液 5μl，点于硅胶 G 薄层板上，使用与标准品同样的展开条件进行展开，然后进行扫描测定。根据每种样品的 3 份试样的积分值，取其平均值进行计算，由工作曲线回归方程计算含量，结果见表 3 – 17。

表 3 – 17 样品平均值的计算结果

样品	积分值	质量（g）	含量（%）
生品	237 035.10	0.9973	1.5603
砂烫	131 900.30	1.0647	0.7752
尿泡	79 960.54	0.9988	0.4718
甘草制	15 817.19	1.0017	0.0337
尿泡砂烫	127 512.06	1.0019	0.7940
醋制砂烫	92 721.40	1.0012	0.5576
醋制	34 954.69	1.0010	0.2641
油炸	117 342.66	0.9999	0.7262

5. 精密度与稳定性试验

（1）精密度试验 精密吸取马钱子苷标准液 3μl，重复在薄层板上点样 4 次，按上述条件展开，测定结果见表 3 – 18。

表 3 – 18 精密度试验结果

标准品	点样量（μl）	$\bar{x}$	s	CV（%）
马钱子苷	3	57 220.8375	4592.7	0.080

（2）稳定性试验 精密吸取马钱子苷标准液 3μl，点于硅胶板上，用上述条件展开，显色，每隔 15min、30min、1h、1.5h、2h 测定 1 次，结果发现 1h 以后，马钱子苷在薄层板上不稳定。

6. 回收率试验

分别精密吸取甘草法炮制品样品液 5μl，点于硅胶 G 薄层板上，成两点，再精密吸取马钱子苷标准品液 3μl，点在其中的一个点上，用上述条件展开，显色测定，结果见表 3 – 19。

表 3 – 19 回收率测定结果

标准品	加入量（μl）	检出量（μg）	回收率（%）
马钱子苷	9.60	9.40	97.88

（三）小结与讨论

（1）本实验结果表明，经过砂烫、尿泡、尿泡砂烫、醋制、甘草制、油炸等各种方法炮制后，马钱子中马钱子苷的含量均大幅度下降。

（2）醋制、甘草制、尿泡炮制品中，马钱子苷的含量比其他炮制品的含量下降得多，这可能是在用醋、甘草汁和尿液浸泡过程中，马钱子苷溶解在其中而流失，其中甘草制品中马钱子苷的含量下降最多，这与该炮制方法煎煮时间长有关。

（3）砂烫、油炸炮制品中，马钱子苷含量下降的原因，可能是经高温加热后，马钱子苷被破坏所致。

（4）开展后的薄层板需均匀喷洒显色剂，然后置电热板上均匀加热而使其显色，避免操作方面的不严密而导致测定结果的误差。

第四章 马钱子的药效学研究

第一节 马钱子生物碱对心血管系统作用的研究

一、士的宁、马钱子碱及其氮氧化物对心血管系统作用的研究

马钱子具有通经活络、散结消肿之功效，性寒、味苦，有大毒，一般需炮制后才能入药。本研究通过士的宁、马钱子碱及其氮氧化合物和马钱子生品及其砂烫炮制品对心血管系统作用比较，以探讨其作用的差异。

（一）实验材料

仪器：RM-6000 多道生理记录仪及其附件，日本光电工业株式会社。

药品：①士的宁（strychnine，S），美国 Sigma 公司，0.18mg/ml，pH 6.0。②马钱子碱（brucine，B），日本和光纯药工业株式会社，8.5mg/ml，pH 6.0。③士的宁氮氧化合物（strychuine N-oxide，SNO）1.76mg/ml，pH 6.0 和马钱子碱氮氧化合物（brucine N-oxide，BNO）124.3mg/ml，pH 6.0。以上为士的宁和马钱子碱通过半合成并提纯而得，经薄层扫描与标准品比较，核磁共振、质谱、红外、紫外等光谱鉴定，确定为 SNO 和 BNO。④马钱子生品总生物碱和砂烫炮制总生物碱，前者 0.19mg/ml，后者为 0.38mg/ml，pH 均为6.0。⑤肝素钠注射液，1250U/2ml，上海生化制药厂，批号：910307。⑥0.9%氯化钠注射液 500ml，南京小营制药厂，批号：930114.2。⑦3%戊巴比妥钠溶液，Union 进口分装。

动物：杂种犬 6~11kg，雌雄兼用，由江苏省实验动物中心提供。

（二）实验方法

取杂种犬 5 只，体重 6~11kg，雌雄不拘，戊巴比妥钠 30mg/kg 静脉麻醉，仰卧固定。股静脉插管供输液或给药。颈部分离颈内动脉，插入导管，连接三通管，供颈内动脉给药用。分离气管，插入气管套管，固定 TR-612T 传感器，连接 RM-6000 多道生理记录仪记录呼吸曲线，观察呼吸频率及幅度。股动脉插入动脉导管，连于 TP400T 压力换能器，经 AP641G 描记动脉血压（收缩压和舒张压），并同步记录心电图和心率。用 NM-150T 同蕊针电极插入后肢肌肉内，经 AM-601G 描记肌电图，并记录肌电积分。以上各项指标稳定 15min 后，按以下顺序给药。

（1）士的宁 0.5ml/kg，i.v.；0.17ml/kg，i.A.。

（2）士的宁氮氧化合物 0.5ml/kg，i.v.；0.17ml/kg，i.A.。

（3）马钱子碱 0.5ml/kg，i.v.；0.17ml/kg，i.A.。

（4）马钱子碱氮氧化合物 0.5ml/kg，i. v.；0.17ml/kg，i. A.。

（5）马钱子生品总生物碱 0.5ml/kg，i. v.；0.17ml/kg，i. A.。

（6）马钱子砂烫炮制品总生物碱 0.5ml/kg，i. v.；0.17ml/kg，i. A.。

（三）实验结果

1. 对血压、心率和心电图的影响

（1）士的宁及士的宁氮氧化合物不论静脉给药还是颈内动脉给药对血压、心率无明显影响（表4-1、表4-2）。二者的心电图 P 波、Q-T 间期、ST 段及 T 波均在正常范围内。

（2）马钱子碱 0.5ml/kg，i. v.，可见血压下降 53mmHg（$P < 0.05$）、心率减慢（$P < 0.05$）；颈内动脉给药后，血压略有下降、心率减慢。马钱子碱氮氧化合物 0.5ml/kg，i. v.，血压略有下降（12mmHg）；颈内动脉注射后对血压、心率无明显影响（表4-3、表4-4）。二者的心电图 P 波、Q-T 间期、ST 段及 T 波无异常发现。

（3）马钱子生品总生物碱和马钱子砂烫炮制品总生物碱静脉和颈内动脉给药对血压、心率、心电图无明显影响（表4-5、表4-6）。

2. 对呼吸运动的影响

（1）士的宁 0.5ml/kg，i. v. 后呼吸频率和幅度均能明显增加（$P < 0.05$）；颈内动脉给药后对呼吸亦有兴奋作用。士的宁氮氧化合物 0.17ml/kg 颈内动脉给药后，呼吸频率明显增加（$P < 0.01$），幅度亦增加（表4-7）。

（2）马钱子碱及马钱子碱氮氧化合物对呼吸有明显的兴奋，持续5min左右（表4-7）。

（3）马钱子生品总生物碱及砂烫炮制品总生物碱亦能轻度兴奋呼吸，使频率增加（表4-7、表4-8）。

（四）小结

（1）士的宁及其氮氧化合物、马钱子生品总生物碱及其砂烫炮制品总生物碱不论静脉还是颈内动脉给药，对麻醉犬血压、心率、心电图无明显影响。但马钱子碱 0.5ml/kg，i. v.，可使血压下降 53mmHg（$P < 0.05$），心率减慢（$P < 0.05$）。

（2）士的宁及其氮氧化合物、马钱子碱及其氮氧化合物、马钱子生品总生物碱和砂烫炮制品总生物碱亦有轻度呼吸兴奋作用。

（3）士的宁及其氮氧化合物能明显增加肌电活动和肌电积分。马钱子碱亦有类似作用，提示对脊髓有兴奋作用。马钱子生品及砂烫炮制品亦能明显增加肌电活动，尤以生品总生物碱为甚。

二、马钱子碱和马钱子碱氮氧化物抗血小板聚集和抗血栓作用的研究

有关马钱子碱的临床应用和药性研究很少，近期国内学者发现其有显著的镇痛作用。实验中发现马钱子在炮制过程中，马钱子碱能转化成马钱子碱氮氧化物，其毒性仅为马钱子碱的1/15。我们研究中也发现马钱子碱氮氧化物有显著的抗炎镇痛作用，并对马钱子碱和马钱子碱氮氧化物的抗血小板聚集作用和对血栓形成影响进行了实验研究，并对两者作用强度进行了比较。

表 4 - 1　土的宁对麻醉犬血压、心率的影响（$n=5,\bar{x}\pm s$）

给药剂量与途径	观察指标		给药前	给药后					
				1min	3min	5min	10min	15min	20min
0.5ml/kg i. v.	血压(mmHg)	收缩压	132.8±47.8	134.8±53.8	155.6±23.3	155.4±22.6	157.3±27.6	161.4±28.5	158.8±31.0
		舒张压	89.4±33.4	90.0±34.6	92.2±35.4	101.8±26.1	102.6±24.3	100.2±25.8	101.8±25.9
	心率(次/分)		199.4±15.4	197.0±16.7	200.8±15.8	194.6±20.3	198.4±16.1	203.6±17.5	201.4±19.3
0.17ml/kg i. A.	血压(mmHg)	收缩压	158.0±25.1	160.4±27.7	163.0±30.0	159.2±28.9	158.0±29.2	161.6±36.3	156.8±24.9
		舒张压	99.6±23.5	104.2±22.3	99.0±27.0	103.2±23.4	102.0±26.7	105.8±26.5	107.1±199.5
	心率(次/分)		207.4±19.7	202.4±22.8	208.4±22.5	208.4±22.0	210.0±21.9	213.6±23.3	213.3±23.6

表 4 - 2　土的宁氮氧化合物对麻醉犬血压、心率的影响（$n=5,\bar{x}\pm s$）

给药剂量与途径	观察指标		给药前	给药后					
				1min	3min	5min	10min	15min	20min
0.5ml/kg i. v.	血压(mmHg)	收缩压	152.8±41.1	153.2±39.9	153.6±38.1	153.6±35.2	156.6±33.5	155.4±33.6	102.4±30.2
		舒张压	100.8±35.3	100.2±33.0	92.2±31.2	103.0±33.4	101.4±30.8	103.8±30.6	102.4±30.2
	心率(次/分)		197.4±29.1	198.2±29.0	201.0±27.4	201.8±29.0	204.6±30.3	200.8±23.0	
0.17ml/kg i. A.	血压(mmHg)	收缩压	156.2±33.0	153.8±32.5	155.8±30.5	158.8±31.3	159.4±30.6	159.0±28.0	156.4±26.6
		舒张压	99.6±29.5	102.2±30.5	101.2±28.2	103.2±29.8	104.0±27.8	100.8±27.2	99.2±26.4
	心率(次/分)		201.0±26.8	200.8±28.8	201.2±28.4	204.0±29.1	201.2±31.2	204.4±31.5	203.6±33.2

表 4 – 3　马钱子碱对麻醉犬血压、心率的影响（$n=5,\bar{x}\pm s$）

给药剂量与途径	观察指标		给药前	给药后					
				1min	3min	5min	10min	15min	20min
0.5ml/kg i. v.	血压(mmHg)	收缩压	142.0±39.1	89.6±31.0*	107.4±24.7	105.0±25.7	105.6±29.0	110.0±30.2	116.4±34.8
		舒张压	96.8±33.1	43.2±23.9*	67.4±22.5	66.2±2.8	68.2±25.8	90.0±24.9	75.0±24.4
	心率(次/分)		208.8±39.5	154.3±25.4*	149.1±26.7*	175.2±48.3	158.8±20.8*	169.6±24.8	181.0±29.5
0.17ml/kg i. A.	血压(mmHg)	收缩压	118.4±37.3	105.4±39.7	112.4±38.8	121.1±40.7	121.4±41.9	126.2±41.9	
		舒张压	77.0±25.6	65.2±31.2	74.2±30.7	75.2±29.7	79.2±30.0	80.4±29.3	84.6±29.6
	心率(次/分)		186.6±33.99	172.2±35.9	175.2±30.7	179.6±31.5	184.4±31.9	189.4±29.4	195.2±28.5

注：与给药前比，* $P<0.05$。

表 4 – 4　马钱子碱氮氧化合物对麻醉犬血压、心率的影响（$n=5,\bar{x}\pm s$）

给药剂量与途径	观察指标		给药前	给药后					
				1min	3min	5min	10min	15min	20min
0.5ml/kg i. v.	血压(mmHg)	收缩压	141.6±37.2	126.6±41.3	129.0±40.3	128.2±40.2	128.8±39.5	127.6±38.5	128.0±40.9
		舒张压	92.6±20.4	87.4±29.2	88.0±23.5	86.6±27.3	87.2±28.8	85.4±20.6	85.6±23.4
	心率(次/分)		201.0±31.6	200.2±24.2	205.6±23.5	208.0±23.5	205.0±24.5	204.8±23.9	203.6±23.9
0.17ml/kg i. A.	血压(mmHg)	收缩压	127.8±45.0	122.8±40.7	116.0±39.1	118.2±38.6	116.4±38.7	117.6±39.6	116.6±44.9
		舒张压	85.6±30.3	81.8±31.0	74.4±27.1	75.4±27.2	74.0±28.6	75.0±30.0	73.0±32.1
	心率(次/分)		201.0±24.8	199.8±30.3	197.8±32.5	206.0±35.9	168.4±77.4	199.4±30.3	201.2±28.5

表4-5 马钱子生品总生物碱对麻醉犬血压、心率的影响($n=5,\bar{x}\pm s$)

给药剂量与途径	观察指标		给药前	给药后					
				1min	3min	5min	10min	15min	20min
0.5ml/kg i.v.	血压(mmHg)	收缩压	164.8±21.7	167.6±23.5	169.4±22.3	171.2±22.9	168.4±19.8	169.2±22.3	141.6±35.4
		舒张压	107.6±17.6	106.4±18.7	107.6±18.4	109.2±20.5	107.0±19.3	125.0±20.6	104.4±18.5
	心率(次/分)		198.6±37.6	197.0±37.5	198.8±36.4	200.6±37.2	200.8±38.0	204.0±39.7	202.6±32.8
0.17ml/kg i.A.	血压(mmHg)	收缩压	164.4±18.6	162.2±18.9	162.8±27.3	163.1±33.9	165.6±23.7	160.2±19.3	162.8±21.1
		舒张压	104.8±17.4	107.8±18.0	105.8±27.6	108.6±22.3	110.2±20.5	106.6±18.3	108.4±20.2
	心率(次/分)		202.3±31.3	203.4±32.5	199.6±35.6	201.0±32.6	201.6±34.0	203.8±35.1	204.2±36.5

表4-6 马钱子砂烫炮制品总生物碱对麻醉犬血压、心率的影响($n=5,\bar{x}\pm s$)

给药剂量与途径	观察指标		给药前	给药后					
				1min	3min	5min	10min	15min	20min
0.5ml/kg i.v.	血压(mmHg)	收缩压	165.0±24.8	156.8±20.8	160.0±24.7	158.2±24.8	159.2±23.3	158.0±20.4	159.2±22.5
		舒张压	106.8±15.7	104.0±18.7	105.6±14.5	104.2±19.5	107.4±20.1	107.6±12.8	108.8±13.4
	心率(次/分)		201.0±45.6	189.6±40.8	191.0±40.4	191.4±38.5	193.6±40.0	192.4±42.1	193.8±43.9
0.17ml/kg i.A.	血压(mmHg)	收缩压	157.0±20.2	154.6±20.7	155.2±18.5	156.8±22.7	156.8±24.8	156.4±24.6	155.0±23.7
		舒张压	107.4±13.0	100.4±19.5	104.8±16.4	105.4±17.9	105.0±22.0	106.6±17.1	106.4±17.7
	心率(次/分)		198.2±47.2	197.6±49.0	199.6±47.4	200.4±46.9	200.6±46.4	201.0±45.5	201.8±45.4

表4-7 马钱子生物碱及其氮氧化合物对麻醉犬呼吸运动的影响（$n=5,\bar{x}\pm s$）

药物	给药剂量与途径	观察指标	给药前	给药后					
				1min	3min	5min	10min	15min	20min
土的宁	0.5ml/kg i.v.	频率	19.4±7.5	1.2±1.5	4.4±2.7	1.8±2.0	0.6±2.7	1.2±3.8	-0.2±4.7
		幅度	0.56±0.08	-0.002±0.018	0.014±0.009*	0.025±0.023	0.021±0.025	-0.004±0.055	-0.012±0.109
	0.17ml/kg i.A.	频率	17.6±4.5	1.8±1.9	2.6±3.3	0.4±4.8	1.0±6.3	5.2±5.8	3.8±3.7
		幅度	0.57±0.07	0.004±0.025	-0.018±0.049	0.012±0.054	-0.004±0.041	-0.043±0.108	-0.038±0.135
土的宁氮氧化物	0.5ml/kg i.v.	频率	17.2±1.3	0.8±0.8	1.0±3.0	1.8±1.5	1.0±2.1	1.0±1.0	0.5±1.8
		幅度	0.57±0.05	0.012±0.023	0.024±0.033	0.018±0.050	0.018±0.047	0.030±0.028	-0.012±0.045
	0.17ml/kg i.A.	频率	18.0±1.9	2.2±2.3	1.3±0.5	1.2±0.8*	0.4±1.7	0.6±0.9	0.4±3.1
		幅度	0.56±0.07	0.032±0.043	-0.032±0.029	0.054±0.074	-0.023±0.063	-0.040±0.080	0.016±0.113
马钱子碱	0.5ml/kg i.v.	频率	21.2±5.1	9.2±6.7	9.0±10.1	11.2±14.4	10.4±15.5	11.2±8.6*	11.2±9.8
		幅度	0.61±0.07	0.022±0.081	-0.044±0.123	-0.038±0.106	-0.034±0.071	0.024±0.043	0.028±0.078
	0.17ml/kg i.A.	频率	26.8±12.1	4.5±5.4	5.2±5.0	4.4±3.8	0.4±3.8	-2.6±17.1	-2.4±9.4
		幅度	0.62±0.09	-0.006±0.055	-0.008±0.0113	-0.008±0.053	-0.004±0.074	0.012±0.054	-0.002±0.004
马钱子碱氮氧化物	0.5ml/kg i.v.	频率	17.0±8.5	8.2±5.4*	5.0±5.7	7.5±3.5**	6.4±9.2	5.2±7.6	1.8±3.3
		幅度	0.55±0.10	0.040±0.060	-0.006±0.056	-0.014±0.047	0.026±0.078	0.002±0.055	0.012±0.043
	0.17ml/kg i.A.	频率	25.8±13.6	9.4±14.5	0.8±6.8	-1.2±2.9	-0.2±2.6	0.1±1.2	-2.6±3.7
		幅度	0.57±0.10	0.014±0.096	-0.054±0.057	-0.020±0.066	-0.018±0.052	-0.012±0.038	0.064±0.135
马钱子生品总生物碱	0.5ml/kg i.v.	频率	19.8±4.3	1.1±1.0	5.0±7.5	5.4±5.8	4.4±4.8	2.8±2.5	4.2±4.5
		幅度	0.55±0.13	-0.016±0.015	-0.010±0.020	-0.008±0.000	-0.032±0.080	-0.004±0.086	-0.044±0.039
	0.17ml/kg i.A.	频率	22.0±5.7	3.0±1.9*	2.8±2.6	2.8±4.1	-2.6±5.4	0.0±3.9	2.2±3.2
		幅度	0.58±0.13	0.010±0.020	-0.012±0.039	0.020±0.025	-0.048±0.075	0.036±0.050	0.004±0.022

续表

药物	给药剂量与途径	观察指标	给药前	给药后					
				1min	3min	5min	10min	15min	20min
马钱子砂烫炮制品总生物碱	0.5ml/kg i.v.	频率	19.0±7.5	2.6±4.6	2.8±2.4	4.8±7.9	1.8±3.9	1.6±3.6	1.6±2.3
	0.5ml/kg i.v.	幅度	0.60±0.05	0.012±0.091	-0.038±0.123	0.028±0.098	-0.050±0.077	-0.030±0.068	-0.024±0.053
	0.17ml/kg i.A.	频率	13.5±6.7	3.2±6.8	1.4±2.9	1.4±3.4	2.2±3.3	3.5±3.6	3.2±5.0
	0.17ml/kg i.A.	幅度	0.56±0.06	-0.046±0.071	0.022±0.092	-0.012±0.085	0.022±0.0799	0.032±0.029	0.044±0.087

注：与给药前比，* $P<0.05$，** $P<0.01$；频率单位为次/分，幅度单位为伏。

表 4－8　马钱子生物碱及其氮氧化物对麻醉大鼠肌电活动的影响（$n=5$，$\bar{x}\pm s$），肌电积分（次/分）

药物	给药剂量与途径	给药前	给药后					
			1min	3min	5min	10min	15min	20min
土的宁	0.5ml/kg,i.v.	4.20±1.96	0.80±1.51	0.96±0.76*	0.65±1.32	0.58±1.19	0.48±1.19	0.52±1.23
	0.17ml/kg,i.A.	4.54±0.90	0.64±0.93	0.48±0.80	0.26±0.37	0.16±0.23	0.52±0.67	0.53±0.73
土的宁氮氧化物	0.5ml/kg,i.v.	4.74±0.89	1.20±1.65	0.90±1.15	0.38±0.63	0.76±1.04	0.58±0.78	-0.04±0.85
	0.17ml/kg,i.A.	4.14±1.72	0.64±0.75	0.32±0.41	0.14±0.13	0.10±0.12	0.15±0.10*	0.23±0.24
马钱子碱	0.5ml/kg,i.v.	4.72±0.47	5.90±4.60*	0.90±0.58*	1.00±1.26	0.54±0.46	0.46±0.51	0.66±0.62
	0.17ml/kg,i.A.	5.02±0.25	0.30±0.199*	0.70±0.24**	0.28±0.16*	0.28±0.27	0.12±0.24	0.16±0.21
马钱子碱氮氧化物	0.5ml/kg,i.v.	4.94±0.19	0.34±0.34	0.36±0.24*	0.32±0.31	0.32±0.40	0.26±0.36	0.20±0.25
	0.17ml/kg,i.A.	5.00±0.07	0.50±0.52	0.28±0.44	0.22±0.38	0.12±0.22	0.14±0.19	0.18±0.18
马钱子生品总生物碱	0.5ml/kg,i.v.	4.18±1.87	0.88±0.61*	0.70±0.42*	0.90±0.51*	0.54±0.40*	0.82±0.48*	0.28±0.16
	0.17ml/kg,i.A.	4.28±1.67	0.40±0.27*	0.38±0.30*	0.40±0.20*	0.30±0.45	0.54±0.28*	0.36±0.50
马钱子砂烫炮制品总生物碱	0.5ml/kg,i.v.	4.14±1.68	1.16±2.04*	0.14±0.11*	0.14±0.15	0.02±0.19	0.36±1.58	0.80±1.69
	0.17ml/kg,i.A.	4.54±1.35	0.44±0.67	0.48±0.31*	0.70±1.25	0.74±1.13	0.56±1.10	0.62±1.07

注：与给药前比，* $P<0.05$，** $P<0.01$。

（一）试验材料

仪器：KD-200 血小板聚集仪（镇江厂）。

药品：马钱子碱（以下简称 B），日本和光纯药工业株式会社；马钱子碱氮氧化物（以下简称 BNO）由马钱子碱通过半合成而得，并经标准品对照、检测为纯品；阿司匹林（ASP），南京制药厂，批号：930613（均用生理盐水溶解、稀释）；二磷酸腺苷（ADP），上海生物化学研究所，用磷酸缓冲液（pH 7.4）稀释；胶原（Sigma 公司），用生理盐水磨匀稀释。

动物：新西兰大耳白兔（1.5~2.5kg），雌雄不拘；Wistar 大鼠 40 只（350~400g），全部雄性。由南京中医药大学实验动物中心提供。

（二）方法与结果

1. 血小板聚集测定方法

自兔心脏采血，用 3.8% 枸橼酸钠按 1:9 抗凝。抗凝血以 600r/min 离心 10min，吸取上层富血小板血浆（PRP），剩余部分再以 3000r/min 离心 10min，管中上清液即贫血小板血浆（PPP）。取 PRP 加入 0.02ml 的药液，生理盐水作对照，置 37℃ 孵育 5min，用血小板聚集仪，按比浊法测血小板聚集程度。

2. 静脉血栓形成试验

取大鼠分成 4 组：对照组及 B、BNO、ASP 组，每组 10 只，每组动物分别皮下注射药物，每日 1 次，连续 3 天，至第 3 天给药后 1h，用 35% 戊巴比妥钠腹腔注射麻醉动物，切开颈部皮肤，分离一侧颈总动脉和外侧颈外静脉，在动、静脉间插入内充 50U/ml 肝素生理盐水溶液和事先称重的 5cm 长 4# 手术丝线的聚乙烯管，形成 A-V 短路。静脉注射 50U/kg 肝素溶液后立即开放短路，循环 15min 后，中断血流，取出丝线称重，再减去丝线重，即为血栓湿重，由此计算出血栓形成抑制率。

3. 不同剂量的马钱子碱、马钱子碱氮氧化物和阿司匹林分别对 ADP、胶原诱导的血小板聚集的影响

正常兔血，用 ADP 及胶原（终浓度分别为 2μmol/ml 及 10μg/ml）作诱导剂时，阿司匹林、马钱子碱、马钱子碱氮氧化物的终浓度均分别为 1.75、0.875、0.4375、0.21875mmol/ml，观察 1min 聚集率和 5min 最大聚集率。结果 ASP、B、BNO 终浓度为 1.75、0.875、0.4375mmol/ml 时对 ADP、胶原诱导的血小板聚集的抑制与对照组相比都有显著性。

B、BNO 和 ASP 在浓度较高时（1.75、0.875mmol/ml）均有显著抑制。ADP 诱导的血小板聚集作用，以 B 最明显，BNO 和 ASP 则相近。对胶原诱导的血小板聚集抑制作用，在 1min 时，B 和 BNO 各浓度组均显著强于 ASP，但在对最大血小板聚集率的抑制作用上仍以 B 为优。

ID_{50} 值表明在血小板聚集抑制率为 50% 时，用 ADP 诱导 ASP 和 BNO 剂量相近，而 B 为前两者的 60% 左右。而胶原诱导 BNO 和 ASP 的 ID_{50} 亦相近，但 B 仅为前两者的 1/6 左右（表 4-9）。

表4-9　马钱子碱和马钱子碱氮氧化物对血小板聚集的影响（$\bar{x} \pm s$）

组别	样品数	剂量终浓度（mmol/L）	ADP				胶原			
			1min 聚集率（%）	最大抑制率	聚集抑制率	ID₅₀（mmol/L）	1min 聚集率（%）	最大抑制率	聚集抑制率	ID₅₀（mmol/L）
对照组	8	—	40.14±1.98	40.83±1.87	—	—	35.71±8.44	64.42±7.33	—	—
ASP	8	1.75	21.34±4.65**	21.89±4.59**	0.464		24.09±3.43**	38.81±3.23**	0.407	
	8	0.875	26.69±4.56**	27.36±3.26**	0.330		29.48±3.87	46.69±3.68**	0.289	
	8	0.4375	31.53±4.10**	31.95±5.78**	0.217	2.012	36.62±2.56	51.27±4.36**	0.216	4.178
	8	0.21875	38.09±4.06	39.44±3.09	0.034		39.98±6.31	55.94±7.42**	0.145	
B	8	1.75	8.45±3.75**##	9.58±3.51**##	0.765		5.48±2.27**##	14.94±4.80**##	0.772	
	8	0.875	19.58±4.73**##	22.05±3.15**##	0.460		10.79±5.92**##	30.18±7.72**##	0.524	
	8	0.4375	29.92±3.12**	31.78±1.87**	0.222	0.877	29.48±3.47##	43.59±3.74**##	0.334	0.700
	8	0.21875	38.14±2.50	39.02±2.26	0.069		29.48±3.47	47.25±4.13**#	0.278	
BNO	8	1.75	20.04±3.41***++	21.24±3.78***++	0.480		7.05±5.16**$$	39.51±3.85***++	0.396	
	8	0.875	28.84±3.59***++	30.07±4.36***++	0.264	2.319	10.93±8.21***$$	42.47±3.61***++	0.351	3.950
	8	0.4375	31.19±2.41**	31.71±2.45**	0.194		18.75±4.15***$$++	50.74±4.24***++	0.224	
	8	0.2185	37.21±2.13*	38.01±2.25	0.069		28.77±4.72*$$	54.24±5.46*++	0.171	

注：各组与对照组比较，**$P<0.01$，*$P<0.05$；B与ASP比较，##$P<0.01$，#$P<0.05$；BNO与ASP比较，$$ $P<0.01$，$ $P<0.05$；BNO与B比较，++$P<0.01$，+$P<0.05$。

4. 马钱子碱、马钱子碱氮氧合化物和阿司匹林对大鼠静脉血栓形成的影响

ASP、B、BNO 对静脉血栓的形成均有抑制作用。ASP、BNO 的剂量是 B 的两倍时，其血栓抑制率三者相似，但以 BNO 最强（表 4－10）。四组动物除 B 死亡 4 只外，余均未见异常反应。提示 B 在 50mg/kg 剂量时，已出现显著的毒性反应。

表 4－10　马钱子碱和马钱子碱氮氧合化物对大鼠血栓形成的影响（$\bar{x} \pm s$）

组别	动物数	剂量	给药途径	血栓湿重（mg）	血栓抑制率（%）
NS	10	2ml	p. o.	31.8 ± 14.9	—
ASP	10	100	p. o.	18.4 ± 10.6	42.1
B	10	50	p. o.	16.7 ± 11.4	47.5
BNO	10	100	p. o.	15.7 ± 17.1	50.6

（三）讨论

结果表明 B、BNO 有类似 ASP 样作用。体外给药能抑制 ADP、胶原诱导的血小板聚集、体内给药能抗血栓形成，有利于改善微循环，增加血流，既可促进炎症渗出物的吸收，又可改变局部组织营养状况，降低局部致痛化学因子的浓度，使疼痛得以缓解，因此可认为改善微循环是其抗炎、止痛作用的主要机制之一。

实验结果虽然表明，对血小板聚集的抑制作用马钱子碱同等剂量时大于马钱子碱氮氧化物，但其毒性大，在进行静脉血栓形成试验中，三组同为 10 只大鼠，给药途径相同，B 是 BNO、ASP 剂量的 1/2 时就发生毒性反应，造成 4 只大鼠死亡，而抑制率又与 BNO、ASP 相近。因此，在实际应用中 BNO 较 B 有更大的可选择性。现已知道常用的抗炎镇痛药如 ASP，主要是通过抑制 PG 代谢而起作用的，PG 与炎症、血小板聚集均有密切的关系，因此，B 和 BNO 是否也是通过抑制 PG 代谢途径达到抗炎止痛目的的有待于进一步研究证实。

三、异马钱子碱对心肌细胞作用的单钙通道分析及透射电镜分析

实验证明，炮制后产生的衍生物毒性下降而有的生物活性增强。异马钱子碱（IB）就是衍生物中的开环化合物的一种。本实验采用膜片钳技术在单个心肌细胞上观察 m 对 T 型、L 型和 B 型钙通道活动的影响，用电镜的方法，直接观察 IB 对抗 X－XOD 所致的损伤性形态变化（图 4－1）。

（一）材料与方法

1. 异马钱子碱

马钱子在炮制过程中，其主要有效成分之一的马钱子碱经受热反应，可开环形成异型结构的化合物；也可氧化形成氮氧化合物。异马钱子碱是一种开环的新化合物，纯度在 99% 以上。

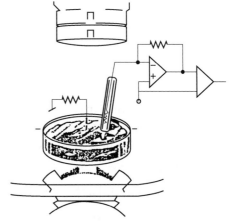

图 4－1　主要成分的膜片钳实验简图

2. 单通道的记录

（1）单个心肌细胞培养　取出生 24～48h 的新生 Wistar 大鼠全心室，整个心室被剪成大约 $1mm^3$ 的小块。用含有 0.1% 胰蛋白及 0.1% 牛白蛋白的无 Ca^{2+}、Mg^{2+} 的 Hanks 消化液进行消化。把获得的细胞置入含有 80% Dulbecoo's modified eagle medium（DMEM）+20% Fetal bovine serum（FBS）的聚乙烯培养瓶内，在温度为 36.5℃、5% CO_2+95% 空气的二氧化碳孵箱内进行培养。2h 后做贴壁分离，于培养后 36～60h 进行实验。

（2）微电极的制备及细胞封接　用微电极拉制器将外径 1.6mm、内径 1.0mm 的微电极毛坯（GC-17 硬质玻璃、中科院上海脑研究所）拉制成尖端 1.5μm 的微电极，电极电阻在 3～10MΩ。用抛光器进行抛光后，充以电极充灌液 $BaCl_2$ 110mmol/L，HEPES 10mmol/L。用油压微操纵器使微电极与心肌细胞接触，微电极与细胞膜之间的封接电阻大于 10GΩ 者用于实验。

（3）单钙通道的活动　由微机发出的触发脉冲，经 A/D 卡控制斑片钳放大器发放阶跃命令。由 -50mV 保持电压阶跃至 +10mV，诱发 L 型钙通道活动。由 -70mV 阶跃到 -10mV，诱发 T 型钙通道活动。在保持电位于 -60mV 下，记录 B 型钙通道的自发活动。记录时微机的采样速度为 500μs/点（每幅 1640 个点）。示波器的垂直增益为 20mV/cm，扫描速度为 20ms/cm，磁带记录仪的走带速度为 19cm/s。采样后，用高斯曲线拟合点电流序列密度直方图的方法统计流过钙通道的 Ba^{2+} 流值。用指数曲线拟合开放或关闭时间分布直方图的方法统计钙通道的平均开放与关闭时间。将通道开放时间除以总采样时间得出开放概率。

3. 电镜观察

心肌细胞培养的方法同前，仅消化液是含有 Ca^{2+}、Mg^{2+} 离子，生长的细胞不是以单个形式存在，而是以群簇的形式。将培养后 4 天的心肌细胞用机械脱壁的方法收集，每个检测样品的心肌细胞量不少于 $3mm^3$。用 4% 戊二醛、1% 锇酸双重固定，再经系列脱水，包埋制成超薄切片，用 JEM-1200EX 电子显微镜放大 15 000 倍进行透射电镜观察。

（二）实验结果

1. 单钙通道分析

取培养 36～60h 的心肌细胞，将培养基换成浸浴液，成分（mmol/L）：天冬氨酸钾 140、EGTA 10、HEPES 10，pH 7.4。在室温下，记录单钙通道活动。L 型钙通道活动的特点是，电流幅值大，开放时间长，在持续 256ms 的阶跃电位的全过程中均有随机发放。T 型钙通道活动的特点为，电流幅值小，开放时间短，仅在阶跃电位的早期有随机发放。而 B 型钙通道在某一个保持电位下，出现自发性活动。在记录过程中，当膜片中同时存在 L 型和 T 型钙通道时，示波器和微机监视器的荧光屏上同时显示出 L 型通道活动和 T 型通道活动，弃去 T 型和 L 型通道同时活动的记录。当 B 型通道活动与 L 型通道或 B 型与 T 型同时存在时，在阶跃电位的范围以外者，被判定为自发的 B 型通道活动。确定 3 种钙通道的某一种钙通道活动后，向浸浴液中加入 IB 250μg/ml 或钙通道激动剂 BayK8644 5μg/ml，记录加药前后的单钙通道活动。记录时均以每秒 0.8 次的频率连续采样 50 幅曲线，50 幅曲线中各随机抽样 5 条，见图 4 – 2。结果表明，IB 能激动 3 种钙通道的活动。其作用与 BayK8644 相似，与维拉帕米相反。

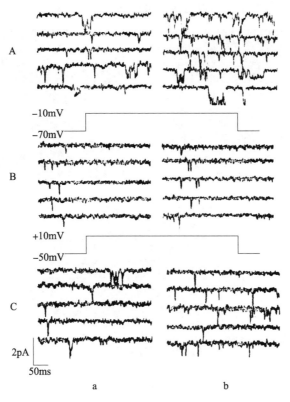

图 4 – 2　IB 对 3 种类型钙通道活动的影响

从左至右：a 栏为给药前的电流图；b 栏为给予 250μm/ml IB 后的电流图

从上至下：A 排为 B 型钙通道，钻孔电位为 – 60mV；B 排为 T 型钙通道，膜电位从 – 70mV 到

– 10mV；C 排为 L 型钙通道，膜电位从 – 50mV 到 + 10mV

统计结果表明，IB 显著激动 3 种类型通道活动，使通道的开放概率增加，开放时间延长，关闭时间缩短，对流过钙通道的 Ba^{2+} 流幅值无明显影响。

2. 心肌细胞电镜观察

心肌细胞培养分三组进行：对照组；常规培养基 + X – XOD 组（X 为黄嘌呤，终浓度为 4.2×10^{-4} mol/L；XOD 为黄嘌呤氧化酶，终浓度为 5.4×10^{-9} mol/L）；X – XOD + IB 组（X – XOD + IB 50μg/ml）。X – XOD 和 IB 于实验前两天加入，IB 事先用微孔滤膜过滤除菌。实验结果显示，对照组：肌丝清楚，肌节明显，线粒体正常；加酶组：肌丝断裂，排列紊乱，难以辨认，肌节消失，线粒体异常并出现空泡化；加酶 IB 组，肌丝仍有紊乱，但可以辨认，肌节模糊，较加酶组明显改善（图 4 – 3）。

（三）讨论

1982 年，Reuter 首先在培养的大鼠乳鼠心肌细胞上记录出开放时间长且通道电导大的 L 型单个钙通道活动。1985 年，Nilius 等在分离的豚鼠心肌细胞上发现了 T 型钙通道。与 L 型钙通道比较，T 型钙通道的开放时间短，激活电压与失活，电压较负，单通道电导小。1988 年 Rosenberg 等在掺入到人工脂质双层的牛心肌细胞膜小泡上发现了自发性发放的 B 型钙通道。本实验在培养的大鼠乳鼠心肌细胞膜上，同时对 3 种钙通道进行记录。记录到的各型单钙通道与文献报道的上述特性相符。

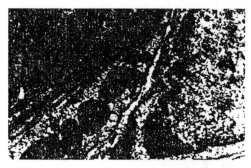 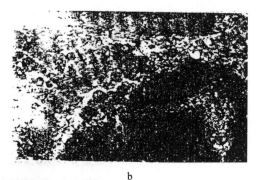

a   b

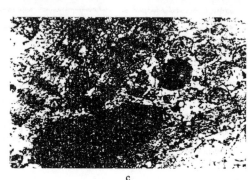

c

图 4 - 3　各组心肌细胞的透射电镜图

a. 对照组；b. X - XOD 组；c. X - XOD + IB 组

微电极内充灌的是 $BaCl_2$，阳离子只有 Ba^{2+} 一种，记录到的通道活动只能是钙通道，并且 Ba^{2+} 的使用可以提高信噪比。3 种钙通道的开放各有其特点。根据以上两条完全可以确信，记录的 3 种通道是 T 型、L 型或是 B 型。任何通道激动剂使离子流增加的根本机制不外 3 种可能：单通道的电导减少，开放时间延长或开放概率增加。在浸浴液中加入 IB 后，钙通道的电流幅度无明显改变，而开放时间延长开放概率增加。揭示 IB 激动钙通道的机制在于使其开放时间延长与开放概率增加，而与电流幅值无关。

公认 L 型钙通道对维拉帕米及双氢吡啶类的钙通道激动剂和阻滞剂敏感，而 T 型钙通道则不敏感。有关 B 型钙通道的实验结果则不够一致。例如：掺入到人工脂质双层中的心肌细胞膜小泡上的 B 型钙通道对 BayK8644 不敏感，而在大鼠心肌细胞上的 B 型钙通道则敏感。本实验的动物是大鼠心肌细胞，因此对 B 型则敏感至于为什么维拉帕米和 BayK8644 在本实验中都影响 T 型钙通道的活动？推测可能有 B 型钙通道的干扰。因为 B 通道在 - 180 ~ 0mV 的范围内都有自发性发放。开放概率、开放时间、电流幅值在此范围内随膜电位的变负而加大，所以在 B、T 型通道同时存在的条件下，当膜电位由 - 70mV 阶跃至 - 10mV 激活 T 型钙通道时，有可能出现与 T 通道电流幅度相似的 B 型通道的自发性发放（表 4 - 11）。

X - XOD 是一种黄嘌呤 - NAD 氧化还原酶，在正常心肌组织中有 D、D/O、O 三种形式存在，只有 8% 的 O 型是产生氧自由基的介体。心肌缺血状态下，D 型转化为 O 型，并且由于心肌能量代谢障碍，ATP 合成受阻，使腺嘌呤浓度增加，继而转化为次黄嘌呤、黄嘌呤，XOD 催化黄嘌呤氧化过程中产生大量超氧阴离子，继而形成羟自由基。羟自由基具有改变 DNA、蛋白质的生物特性，破坏肌原纤维、线粒体膜，细胞膜等作用。本实验直接加 X - XOD 于培养基中制造实验模型，因此导致电镜下直接见到其形态变化。IB 使这些变化明显趋向正常，证明对心肌细胞具有保护作用。

表 4 - 11 IB、维拉帕米及 BayK8644 对 B 型、T 型和 L 型钙通道的影响 ($\bar{x} \pm s$, $n = 8$)

Ca^{2+} 通道	组别	MOT (ms)	MTC (ms)	I_{Ba} (pA)	OP (O^{-1})
B 型	Control	10.5 ± 0.28	11.2.2 ± 17.5	1.35 ± 0.15	0.112 ± 0.022
	IB	18.3 ± 0.50**	58.1 ± 15.2***	1.35 ± 0.22	0.244 ± 0.038**
	维拉帕米	3.3 ± 0.21**	138.4 ± 52.6*	1.34 ± 0.28	0.047 ± 0.023***
	BayK8644	22.7 ± 0.52***	36.3 ± 15.5***	1.35 ± 0.41	0.39 ± 0.045***
T 型	Control	2.33 ± 0.14	103 ± 12.7	0.66 ± 0.07	0.024 ± 0.004
	IB	2.68 ± 0.18**	58.7 ± 9.8***	0.67 ± 0.09	0.035 ± 0.008**
	维拉帕米	1.85 ± 0.25***	195.4 ± 33.2***	0.67 ± 0.08	0.008 ± 0.002***
	BayK8644	2.84 ± 0.34***	40.5 ± 15.7***	0.66 ± 0.11	0.044 ± 0.010***
L 型	Control	3.77 ± 0.25	153.8 ± 11.3	1.55 ± 0.25	0.032 ± 0.004
	IB	4.56 ± 0.37***	102.7 ± 7.8**	1.55 ± 0.21	0.058 ± 0.009***
	维拉帕米	2.26 ± 0.23**	198.1 ± 18.4**	1.54 ± 0.35	0.013 ± 0.004***
	BayK8644	5.37 ± 0.36***	88.4 ± 5.3***	1.56 ± 0.47	0.065 ± 0.007***

注：与对照组比，* $P < 0.05$，** $P < 0.01$，*** $P < 0.001$；IB：250μg/ml，维拉帕米：37.5μg/ml，BayK8644：5μmol/L；MOT：平均开放时间，MTC：平均关闭时间，I_{Ba}：Ba^{2+} 电流幅度，OP：开放概率。

异马钱子碱是由马钱子碱衍变而来，是一个新化合物。本实验证明：异马钱子碱很有可能成为一个心血管活性化合物，并且对心肌细胞具有保护作用，为异马钱子碱走向临床研究提供了一定的理论基础。同时也为进一步研究传统的而有毒性的中药马钱子打下了基础。

第二节 马钱子生物碱抗炎作用的研究

一、马钱子生物碱及其氮氧化物的抗炎作用研究

（一）实验材料

仪器：UV - 300 紫外分光光度计（日本岛津）。

药品：马钱子碱，购自日本和光纯药工业株式会社；马钱子碱氮氧化物，从中药马钱子炮制品中提取、分离，经核磁共振、质谱、红外、紫外等光谱鉴定，并与标准

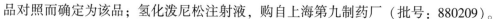

品对照而确定为该品；氢化泼尼松注射液，购自上海第九制药厂（批号：880209）。

试剂：角叉菜胶，沈阳药科大学提供；伊文斯蓝溶液，上海生化试剂商店进口分装；乙酸（36% AR 级），南京化学试剂厂。

动物：ICR 小鼠、C57 小鼠、SD 大鼠均由本院实验动物中心提供。

（二）方法与结果

1. 马钱子碱氮氧化物对巴豆油所致小鼠耳肿胀的影响

C57 小鼠，雄性，体重（21 ±2）g，分为氢化泼尼松组（10 只）、马钱子碱氮氧化合物 100mg/kg 和 200mg/kg 两剂量组（各 10 只）、马钱子碱 25mg/kg 和 50mg/kg 两剂量组（各 10 只）和生理盐水对照组（12 只）。药物分别皮下注射 30min 后用乙醚麻醉，在每鼠左耳滴 0.2% 巴豆油的乙醚乙醇溶液 0.1ml，以右耳作自身对照。致炎 2h 后拉颈处死，沿耳廓基线剪下两耳，以 8mm 直径打孔器分别在同一部位打下左右圆耳片，组织天平上称重。每鼠左、右耳片重量之差即为肿胀度，结果见表 4 – 12。

结果表明，马钱子碱氮氧化物的 200mg/kg 组、马钱子碱 50mg/kg 组以及氢化泼尼松组均能显著抑制巴豆油引起的小鼠耳肿胀，与 NS 组比较，均为 $P < 0.01$。马钱子碱氮氧化物组与氢化泼尼松组比较，组间无统计学差异，与马钱子碱组比较，亦无显著差别。

2. 马钱子碱氮氧化物对乙酸提高小鼠腹腔毛细血管通透性的影响

雄性小鼠，体重（21 ±2）g，分组方法同上。药物分别皮下注射 1h 后尾静脉注射伊文斯蓝溶液 0.1ml/只，并同时腹腔注射 0.6% 乙酸 0.2ml/只。20min 后，拉颈处死小鼠，剪开腹腔，用蒸馏水多次冲洗腹腔至冲洗液无色为止，收集冲洗液并加水至 5.00ml。1000r/min 下离心 5min，取上清液置 UV – 3000 紫外分光光度计于 590nm 处测定吸收度（OD 值）。将测得的吸收度值做统计学处理，结果见表 4 – 12。

表 4 – 12 马钱子碱氮氧化合物对小鼠巴豆油耳肿胀及腹腔毛细血管通透性的抑制作用（$\bar{x} \pm s$）

组别	剂量（mg/kg）	n	OD 值（$\lambda = 590$nm）	耳肿胀度（mg）
NS		12	0.5049 ±0.1402	6.5 ±4.5
B	25	10	0.2959 ±0.1710**	4.5 ±2.0
B	50	10	0.2016 ±0.0995**	3.2 ±1.4**
BNO	100	10	0.2635 ±0.0912**	4.1 ±2.6
BNO	200	10	0.1905 ±0.0860**	2.9 ±1.8**
氢化泼尼松	125	10	0.2031 ±0.0609**	3.3 ±1.8**

注：与 NS 组比较，**$P < 0.01$；本文各表中 B 为马钱子碱，BNO 为马钱子碱氮氧化物。

结果表明，小鼠皮下注射马钱子碱氮氧化物 100mg/kg 与 200mg/kg 组、马钱子碱 25mg/kg 与 50mg/kg 组、氢化泼尼松组均能显著抑制腹腔毛细血管的通透性，与 NS 组差异显著。马钱子碱氮氧化物与氢化泼尼松组及马钱子碱组比较均无显著性差异。

3. 马钱子碱氮氧化物对大鼠角叉菜胶所致关节炎的影响

取 120~150g 健康大鼠，分为 NS 对照组（10 只），马钱子碱氮氧化物 150mg/kg、

75mg/kg 两剂量组（各 10 只），马钱子碱 30mg/kg、15mg/kg 组（各 10 只），给药前用水银容积法测定每鼠右后足跖体积，测毕分别皮下注射给药。30min 后在每鼠右后足跖皮下分别注射 1% 角叉菜胶混悬液 0.1ml/只。每小时测量一次足跖体积变化，连续测量 5 次，以致炎前后关节体积差作为肿胀度，结果见表 4-13。

表 4-13　马钱子碱氮氧化物对大鼠角叉菜胶关节炎的抑制作用（$\bar{x} \pm s$）

组别	剂量（mg/kg）	n	1	2	3	4	5
NS	等体积	10	0.39 ± 0.11	0.51 ± 0.10	0.59 ± 0.14	0.56 ± 0.17	0.41 ± 0.17
B	30	10	0.20 ± 0.09**	0.14 ± 0.13**	0.47 ± 0.15	0.45 ± 0.15	0.43 ± 0.12
B	15	10	0.33 ± 0.08	0.50 ± 0.11	0.57 ± 0.12	0.57 ± 0.12	0.42 ± 0.10
BNO	150	10	0.11 ± 0.09**	0.17 ± 0.13**	0.20 ± 0.10**###	0.18 ± 0.11**###	0.18 ± 0.07**##
BNO	75	10	0.25 ± 0.15	0.37 ± 0.14*▲	0.38 ± 0.20*▲	0.42 ± 0.16	0.38 ± 0.13

注：与 NS 组比较，* $P < 0.05$，** $P < 0.05$；BNO（150mg/kg）与 B（30mg/kg）比较，## $P < 0.01$；BNO（75mg/kg）与 B（15mg/kg）比较，▲ $P < 0.05$。

$$足肿抑制率（\%）= \frac{给药后踝关节体积 - 给药前踝关节体积}{给药前踝关节体积} \times 100$$

结果表明，马钱子碱氮氧化物 150mg/kg 和马钱子碱 30mg/kg 在致炎后 2h 内能显著抑制大鼠角叉菜胶关节炎，与 NS 组差异显著（$P < 0.01$）。在致炎后 3~5h 内马钱子碱氮氧化合物显著优于马钱子碱 30mg/kg（$P < 0.01$）。马钱子碱氮氧化物 75mg/kg 组的抑制足肿作用在致炎后 2~3h 内与 NS 组比较有显著性差异（$P < 0.05$），与马钱子碱 30mg/kg 组比较亦有显著性意义（$P < 0.05$）。

4. 马钱子碱氮氧化物对大鼠角叉菜胶所致胸腔渗出液中 WBC 游走的影响

取健康大鼠，腹腔注射马钱子碱 30mg/kg（6 只），15mg/kg（6 只）；马钱子碱氮氧化物 150mg/kg（6 只）和 75mg/kg（6 只）；以及 NS（6 只）等体积。30min 后各胸腔内分别注入 1% 角叉菜胶 0.1ml，6h 后拉颈处死。剖开胸腔，用吸管吸取胸腔渗出液，按白细胞计数法计数白细胞总数。结果见表 4-14。

表 4-14　马钱子碱氮氧化物对大鼠角叉菜胶所致胸腔渗出液 WBC 游走的抑制作用（$\bar{x} \pm s$）

组别	剂量（mg/kg）	n	WBC 计数（$\times 10^6$ 个/μl）
NS	等体积	6	2.297 ± 0.188
B	30	6	0.254 ± 0.122**
B	15	6	1.396 ± 0.745**
BNO	150	6	0.130 ± 0.118**
BNO	75	6	0.154 ± 0.291**▲▲

注：与 NS 组比较，** $P < 0.01$；与 B（15mg/kg）比较，▲▲ $P < 0.01$。

结果表明，马钱子碱氮氧化物 150mg/kg 组和 75mg/kg 组，以及马钱子碱 30mg/kg 组与 15mg/kg 组均能显著抑制大鼠角叉菜胶性胸膜炎的 WBC 游走，与 NS 组比较，均有显著意义（$P < 0.01$）。马钱子碱氮氧化物 75mg/kg 组与马钱子碱 15mg/kg 组相比，前者作用优于后者（$P < 0.01$），而其 150mg/kg 组与马钱子碱 30mg/kg 组相比则无显著差异。

（三）讨论

（1）本实验结果表明，马钱子碱氮氧化物可明显抑制小鼠巴豆油所致耳肿胀和乙酸所致小鼠腹腔毛细血管的通透性；亦能明显抑制角叉菜胶所致大鼠胸腔渗出液的 WBC 游走，其 150mg/kg 对大鼠角叉菜胶所致关节炎的抑制作用良好，提示其有显著的抗炎作用。与马钱子碱相比，在抑制大鼠角叉菜胶关节炎和角叉菜胶所致胸腔渗出液 WBC 游走方面其作用较强。马钱子碱氮氧化物治疗剂量虽较马钱子碱大（4~5 倍），但毒性较纸，治疗指数较高。本实验中也观察到：当马钱子碱 50mg/kg 皮下注射时，动物已出现明显的毒性反应，而马钱子碱氮氧化物 200mg/kg 皮下注射则无毒性反应出现。

（2）马钱子具有祛风湿、舒筋活络止痛的功效，中医临床上使用马钱子治疗风湿性关节炎、类风湿关节炎、风湿性肌炎和肩关节周围炎以及急慢性中耳炎等方面均有良好的疗效。本实验的结果为解释马钱子的抗炎机制提供了一定的理论根据。

（3）迄今为止，国内外学者对马钱子中的士的宁在兴奋中枢神经系统方面的研究较多，而对除此以外的生物碱的生物活性研究甚少，况且笔者从马钱子中提取、分离、确定了其结构的生物碱就多达 16 种，对其中含量较高的生物碱的生物活性进行系统地研究是很有必要的，这为更深入地研究马钱子的功效及临床治病机制，奠定了理论基础。

二、马钱子碱及其氮氧化物对足跖炎症组织 PGE₂ 含量的影响

前列腺素（Prostaglandins，PG）、白三烯（LTs）、组胺、5-HT 和缓激肽等是存在于生物体内活性物质，如局部组织合成释放极少量就可以产生广泛和强大的生物效应。PG 在心血管系统、生殖系统、神经系统、内分泌系统普遍存在。当组织发生炎症时，释放的 PG 可使痛觉感受器对缓激肽等致痛物质的敏感性提高，对炎症疼痛起到放大作用。同时，PG（E₁、E₂ 及 F₂α）本身也有致痛作用，图 4-4 为前列腺素在体内的过程。

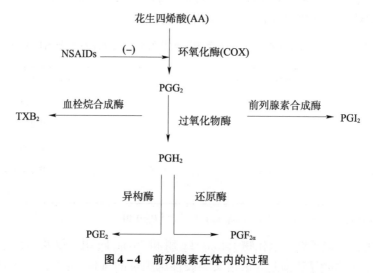

图 4-4　前列腺素在体内的过程

（一）实验材料

B、BNO 同前；角叉菜胶，Sigma Chemical Company；SD 大鼠，南京医科大学实验动物中心提供，苏动质 97001 号；NS，江苏鹏鹞药业有限公司，批号：990728 - 4；KOH，分析纯；BECKMANDU - 600 核酸蛋白分析仪；电子天平（Metter Toledo AE200）。

（二）实验方法

SD 大鼠 80 只，雌雄各半，体重约 200g，随机分为 10 组，每组 8 只，腹腔注射给药（对照组给 NS）后 30min，于大鼠右后肢皮下注射 1% 角叉菜胶 0.1ml/只，造成大鼠足跖角叉菜胶炎症模型，致炎后 3h 将大鼠脱颈处死，将致炎足自足踝关节上长毛与绒毛明显分界处剪下，在电子天平上称重，剪开皮肤后，放入 7ml 生理盐水中浸泡 1h，取出足跖，离心浸泡液。取上清液 0.3ml，加入 0.5mol/L KOH 溶液 2ml，在 50℃水浴锅中异构化 20min，加入甲醇 5ml，用核酸蛋白分析仪扫描吸收光谱，并于最大吸收波长处测定 PGE_2 含量（最后选择波长在 288nm 处）。计算每克炎症组织光吸收度（A/g），结合 t 检验比较各组作用强弱。

（三）实验结果

1. B、BNO 及 ASP 对炎症组织 PGE_2 含量的影响（表 4 - 15）。

表 4 - 15 　B、BNO 及 ASP 对炎症组织 PGE_2 含量的影响（$n = 8$，$\bar{x} \pm s$）

组别	剂量 （mg/kg）	炎症组织 PGE_2 含量 （A/g）	组别	剂量 （mg/kg）	炎症组织 PGE_2 含量 （A/g）
NS		0.380	BNO1	200	0.250***
B1	60	0.200***	BNO2	100	0.200**
B2	30	0.240*	BNO3	50	0.330
B3	15	0.310	BNO4	25	0.340
B4	7.5	0.390	ASP	75	0.140***

注：与 NS 组比较，$^*P < 0.05$，$^{**}P < 0.01$，$^{***}P < 0.001$。

2. B、BNO 及 ASP 对炎症组织 PGE_2 含量抑制率。

由表 4 - 15 及图 4 - 5 可知，B 能明显抑制炎症组织 PGE_2 的含量。B 剂量为 60mg/kg 时，其抑制率最大，为 47%（$P < 0.001$），约为 ASP 最大抑制率的 74%，相当于 BNO 剂量为 100mg/kg 时的抑制率。BNO 高剂量组能明显抑制炎症组织释放 PGE_2，其抑制率达 34%（$P < 0.001$）。B 和 BNO 的抑制作用均弱于 ASP。

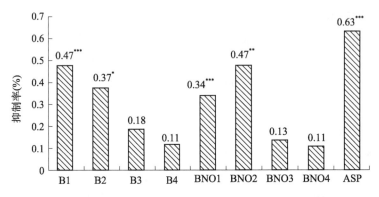

图 4 - 5   B、BNO 及 ASP 对炎症组织 PGE$_2$ 含量的抑制率

（注：与 NS 组比较，$^*P < 0.05$，$^{**}P < 0.01$，$^{***}P < 0.001$）

（四）讨论

由角叉菜胶引起的炎症模型与多种致炎因素有关，其中 PG 释放是一重要因素。PGE$_2$ 可引起炎症反应，并可使痛觉感受器对组胺和缓激肽等致痛物质的敏感性提高。常见的非甾体抗炎药均能有效地抑制 PG 的合成，从而发挥解热镇痛之功效。本实验结果说明 B 与 BNO 均能不同程度的抑制炎性渗出液中 PGE$_2$ 的释放。说明抑制 PG 合成可能是其镇痛机制之一。B 抑制 PG 的合成是作用于花生四烯酸代谢哪一个环节，是否具有与 ASP 同样的作用机制有待进一步的研究。

三、马钱子生物碱对炎症大鼠血浆 6 - keto - PGF$_{2\alpha}$、TXB$_2$ 的作用

（一）实验材料

TXB$_2$ 放免药盒（缓冲液 A、B，抗血清，^{125}I - TXB$_2$，标准品，PR 试剂，消炎痛 - EDTA · Na2 液）、6 - keto - PGF$_{2\alpha}$ 放免药盒（缓冲液 A、B，抗血清，^{125}I - 6 - keto - PGF$_{2\alpha}$，标准品，PR 试剂，消炎痛 - EDTA · Na2 液）以上均由中国北京东亚免疫技术研究所提供（卫药准字 R - 69 号）。

GAMA - 1470 WLzard γ - 计数仪（芬兰）；Multicalc Routine 分析系统（南京市第一人民医院）；SD 雄性大鼠，南京医科大学实验动物中心提供，苏动质 97001 号；卡介苗，卫生部上海生物制品研究所，批号：990621，按文献方法制成弗氏（Freund's）完全佐剂；ASP 片，济南永宁制药股份有限公司，批号：9809261 - 6；B、BNO 同前。

（二）实验方法

选雄性 SD 大鼠 64 只，体重 400g 左右。随机分为 8 组。生理盐水组、ASP 组、3 种剂量 B 组、3 种剂量 BNO 组，腹腔注射给药。剂量见表 4 - 16。连续给药 7 天。于第一天给药后 1h，每鼠右后肢皮下注射弗氏完全佐剂 0.1ml。第 7 天，毛细管眼眶取血 5ml（试管预先加入 EDTA - Na2 约 0.1ml，混匀），于 4℃ 以 3500r/min 离心 15min，分离血浆，于 -20℃ 保存。采取非平衡放免测定法测定血浆中 TXB$_2$ 与 6 - keto - PGF$_{2\alpha}$ 的含量。

（三）实验结果

（1）马钱子生物碱对佐剂性关节炎大鼠血浆 TXB$_2$ 含量的影响（图 4 - 6）。

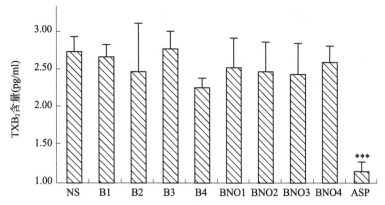

图 4 - 6 B 及 BNO 对佐剂性关节炎大鼠血浆 TXB$_2$含量的影响（$n = 8$，$\bar{x} \pm s$）

B1：60mg/kg，B2：30mg/kg，B3：15mg/kg，B4：7.5mg/kg，BNO1：200mg/kg，

BNO2：100mg/kg，BNO3：50mg/kg，BNO4：25mg/kg，ASP：75mg/kg

（注：与 NS 组比较，***$P < 0.001$）

（2）马钱子生物碱对佐剂性关节炎大鼠血浆 TXB$_2$含量的抑制作用（表 4 - 16）。

表 4 - 16 B 和 BNO 对佐剂性关节炎大鼠血浆 TXB$_2$含量的抑制作用（$n = 8$，$\bar{x} \pm s$）

组别	剂量（mg/kg）	抑制率（%）	组别	剂量（mg/kg）	抑制率（%）
NS			BNO1	200	0.08
B1	60	0.03	BNO2	100	0.10
B2	30	0.11	BNO3	50	0.11
B3	15	-0.01	BNO4	25	0.05
B4	7.5	0.18	ASP	75	0.59 ***

注：与 NS 组比较，***$P < 0.001$。

（3）马钱子生物碱对佐剂性关节炎大鼠血浆 6 - keto - PGF$_{2\alpha}$含量的影响（图 4 - 7）。

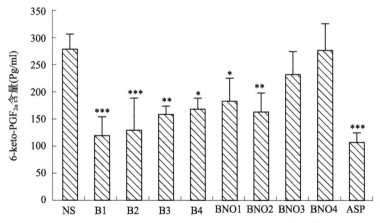

图 4 - 7 B 和 BNO 对佐剂性关节炎大鼠血浆 6 - keto - PGF$_{2\alpha}$含量的影响（$n = 8$，$\bar{x} \pm s$）

B1：60mg/kg，B2：30mg/kg，B3：15mg/kg，B4：7.5mg/kg，BNO1：200mg/kg，

BNO2：100mg/kg，BNO3：50mg/kg，BNO4：25mg/kg，ASP：75mg/kg

（注：与 NS 组比较，*$P < 0.05$，**$P < 0.01$，***$P < 0.001$）

（4）马钱子生物碱对佐剂性关节炎大鼠血浆 6 - keto - $PGF_{2\alpha}$ 含量的抑制作用（表 4 - 17）。

表 4 - 17 B 和 BNO 对佐剂性关节炎大鼠血浆 6 - keto - $PGF_{2\alpha}$ 含量的抑制作用（$n = 8$，$\bar{x} \pm s$）

组别	剂量（mg/kg）	抑制率（%）	组别	剂量（mg/kg）	抑制率（%）
NS			BNO1	200	0.34*
B1	60	0.57***	BNO2	100	0.41**
B2	30	0.54***	BNO3	50	0.16
B3	15	0.43**	BNO4	25	0.01
B4	7.5	0.39*	ASP	75	0.61***

注：与 NS 组比较，$^*P < 0.05$，$^{**}P < 0.01$，$^{***}P < 0.001$。

由表 4 - 16 及图 4 - 6 可知，ASP 能明显抑制佐剂性关节炎大鼠血浆 TXB_2 含量，其抑制达 59%（$P < 0.001$ 与 NS 组相比）。而 B 与 BNO 任一剂量均不能降低其含量。由表 4 - 17 及图 4 - 7 可知，ASP 能显著抑制佐剂性关节炎大鼠血浆内 6 - keto - $PGF_{2\alpha}$ 含量。其抑制率达 61%（$P < 0.001$，与对照组相比）。而 B 也能明显降低 6 - keto - $PGF_{2\alpha}$ 的含量。尤其是 B 高剂量与中高剂量组，其抑制率分别为 57% 与 54%（其 P 均小于 0.001）。中剂量组与低剂量组抑制率也均在 35% 以上。BNO 在 200、100mg/kg 剂量时，其抑制 6 - keto - $PGF_{2\alpha}$ 率分别为 34% 与 41%（$P < 0.05$）。故认为 B 与 BNO 能不同程度、有选择性地抑制花生四烯酸代谢产物。

（四）讨论

（1）花生四烯酸（AA）经环氧合酶（COX）作用，生成不稳定中间体，而后经不同的酶作用生成诸多生理活性物质，如经血栓烷合成酶生成 TXB_2，经过氧化物酶与还原酶生成 6 - keto - $PGF_{2\alpha}$ 等。通常解热镇痛药作用于 COX，如 ASP、吲哚美辛等。为进一步考察马钱子生物碱外周镇痛机制，本研究采用放免法测定了 B 及其氮氧化物对 TXB_2 以及 6 - keto - $PGF_{2\alpha}$ 的作用。

（2）在本研究表明，ASP 确能明显抑制 TXB_2 与 6 - keto - $PGF_{2\alpha}$ 含量。而 B 与 BNO 仅能抑制 6 - keto - $PGF_{2\alpha}$ 的含量。说明其作用方式可能与经典的非甾体抗炎药并不完全相似，作用于何种酶尚待进一步研究。

（3）本研究采用弗氏完全佐剂诱导大鼠多发性关节炎，是一种迟发性超敏反应或自身免疫性疾病。其抗原是已改变的大鼠自身抗原或是结核杆菌与鼠组织的复合物。本模型类似于人的类风湿关节炎，适用于筛选祛风湿药物。马钱子能活血化瘀、祛风通络，通常用于治疗风湿痹痛等症，选用佐剂致关节炎模型研究其镇痛抗炎作用较为理想。

（4）通常弗氏佐剂致关节炎，其病理变化过程可分为 3 个阶段：①注射致炎剂 10 天内逐渐出现早期炎症反应；②第 10 ~ 18 天，由于迟发性过敏反应，使对侧后肢、前肢各关节周围及耳、尾等部位出现红肿、红斑、炎性结节等多发性关节炎特征的全身性症状；③于第 26 天以后上述症状逐渐减轻和消退，但有永久性关节畸变。通常造模需 1 个月时间，考虑到本实验的目的并不在于观察 B 及其氮氧化物对该模型的治疗作用情况，而是考察对该模型大鼠血浆内 TXB_2 以及 $6-keto-PGF_{2\alpha}$ 含量的影响。且 B 毒性较大，如造模全过程服药，可能造成大鼠蓄积性中毒，给实验带来严重干扰，故进入病理变化的第一阶段，即进行研究。

四、马钱子碱及其氮氧化物对炎症大鼠血浆 5-HT、5-HIAA 含量的影响

(一) 实验材料

仪器：IC-10AD 高效液相色谱仪（日本岛津）；SIL-10A 自动进样器（日本岛津）；LC-6A 电化学检测器（日本岛津）；ODS-C$_{18}$ 反相色谱柱（日本岛津）；DY89-1 电动玻璃匀浆机；SZ-93 自动双重纯水蒸馏器（上海亚荣生化仪器厂）；KQ-500B 超声波清洗器（昆山市检测仪器厂）；LGRl6-W 高速冷冻离心机（北京医用离心机厂）；微量吸液枪。

试剂：标准品 5-HT（5-羟色胺）、内标（6-羟多巴胺）、半胱氨酸等均为 Sigma 产品；辛烷基磺酸钠为日本东京药成出品（HPLC 专用）；乙酸钠、柠檬酸、正二丁胺、EDTA 二钠盐、甲醇、高氯酸、枸橼酸钾、磷酸氢二钾均为国产分析纯级，实验用水为双蒸馏水。

动物：SD 雄性大鼠，南京医科大学实验动物中心提供，苏（动）质 97001 号；卡介苗，卫生部上海生物制品研究所，批号：990621，按文献方法制成弗氏（Freund's）完全佐剂；ASP 片，济南永宁制药股份有限公司，批号：9809261-6。

(二) 实验方法

1. 样品制备

选雄性 SD 大鼠 64 只，体重 400g 左右。随机分为 8 组。生理盐水组、ASP 组、B 组（3 种剂量）、BNO 组（3 种剂量），腹腔注射 B、BNO、ASP、生理盐水溶液，剂量见表 4-18。连续给药 7 天。于第一天给药后 1h，每鼠右后肢皮下注射弗氏完全佐剂 0.1ml。第 7 天，毛细管眼眶取血 5ml（肝素为抗凝剂）；离心（3000r/min）20min。取上清液，于 -80℃低温冰箱保存供测定用。测定前，取出样品，解冻，精密吸取 0.8ml 血浆，加入 0.35ml 高氯酸溶液（内含半胱氨酸）与 0.05ml 内标（0.02mg/ml）。混匀，于 20000r/min、-4℃离心 40min。吸取上清液供进样用。HPLC 分析每次进样 20μl。

2. 标准品与内标的配制

用电子天平精确称取 5-HT、6-羟多巴胺（内标）一定重量，分别溶解于 0.05mol/L 的高氯酸（含 0.1% 半胱氨酸）中，使成一定浓度。贮藏于 -30℃的冰箱中备用，临用前用流动相稀释至所需浓度。

3. 色谱条件

流动相：乙酸钠 100mmol/L，柠檬酸 85mmol/L，正二丁胺 0.4mmol/L，辛烷基磺酸钠 1.5mmol/L，EDTA 0.2mmol/L，甲醇 18%（V/V）。调 pH=3.9 抽滤、脱气；流速 0.9ml/min，工作电压 0.76V，柱温箱温度 18℃；色谱柱：ODS-C$_{18}$ 反相柱。

B、BNO 同前。

4. 加样回收率实验

炎症大鼠，毛细管眼眶取血 5ml（肝素为抗凝剂）；离心（3000r/min）20min。取上清液，精密吸取 0.4ml 血浆，加入 212μg/ml 5－HT 标准溶液 0.4ml，混匀。混合液中加入 0.35ml 高氯酸溶液（内含半胱氨酸）与 0.05ml 内标（0.02mg/ml）。混匀，此时，5－HT 标准品浓度为 70.68μg/ml，再以高氯酸倍比稀释至 35.34、17.67、8.84、4.42、2.21μg/ml 5 种不同浓度。分别将 5 种溶液于 20 000r/min 离心机，4℃ 离心 40min。吸取上清液供进样用。分析进样 20μl，计算加样回收率。

5. 精密度实验

连续测定 212μg/ml 5－HT、5－HIAA 标准溶液 5 次，计算 *RSD* 值。

（三）实验结果

（1）B、BNO 和 ASP 对炎症大鼠血浆 5－HT、5－HIAA 含量的影响（图 4－8）。

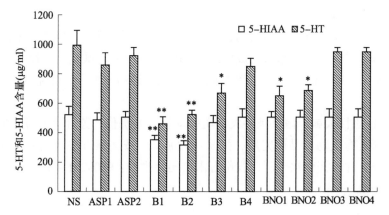

图 4－8　HPLC 法测定 B、BNO 和 ASP 对炎症大鼠血浆 5－HT、5－HIAA 含量影响

ASP1：100mg/kg，ASP2：50mg/kg，B1：60mg/kg，B2：30mg/kg，B3：15mg/kg，B4：7.5mg/kg，

BNO1：200mg/kg，BNO2：100mg/kg，BNO3：50mg/kg，BNO4：25mg/kg

（注：与 NS 组比较，$^*P < 0.05$，$^{**}P < 0.01$）

（2）B、BNO 和 ASP 对炎症大鼠血浆 5－HT、5－HIAA 的抑制作用（表 4－18）。

表 4－18　B、BNO 及 ASP 对炎症大鼠血浆中 5－HT 及 5－HIAA 的抑制作用

组别	剂量（mg/kg）	n	5－HT 抑制率（%）	5－HIAA 抑制率（%）
NS				
ASP1	100	10	14.34	6.45
ASP2	50	10	8.25	4.36
B1	60	10	54.36	33.57
B2	30	10	49.52	40.06
B3	15	10	33.09	10.78
B4	7.5	10	15.26	2.89
BNO1	200	10	34.39	5.22
BNO2	100	10	31.20	6.10
BNO3	50	10	6.26	1.31
BNO4	25	10	4.39	4.18

（3）HPLC 法测定炎症大鼠血浆 5 – HT 的加样回收率（表 4 – 19）。

表 4 – 19　HPLC 法测定炎症大鼠血浆 5 – HT 的回收率

5 – HT 浓度（μg/ml）	70.68	35.34	17.67	8.84	4.42	RSD（%）
回收率	99.8%	102.3%	99.6%	99.7%	103.4%	1.75

（4）HPLC 法测定炎症大鼠血浆 5 – HIAA 的精密度（表 4 – 20）。

表 4 – 20　HPLC 法测定炎症大鼠血浆 5 – HT 的精密度

序号	1	2	3	4	5	RSD（%）
测定结果（μg）	4.17	4.26	4.32	4.26	4.19	1.42

由表 4 – 18 可知，B 能明显抑制血浆中 5 – HT 含量，且呈一定的剂量依赖性。随浓度的降低，其抑制作用逐渐降低。其最大抑制率为 B 浓度 60mg/ml，抑制率为 54%（$P < 0.01$），浓度为 30mg/ml 时，抑制率为 49%（$P < 0.01$）。而中剂量与低剂量组 B 对 5 – HT 的抑制作用与对照组相比差异无显著性意义。BNO 也能较弱地抑制 5 – HT 含量。BNO 浓度为 200mg/ml 时，其最大抑制率为 34%（$P < 0.05$），其次为 100mg/ml，抑制率为 31%（$P < 0.05$）。中剂量组及低剂量组 BNO 抑制作用与对照组相比差异无显著性意义。两种剂量 ASP 并显示出明显的抑制 5 – HT 含量的作用。

由图 4 – 8 可知，高剂量组及中高剂量组 B 能显著降低炎症大鼠血浆中 5 – HIAA 含量，其抑制率分别为 34%（$P < 0.01$）及 40%（$P < 0.01$），中剂量组与低剂量组未显示出明显的抑制作用。实验结果表明，BNO 任一剂量组均不能抑制 5 – HIAA 的含量。

（四）讨论

（1）5 – 羟色胺（5 – hydroxytryptamine，简称 5 – HT），又称血清素（serotonin）。广泛分布于胃肠道、脾脏、血液和神经系统等组织中。通常以游离型与结合型两种形式存在于机体，但仅游离型有生物活性。5 – HT 不能透过血脑屏障，所以中枢与外周5 – HT自成系统独立存在。在外周，5 – HT 主要由胃肠道的 APUD 细胞产生，释放入血液，由血小板摄取并贮存于体内。在一定条件下释放入血液，血液中的游离 5 – HT 有很强的生理活性，是一种有强烈致痛作用的外周致痛介质，通常也作为一种常见的致炎因子与致痛因子。但在正常情况下，由于单胺氧化酶（MAO）的作用，5 – HT 很快被灭活为 5 – HIAA，随尿排出体外。为研究 B 及其氮氧化物对炎症模型大鼠血浆 5 – HT 含量的影响，采用 HPLC – ECD 法检测佐剂性关节炎大鼠给药前后血浆 5 – HT 含量的变化。

（2）5 – HT 属单胺类生理活性物质，用简单的非梯度洗脱系统分离它们的混合物是很困难的。本研究参考 Warnhoff 的方法用双反离子辛烷基硫酸钠和正二丁胺加入乙酸钠 – 柠檬酸缓冲液，并加入适量的甲醇作流动相，可在恒组成流动相洗脱下将它们很好地分离。适当调整反离子与流动相最佳 pH，可以改善分离效果。在 pH 为 3.7 时，酸性代谢物的羟基解离被抑制，在烃基键合固定相上保留够长的时间。而单胺类充分质子化，很少被保留。流动相中加入辛烷基硫酸钠（SOS），与质子化的单胺类形成离子对，使其保留时间延长。

（3）良好的选择性、回收率和精密度是达到准确测定的先决条件，由表 4 – 19、

表 4 – 20 可知，5 – HT 的加样回收率为 99% ~ 104%。其精密度 *RSD* 值为 1.42%。说明该法能较好地测出血浆中 5 – HT 的含量。

（4）中枢与外周 5 – HT 系统中 5 – HT 合成部位虽不同，但都以色氨酸为原料（前体），后者能透过血脑屏障，故对脑内及外周 5 – HT 合成均有调节作用。正常情况下，脑内色氨酸不能使脑内色氨酸羟化酶饱和，故提高脑内色氨酸水平即可增加脑内 5 – HT 合成，从而提高脑内 5 – HT 含量，加强镇痛效应。反之，脑内 5 – HT 含量减弱，使镇痛效应减弱。而脑内色氨酸水平取决于血浆中色氨酸的供应，更确切地说是取决于血中游离色氨酸的水平，故凡能提高色氨酸的含量、提高血中游离色氨酸水平者均能通过上述机制而发挥镇痛作用。本实验结果说明 ASP 作为一种常用的解热镇痛药，能较弱地抑制炎症大鼠血浆 5 – HT 的含量。而 B 能较强地抑制该物质的含量。BNO 的抑制作用较 B 弱。提示马钱子生物碱抗炎镇痛作用与抑制外周 5 – HT 系统有关。但其具体作用于 5 – HT 形成哪一环节，与血浆中色氨酸水平及中枢 5 – HT 合成的关系如何有待于进一步实验阐明。

（5）由 5 – HIAA 含量结果可知，B 能显著性抑制 5 – HIAA 在大鼠血浆中的含量，5 – HIAA 在体内为 5 – HT 经单胺氧化酶（MAO）酶解后的产物。结合 B 对 5 – HIAA 含量的抑制作用，提示 B 可能参与抑制 5 – HT 的合成，其机制有待进一步研究。

第三节 马钱子生物碱镇痛作用的研究

采用热板法、扭体法、电刺激法初步筛选出 4 种马钱子生物碱镇痛作用，比较 4 种生物碱作用强度，选择作用较强生物碱进行镇痛作用的外周和中枢机制研究，实验结果表明马钱子碱及其氮氧化物镇痛作用较强，士的宁及其氮氧化物作用较弱。故选取马钱子碱及其氮氧化物进行外周和中枢镇痛机制的研究。

一、马钱子碱等生物碱镇痛作用的研究

（一）热板法测痛试验

1. 实验材料

士的宁（strychnine，S），Sigma Chemical Company；士的宁氮氧化物（strychnine *N* – oxide，SNO），马钱子碱氮氧化物（brucine *N* – oxide，BNO），Carl Roth GmbH & Co. KG，German；马钱子碱（brucine，B），日本和光纯药工业株式会社；哌替啶（pethidine，Pet），青海制药厂，批号：900480；电热恒温水浴箱，江苏省医疗器械厂。

动物：昆明种、ICR 小鼠，由本校实验动物中心提供，苏动质 98038 号。

2. 实验方法

水浴槽加满水，使水面接触热板，调节恒温装置，水温控制在（55 ± 5）℃，室温（20 ± 1）℃，热板需预热 10min。取 18 ~ 22g 雌性小鼠数只，每次一只放在热板上，小鼠自放在热板上至出现舔后足所需时间（s）作为该鼠的痛阈值。凡舔足时间小于 5s 或大于 30s 或跳跃者弃之不用。将合格的小组随机分为 26 组，每组 10 只。每只小鼠重复测其正常痛阈值，取两次平均值作为该鼠给药前痛阈值。

生理盐水组、Pet 组、B 组、BNO 组、SNO 组、S 组均腹腔给药，给药后 15、30、60、120、240min 分别测定小鼠痛阈值。如 60s 仍无反应，将小鼠取出，以免烫伤，其痛阈值以 60s 计算。按下列公式计算痛阈提高百分率，痛阈提高百分率 = [（用药后平均反应时间 − 用药前平均反应时间）/用药前平均反应时间] ×100。以痛阈提高百分率为纵坐标，给药后不同时间为横坐标作图以示量效、时效关系。简化随机概率法计算有效药物在一定时限内痛阈提高 ED_{50} 及其 95% 可信限度，结合统计检验，比较诸药作用强度。检验方法为 t 检验。

3. 实验结果

（1）Pet 镇痛作用（图 4 −9）。

（2）B 镇痛作用（图 4 −10）。

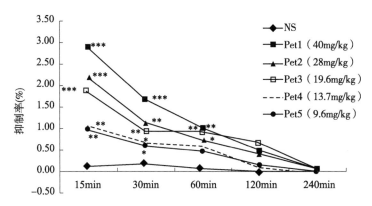

图 4 −9　腹腔注射不同剂量 Pet 后各时间点的镇痛作用

（注：与 NS 组比较，$^*P < 0.05$，$^{**}P < 0.01$，$^{***}P < 0.001$）

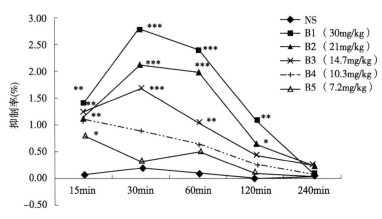

图 4 −10　腹腔注射不同剂量 B 后各时间点的镇痛作用

（注：与 NS 组比较，$^*P < 0.05$，$^{**}P < 0.01$，$^{***}P < 0.001$）

（3）BNO 镇痛作用（表 4 −21）。

（4）S 镇痛作用（图 4 −11）。

（5）SNO 镇痛作用（表 4 −21）。

表 4 - 21　腹腔注射不同剂量 BNO 及 SNO 后各时间点的镇痛作用 ($\bar{x} \pm s$)

组别	剂量（mg/kg）	n	抑制率（%）				
			15min	30min	60min	120min	240min
NS		10	0.09	0.18	0.08	0.00	0.05
BNO1	200	10	1.13**	2.04***	1.29**	0.80*	0.05
BNO2	140	10	1.08**	1.98***	0.84*	0.67*	0.11
BNO3	98	10	1.00**	1.25***	0.77*	0.59*	0.02
BNO4	68	10	0.77*	1.04**	0.43	0.34	0.25
BNO5	48	10	0.52	0.48	0.18	0.18	0.08
SNO1	6	10	0.27	0.15	0.07	0.02	0.13
SNO2	4.2	10	0.26	0.09	0.09	0.03	0.16
SNO3	2.94	10	0.06	0.04	0.20	0.08	0.05
SNO4	2.06	10	0.07	0.01	0.07	0.04	0.06
SNO5	1.44	10	0.06	0.04	0.03	0.03	0.05

注：与 NS 组比较，*$P<0.05$，**$P<0.01$，***$P<0.001$。

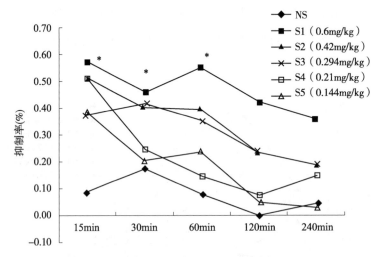

图 4 - 11　腹腔注射不同剂量 S 后各时间点的镇痛作用

（注：与 NS 组比较，*$P<0.05$）

（6）B 与 Pet 镇痛作用比较（图 4 - 12）。

（7）BNO 与 Pet 镇痛作用比较（图 4 - 13）。

（8）S 与 Pet 镇痛作用比较（图 4 - 14）。

（9）SNO 与 Pet 镇痛作用比较（图 4 - 15）。

（10）不同给药组 TI 与 ED_{50} 结果（表 4 - 22）。

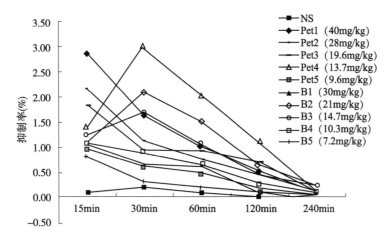

图 4 – 12　腹腔注射不同剂量 B 和 Pet 后各时间点的镇痛作用比较

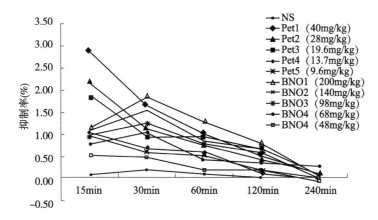

图 4 – 13　腹腔注射不同剂量 BNO 和 Pet 后各时间点的镇痛作用比较

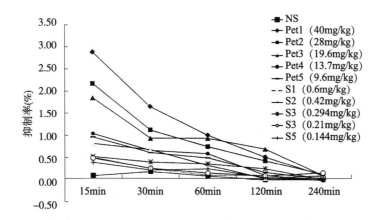

图 4 – 14　腹腔注射不同剂量 S 和 Pet 后各时间点的镇痛作用比较

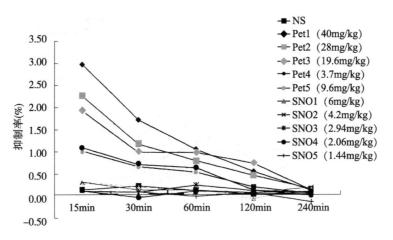

图 4-15　腹腔注射不同剂量 SNO 和 Pet 后各时间点的镇痛作用比较

表 4-22　给药 15、30、60min 后不同给药组治疗指数（TI）和 ED_{50} 值

组别	ED_{50}（95% 置信区间）、TI		
	15min	30min	60min
Pet	23.36	57.55	
	16.22~33.59	15.59~208.43	
B		28.32	33.05
		13.76~24.40	14.82~35.48
		2.67	2.29
BNO		159.59	250.65
		92.3~275.92	103.34~817.44
		4.80	3.06

注：表格中上面的数据代表 ED_{50} 及其置信区间，下面的数据代表治疗指数。

由图 4-9 可知，Pet 镇痛效应随剂量的降低和时间延长逐渐减弱。给药后 15min 镇痛效应最强，但持续时间较短；给药 60min 以后，镇痛作用大大降低。Pet 剂量为 19.6~40mg/kg，给药后 15min，镇痛效应均在 185% 以上（$P < 0.001$）；剂量为 9.6~13.7mg/kg，给药后 15min，其镇痛效应仍可达 95% 以上（$P < 0.01$）。

由图 4-10 及图 4-12 可知，B 具有明显的镇痛作用，其镇痛效应随剂量的降低而逐渐降低，并呈良好的量效关系（$r = 0.8542$），于 30mg/kg 时其镇痛效应达最大，给药后 120min，其镇痛效应仍可达 109%（$P < 0.05$）。剂量为 7.2mg/kg 时，镇痛效应较弱，仅于给药后 15min 达到 80% 的镇痛率（$P < 0.05$），超过该时间镇痛作用减弱，与对照组相比差异无显著性意义。B 最大镇痛效应可达 279%（$P < 0.001$，B 剂量为 30mg/kg），接近于 Pet 最大镇痛效应 288%（$P < 0.001$，Pet 剂量为 40mg/kg）。B 的镇痛作用与 Pet 差异在于其最佳镇痛时间为给药后 30min，Pet 为给药后 15min；其次在于其镇痛作用于 10.3~30mg/kg 剂量范围内可维持至给药后 120min，Pet 仅为 60min，所

以镇痛时间较长。

由表 4－21 及图 4－13 可知，BNO 的镇痛作用与 B 相似，但镇痛效应较 Pet 与 B 弱。BNO 于给药后 30min 镇痛效应达最大，除低剂量组以外，其余各剂量组（68～200mg/kg）的镇痛率均为 100% 以上（$P < 0.001 \sim P < 0.01$），最大镇痛效应可达 204%，约为 B 最大镇痛效应的 73.1%。给药后 240min 各剂量组均无明显镇痛作用。剂量于 98～200mg/kg 范围内有较好的量效关系（$r = 0.7589$）。故可认为 BNO 为一中等镇痛作用的镇痛剂。

由图 4－11 及图 4－14 可知，S 无论是从剂量上，还是在作用时间上，均显示出较弱的镇痛作用，镇痛作用无明显的量效关系（$r = 0.4354$），仅于高剂量组 0.6mg/kg，给药后 2h 之内始终保持 40%～60% 的镇痛效应。S 毒性较大，实验结果表明，S 剂量大于 0.6mg/kg，有 20% 小鼠出现惊厥反应。故可认为 S 在有效量范围内为一弱效的镇痛剂。

由表 4－21 及图 4－15 可知，SNO 的镇痛作用无一定的规律性，且镇痛效应较低，几乎无镇痛作用（与对照组相比差异无显著性意义，无明显量效关系 $r = 0.1423$）。可认为 SNO 在本实验中没有镇痛作用。

由表 4－22 可知，B 给药后 30min 的发挥镇痛作用 ED_{50} 与 Pet 给药后 15min 的 ED_{50} 相近。给药后 60min，Pet 已无明显的镇痛作用，而马钱子碱仍能维持一定的镇痛作用。BNO 用量较大，给药后 30min 及 60min，其 ED_{50} 分别为 B 的 5.6～7.6 倍，表明 B 的镇痛强度较 BNO 大。BNO 发挥镇痛作用特点与 B 相似。由 TI 结果可知，给药后 30min 与 60min，BNO 的 TI 均较 B 大，说明 BNO 虽然用量较大，镇痛强度不及 B，但使用较 B 安全。

（二）扭体法测痛试验

1. 实验材料

S，Sigma Chemical Company；SNO、BNO，Carl Roth GmbH & Co. KG，German；B，日本和光纯药工业株式会社；Pet，青海制药厂，批号：900480；动物，同热板法。

2. 实验方法

（1）扭体法量效关系　选用 18～22g ICR 小鼠，雌雄兼用，随机分为 21 组，每组 10 只，分别腹腔注射受试药物。阳性对照药选用 Pet（4 个剂量组）、空白对照为 NS，各组剂量详见表 4－23（均为 4 个剂量）。给药后 20min，各小鼠腹腔注射 0.6% 乙酸水溶液 0.2ml/10g）。记录注射后 25min 内扭体次数。简化概率法计算不同给药组镇痛作用半数有效量（ED_{50}）及其 95% 可信区间，并比较诸药镇痛强度。

（2）扭体法时效关系　选用 18～22g 小鼠，雌雄兼用，随机分为 16 组，每组 10 只，分别腹腔注射受试药物，阳性对照药物选用 Pet（3 个剂量组）、空白对照为 NS。受试药物剂量详见表 4－26（均为 3 个剂量）。分别于给药后 20min、1h、2h、4h、8h，各小鼠腹腔注射 0.6% 乙酸水溶液 0.2ml/10g。记录注射后 25min 内小鼠扭体次数。以给药后的时间为横轴、扭体次数抑制百分率为纵轴，作扭体法镇痛时效关系曲线。

扭体次数抑制百分率（%）＝［（对照组平均扭体次数－给药组平均扭体次数）／
对照组平均扭体次数］×100

实验数据统计采用 t 检验。

3. 实验结果

（1）扭体法量效关系（表4-23）。

（2）扭体抑制率与药物剂量相关性（表4-24）。

（3）不同给药组抑制扭体反应 ED_{50}、95%可信限及治疗指数（表4-25）。

（4）给药后不同时间不同药物抑制乙酸所致小鼠扭体结果（表4-26）。

（5）给药后不同时间不同药物对 Hac 所致小鼠扭体反应抑制率（表4-27）。

表4-23　腹腔注射受试药物后乙酸所致小鼠25min内的平均扭体次数及扭体抑制率（$\bar{x} \pm s$）

组别	剂量（mg/kg）	n	平均扭体次数（次）	抑制率（%）
NS		10	42.57 ± 7.23	
Pet1	40	10	6.57 ± 2.59 ***	0.85
Pet2	20	10	15.24 ± 4.49 ***	0.64
Pet3	10	10	23.68 ± 7.14 ***	0.44
Pet4	5	10	36.68 ± 6.37	0.14
B1	30	10	8.72 ± 3.21 ***	0.80
B2	15	10	23.64 ± 6.58 ***	0.44
B3	7.5	10	32.15 ± 5.75 **	0.24
B4	3.75	10	37.16 ± 6.16	0.13
BNO1	200	10	16.34 ± 4.58 ***	0.62
BNO2	100	10	24.18 ± 5.98 ***	0.43
BNO3	50	10	38.12 ± 6.99	0.10
BNO4	25	10	40.16 ± 8.05	0.06
S1	0.6	10	37.54 ± 4.69	0.12
S2	0.3	10	36.61 ± 7.59	0.16
S3	0.15	10	41.23 ± 9.18	0.03
S4	0.075	10	39.68 ± 7.54	0.07
SNO1	6	10	37.69 ± 6.58	0.11

续表

组别	剂量 （mg/kg）	n	平均扭体次数 （次）	抑制率（%）
SNO2	3	10	40. 15 ± 9. 58	0. 06
SNO3	1. 5	10	42. 31 ± 8. 97	0. 01
SNO4	0. 75	10	40. 56 ± 9. 25	0. 05

注：与 NS 组比较，** $P < 0.01$，*** $P < 0.001$。

表 4 - 24　扭体抑制率与药物剂量相关性

组别	Pet	B	BNO	S	SNO
相关系数	0. 9082	0. 8463	0. 5897	0. 3521	0. 2315

表 4 - 25　不同给药组抑制扭体反应 ED_{50}、95% 置信区间及治疗指数（TI）

组别	Pet	B	BNO
ED_{50}	13. 25	14. 72	139. 07
95% 置信区间		8. 33 ~ 21. 08	79. 02 ~ 294. 03
TI		5. 14	5. 51

表 4 - 26　给药后不同时间不同药物抑制乙酸所致小鼠扭体结果（$\bar{x} \pm s$）

组别	剂量 （mg/kg）	给药后不同时间扭体次数（次）				
		20min	1h	2h	4h	8h
NS		47. 55 ± 8. 87	45. 58 ± 8. 87	48. 72 ± 9. 78	50. 23 ± 10. 25	48. 87 ± 9. 67
Pet1	40	6. 25 ± 2. 15***	20. 46 ± 4. 28***	45. 36 ± 6. 59	48. 57 ± 9. 74	46. 52 ± 9. 87
Pet2	20	8. 76 ± 3. 14***	22. 13 ± 3. 59***	42. 69 ± 9. 86	46. 35 ± 8. 59	47. 58 ± 9. 47
Pet3	10	7. 54 ± 3. 28***	24. 15 ± 6. 57***	44. 21 ± 8. 75	46. 59 ± 9. 69	47. 29 ± 10. 23
B1	30	7. 99 ± 2. 68***	23. 58 ± 5. 68***	34. 29 ± 6. 48**	39. 65 ± 8. 45	41. 25 ± 9. 38
B2	15	9. 02 ± 3. 58***	25. 56 ± 6. 57***	34. 59 ± 6. 74**	38. 24 ± 6. 47*	42. 15 ± 9. 57
B3	7. 5	11. 25 ± 4. 15***	29. 68 ± 5. 24***	35. 25 ± 6. 57**	39. 28 ± 8. 47*	41. 09 ± 7. 48
BNO1	200	19. 51 ± 6. 14***	27. 59 ± 7. 41***	39. 25 ± 4. 59*	42. 28 ± 6. 58*	45. 53 ± 10. 24
BNO2	100	21. 35 ± 5. 87***	33. 68 ± 7. 15**	39. 69 ± 6. 57*	43. 87 ± 8. 15	44. 28 ± 9. 27
BNO3	50	25. 98 ± 4. 59***	40. 58 ± 7. 87	43. 94 ± 6. 67	42. 15 ± 10. 36	46. 59 ± 11. 25
S1	0. 6	42. 15 ± 10. 25	44. 59 ± 11. 87	48. 57 ± 12. 37	46. 44 ± 11. 05	45. 58 ± 12. 08
S2	0. 3	44. 38 ± 8. 67	46. 25 ± 8. 47	46. 25 ± 9. 68	49. 58 ± 11. 28	42. 59 ± 10. 35
S3	0. 1	46. 52 ± 9. 57	47. 16 ± 9. 67	43. 29 ± 9. 99	48. 61 ± 8. 97	48. 26 ± 7. 93

组别	剂量 (mg/kg)	给药后不同时间扭体次数（次）				
		20min	1h	2h	4h	8h
SNO1	6	48.61 ± 9.65	45.63 ± 11.58	47.13 ± 9.47	44.26 ± 10.23	47.69 ± 8.96
SNO2	3	46.35 ± 7.75	44.16 ± 9.67	45.89 ± 8.84	42.59 ± 6.87	46.59 ± 7.86
SNO3	1	43.58 ± 6.59	46.59 ± 7.78	47.19 ± 7.76	44.39 ± 8.82	45.29 ± 9.54

注：与 NS 组比较，$^*P < 0.05$，$^{**}P < 0.01$，$^{***}P < 0.001$。

表 4 - 27　给药后不同时间不同药物对乙酸所致小鼠扭体反应抑制率（$n = 10$，$\bar{x} \pm s$）

组别	剂量 (mg/kg)	抑制率（%）				
		20min	1h	2h	4h	8h
Pet1	40	86.86	55.11	6.90	3.30	4.81
Pet2	20	81.58	51.45	12.38	7.72	2.64
Pet3	10	84.14	47.02	9.26	7.25	3.23
B1	30	83.20	48.27	29.62	21.06	15.59
B2	15	81.03	43.92	29.00	23.87	13.75
B3	7.5	76.34	34.88	27.65	21.80	15.92
BNO1	200	58.97	39.47	19.44	15.83	6.83
BNO2	100	55.10	26.11	18.53	12.66	9.39
BNO3	50	45.36	10.97	9.81	16.09	4.67
S1	0.6	11.36	2.17	0.31	7.55	6.73
S2	0.3	6.67	-1.47	5.07	1.29	12.85
S3	0.1	2.17	-3.47	11.15	3.23	1.25
SNO1	6	-2.23	-0.11	3.26	11.89	2.41
SNO2	3	2.52	3.12	5.81	15.21	4.67
SNO3	1	8.35	-2.22	3.14	11.63	7.33

由表 4 - 23、表 4 - 24 可知，B 抑制小鼠扭体反应作用呈明显的量效关系。其镇痛作用随剂量减少而降低，剂量与镇痛作用相关系数为 0.8463，Pet 为 0.9082，说明二药均有明显的镇痛作用，且镇痛量效关系显著。Pet 剂量为 40mg/kg，其抑制率为 85%（$P < 0.001$），与 B 剂量为 30mg/kg，抑制率为 80%（$P < 0.001$）相近；而 Pet 10mg/kg 时的镇痛作用（44%，$P < 0.01$）与 B 剂量为 15mg/kg 镇痛效应相同，提示 B 镇痛作用较强。

BNO 抑制小鼠扭体反应作用与 B 相似，但其剂量与扭体抑制率之间的相关系数为 0.5897。给药 BNO 200、100mg/kg，其抑制率为 62%、43%（$P < 0.001$），表明 BNO 有一定的镇痛作用。而剂量为 50、25mg/kg 时，其抑制率只有 10%、6%（与对照组相比差异无显著性意义）。故可认为 BNO 在 100 ~ 200mg/kg 剂量范围内有明显的镇痛作用。从 BNO 的镇痛效应上可知，其作用低于 Pet 与 B。

S 无明显的镇痛作用，其剂量与效应相关系数为 0.3521，各剂量组抑制率均在 20% 以下，与对照组相比差异无显著性意义，故扭体法测痛实验显示 S 无镇痛作用。SNO 镇痛情况与 S 相似，其镇痛作用与对照组相比差异无显著性意义。故扭体法测痛实验也显示 SNO 无镇痛作用。

由表 4-25 可知，B 与 BNO 抑制扭体反应 ED_{50} 均大于 Pet，B 较近于 Pet（B 为 14.72mg/kg，Pet 为 13.25mg/kg），约为 BNO 的 1/9.45，说明 B 与 BNO 镇痛强度均弱于 Pet，但 B 的镇痛作用相对强于 BNO。从治疗指数上看，BNO 约为 B 的 1.07 倍，说明前者较后者使用更安全。

由表 4-26 及表 4-27 可知，Pet 与 B 均能显著抑制小鼠扭体反应，其抑制作用随时间的延长而逐渐降低。给药后 20min，两者各剂量组的镇痛作用均达到最大，抑制作用均在 75% 以上（$P < 0.001$）。给药后 1h，二者镇痛作用有所下降，但各剂量组 Pet 抑制作用仍分别大于相应 B 的抑制作用（$P < 0.001$）。给药后 2h，一直到 4h，Pet 抑制作用明显下降，与对照组相比差异无显著性意义。而给药后 2~4h，B 仍然维持一定的镇痛作用（$P < 0.01 ~ P < 0.05$）。给药后 8h，二者镇痛作用均降为 20% 以下，与对照组相比差异无显著性意义。说明 B 为一作用时间较长镇痛药（镇痛时间可维持 4h）。

BNO 抑制小鼠扭体反应作用与 B 相似，但作用效应较 Pet 以及 B 弱。给药后 20min，其抑制率达到最大，给药后 1h，有一定的镇痛作用，但效应均弱于 Pet 与 B（$P < 0.001$）。给药 2~4h，能维持 40% ~ 20% 抑制率（$P < 0.05$），作用明显强于 Pet 组，给药后 8h，作用消失。说明 BNO 为一弱效、作用时间相对较长的镇痛药（镇痛作用可维持 4h）。S 与 SNO 几乎无镇痛作用，其剂量与镇痛相关系数也充分地说明了这一点。

（三）电刺激测痛试验

1. 实验材料

B、BNO、S 与 SNO 来源同前，YSD-4 生理实验多用仪（蚌埠无线电二厂，批号：840081238）。

2. 实验方法

选用 18~22g ICR 小鼠，雌雄兼用，随机分为 21 组，每组 10 只，分别腹腔注射受试药物。阳性对照药选用 Pet（4 个剂量组）、空白对照为 NS，各组剂量详见表 4-28（均为 4 个剂量）。简化概率法计算不同给药组镇痛作用半数有效量（ED_{50}）及其 95% 可信区间，并比较诸药镇痛强度。

实验用生理实验多用仪进行，将小鼠放在导电铜丝板上，通电后，调节电压输出钮，使电压由低到高，以秒表记录时间，当小鼠出现第一声尖叫时立即断电，此段时间为小鼠用药前的痛阈值，固定此电压值不变，给药后不同时间以同等电压强度进行自身对照，刺激时间 1s，频率为 8Hz，电压保持不变。用药前痛阈值低于 15sec 者剔除不用，用药后痛阈值超过 45sec 即可切断刺激，痛阈以 45sec 计。

3. 实验结果

（1）受试药物对电刺激小鼠足跖致痛痛阈影响（表 4-28）。

（2）受试药物抑制电刺激致痛 ED_{50}、95% 可信区间及治疗指数（表 4 – 29）。

（3）不同剂量 Pet 与 B 对电刺激致痛抑制率比较（图 4 – 16）。

（4）不同剂量 Pet 与 BNO 对电刺激致痛抑制率比较（图 4 – 17）。

（5）不同剂量 Pet 与 S 对电刺激致痛抑制率比较（图 4 – 18）。

（6）不同剂量 Pet 与 SNO 对电刺激致痛抑制率比较（图 4 – 19）。

表 4 – 28 B 和 BNO 对电刺激小鼠足跖致痛痛阈影响（$n = 10$，$\bar{x} \pm s$）

组别	剂量（mg/kg）	给药前痛阈	给药后痛阈			
			15min	30min	1h	2h
NS		10.38 ± 3.54	10.38 ± 4.36	11.52 ± 4.48	10.88 ± 4.59	9.91 ± 4.05
Pet1	40	9.63 ± 4.15	42.13 ± 8.84 ***	35.88 ± 9.54 ***	17.00 ± 5.09 **	10.52 ± 4.56
Pet2	28	11.13 ± 5.14	39.52 ± 7.15 ***	32.38 ± 7.15 **	13.58 ± 4.15	10.98 ± 4.68
Pet3	19.6	10.88 ± 5.01	37.13 ± 4.26 ***	28.69 ± 6.25 *	12.38 ± 3.99	10.26 ± 5.06
Pet4	13.7	11.25 ± 4.68	30.38 ± 4.13 **	25.68 ± 5.58 *	13.09 ± 4.29	11.38 ± 4.15
B1	30	10.51 ± 4.16	41.51 ± 4.06 ***	35.25 ± 6.59 ***	24.54 ± 8.09 **	20.54 ± 4.01 *
B2	21	11.63 ± 5.21	37.13 ± 3.98 ***	31.52 ± 5.06 ***	22.63 ± 7.14 **	18.96 ± 3.99
B3	14.7	10.25 ± 4.78	30.63 ± 3.58 ***	25.64 ± 5.16 **	17.68 ± 5.16	14.57 ± 4.25
B4	10.3	11.38 ± 4.62	21.38 ± 4.57 **	17.88 ± 4.12	14.58 ± 3.58	13.25 ± 3.89
BNO1	200	10.26 ± 4.08	26.05 ± 5.06 ***	21.25 ± 3.59 **	17.14 ± 5.24	16.35 ± 8.15
BNO2	140	10.38 ± 3.97	23.13 ± 4.19 ***	21.39 ± 4.03 **	14.16 ± 4.15	14.52 ± 5.45
BNO3	98	10.13 ± 3.78	20.75 ± 4.44 **	18.89 ± 3.96	13.28 ± 4.65	13.89 ± 4.25
BNO4	68	9.89 ± 5.48	19.63 ± 3.89	17.63 ± 3.25	12.06 ± 3.681	11.96 ± 3.25
S1	0.6	10.51 ± 3.58	19.88 ± 4.09 **	25.38 ± 3.58 ***	13.64 ± 4.16	12.26 ± 4.09
S2	0.42	10.65 ± 4.16	16.58 ± 3.28 *	18.54 ± 3.09	16.97 ± 4.69	12.89 ± 4.25
S3	0.29	11.51 ± 4.24	13.65 ± 4.57	12.05 ± 4.09	13.45 ± 4.75	11.78 ± 5.16
S4	0.21	11.13 ± 4.38	12.39 ± 5.06	14.09 ± 4.56	12.39 ± 5.02	13.08 ± 4.16
SNO1	6	11.15 ± 3.59	13.58 ± 4.19	14.52 ± 5.06	12.63 ± 3.39	12.25 ± 4.68
SNO2	4.2	10.63 ± 6.51	12.95 ± 3.29	13.59 ± 4.11	13.09 ± 4.09	11.34 ± 5.24
SNO3	2.94	11.15 ± 6.58	14.58 ± 3.11	14.85 ± 3.58	11.54 ± 4.19	11.88 ± 4.15
SNO4	2.06	11.25 ± 5.14	13.97 ± 4.69	12.86 ± 4.08	11.26 ± 4.67	12.45 ± 4.21

注：与 NS 组比较，$* P < 0.05$，$** P < 0.01$，$*** P < 0.001$。

表 4 – 29 给药 15、30min 后受试药物抑制电刺激致痛的 ED_{50}、95% 置信区间及治疗指数（TI）

组别	指标	ED_{50}、TI	
		15min	30min
Pet	ED_{50}	23.26	57.55
	95% 置信区间	16.11 ~ 33.59	15.59 ~ 208.43

续表

组别	指标	ED$_{50}$、TI	
		15min	30min
B	ED$_{50}$	18.05	24.12
	95%置信区间	13.49~24.17	17.69~32.92
	TI	4.19	3.13
BNO	ED$_{50}$	167.62	
	95%置信区间	95.62~283.24	
	TI	4.57	

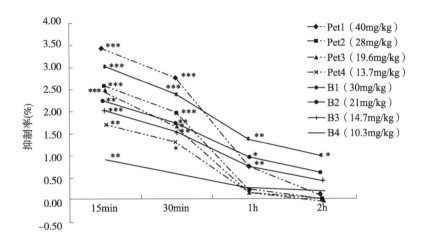

图 4-16 不同剂量 Pet 和 B 的镇痛作用比较

(注：与 NS 组比较，$^{*}P<0.05$，$^{**}P<0.01$，$^{***}P<0.001$)

由表 4-28 及图 4-16 可知，Pet 与 B 给药后 15min，均能达到最大镇痛效应，且随着剂量的降低和时间的延长，镇痛作用逐渐降低。Pet 剂量为 40mg/kg 时，其最大抑制率达 337% ($P<0.001$)，明显高于 B 组抑制率 (最大剂量为 30mg/kg，疼痛抑制率 295%，$P<0.001$)。随着时间延长，其抑制率逐渐降低。给药后 30min，B 中高剂量组、中剂量组与 Pet 中高剂量组、中剂量组均能维持较高的疼痛抑制率 (抑制率均大于 100%，$P<0.01$)。B 低剂量组镇痛作用较弱，而 Pet 低剂量组于给药后 15~30min 仍显示较强的镇痛作用 ($P<0.01$~$P<0.05$)。B 的镇痛效应小于 Pet。给药后 1h，Pet 的镇痛作用急剧下降，除高剂量组尚能维持 77% 的抑制率以外 ($P<0.05$)，其余剂量组均未显示出明显的镇痛作用。B 的镇痛作用下降得较缓慢，除低剂量组外，其余剂量组均能维持其镇痛作用在 70% 以上 ($P<0.05$)。给药后 2h，Pet 组抑制率降为 10% 以下，而 B 高剂量组仍能维持 120% 的抑制率，说明在此剂量下，若延长考察时间，仍有可能具有一定的镇痛率。而其中高、中、低剂量组镇痛作用均降为 100% 以下，与对照组相比差异无显著性意义。

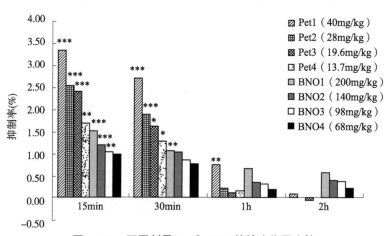

图 4 - 17　不同剂量 Pet 和 BNO 的镇痛作用比较

（注：与 NS 组比较，$^*P < 0.05$，$^{**}P < 0.01$，$^{***}P < 0.001$）

由表 4 - 28 及图 4 - 17 可知，BNO 的镇痛作用随时间的延长与剂量的减少而逐渐降低。其最大起效时间为给药后 15min，最高剂量的最大抑制率为 154%（$P < 0.001$），约为 Pet 最大抑制率的 40%、B 最大抑制率的 50%，给药后 30min，其中高剂量组与高剂量组镇痛作用略有下降，但均在 100% 以上（106%、107%，$P < 0.001 \sim P < 0.01$）。给药后 1～2h，BNO 中高、中、低剂量组已无明显的镇痛作用，仅高剂量组仍维持一定的镇痛抑制率（59%～67%）。

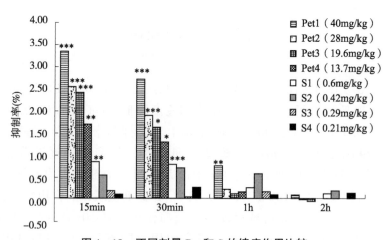

图 4 - 18　不同剂量 Pet 和 S 的镇痛作用比较

（注：与 NS 组比较，$^*P < 0.05$，$^{**}P < 0.01$，$^{***}P < 0.001$）

由表 4 - 28 及图 4 - 18 可知，S 高剂量组有较弱的镇痛作用，且其镇痛作用维持到给药后 30min（其抑制率为 79%～84%，$P < 0.05$），随着剂量的降低，其中、低剂量组无明显的镇痛作用，与对照组相比差异无显著性意义。

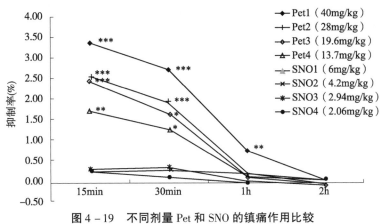

图4－19 不同剂量 Pet 和 SNO 的镇痛作用比较

（注：与 NS 组比较，$^*P < 0.05$，$^{**}P < 0.01$，$^{***}P < 0.001$）

由表4－28及图4－19可知，SNO 无明显的镇痛作用，其各组疼痛抑制率均在30%以下，与对照组相比差异无显著性意义。

由表4－29可知，B 给药后15min 与30min 的 ED_{50} 均较 Pet 相应时间小。表明在电刺激法实验中，B 镇痛效应不及 Pet，但镇痛强度大于 Pet。BNO 的 ED_{50} 较 B 与 Pet 大。BNO 的治疗指数较 B 大，说明 BNO 镇痛作用较 B 与 Pet 弱，但 BNO 较 B 安全。

4. 结论与讨论

（1）马钱子药理作用广泛，据报道可用于诸如风湿痹痛、骨折疼痛、坐骨神经痛，镇痛效果较好，对脉管炎痛、三叉神经痛、牙痛等均有一定的疗效。本实验采用经典痛觉模型初步研究了马钱子4种生物碱的镇痛作用，并比较了它们的镇痛活性。对阐明马钱子临床上产生镇痛作用的物质基础有一定的指导意义。

（2）马钱子的活性成分主要为生物碱，如 B 及 BNO 能明显抑制小鼠引咳潜伏期而具有镇痛作用。体外给药能与阿司匹林相类似地抑制由二磷酸腺苷（ADP）的胶原诱导的血小板聚集，体内给药能抗血栓的形成，并有利于改善微循环、增加血流量、促进炎症渗出物的吸收，改变局部组织营养状况，缓解疼痛症状。

（3）本实验通过对马钱子中含量占总生物碱82%的主要生物碱 B、BNO、S、SNO 镇痛作用的研究发现，B 与 BNO 具有明显的镇痛作用，且有一定的剂量依赖关系。

热板法实验表明，10.3～30mg/kg 是 B 发挥最佳镇痛作用剂量范围。其镇痛作用与 Pet 不同之处在于 B 给药后30min 达其镇痛效应峰值，其镇痛作用的 ED_{50}（23.26mg/kg）与 Pet 给药后15min（28.32mg/kg）接近，具有镇痛强度较大、持续时间较长（B 为2h，Pet 为1h）的特点。B 对热刺激疼痛抑制率最大可达279%（$P < 0.001$，B 剂量为30mg/kg），较接近于 Pet 最大镇痛强度（Pet 剂量为40mg/kg，镇痛强度为289%，$P < 0.001$）。可认为 B 为一镇痛作用较强的生物碱。BNO 的镇痛作用大致类似于 B，于给药后30min 时达到镇痛作用峰值，随后镇痛作用逐渐降低，但镇痛强度较 B 弱。乙酸扭体法实验中，B 抑制小鼠扭体反应作用也呈明显的剂量依赖性，Pet 剂量为40mg/kg，其对乙酸所致小鼠扭体反应抑制率为85%（$P < 0.001$），与 B 剂量为30mg/kg，抑制率为80%（$P < 0.001$）较为相近，而 Pet

10mg/kg 时的镇痛作用（$P < 0.01$）与 B 剂量为 15mg/kg 时（$P < 0.05$）时抑制率相近，提示 B 镇痛作用较强。BNO 抑制小鼠扭体反应作用与 B 相似，给药 BNO 剂量为 40、20mg/kg，其镇痛作用较强，分别为 62%、43%（$P < 0.01 \sim P < 0.05$）。而 10、5mg/kg 时，其抑制率只有 10%、6%（差异无显著性意义），故 BNO 的镇痛作用低于 Pet 与 B。电刺激法实验中，Pet 与 B 给药后 30min，均能达到抑制作用的峰值，且随着剂量的减小，其镇痛作用逐渐降低。给药后 2h，Pet 组抑制率降为 10% 以下，而 B 高剂量组仍能维持 120% 的抑制率。BNO 的镇痛作用随时间的延长与剂量的减少而逐渐降低。最高剂量的最大抑制率为 154%（$P < 0.05$），约为 Pet 最大抑制率的 40%，B 最大抑制率的 50%。

B 与 BNO 结构母核相同，BNO 可由 B 经一定的条件转化而得，化学结构上仅于 19 位N 上多一个 N→O 配位键。通过本药理实验也表明，两者镇痛作用相似，但 BNO 镇痛作用较 B 稍弱，可能与其结构上的类同和差异有关。

（4）马钱子中含有 1% ~5.3% 的生物碱，而 S 占总生物碱的 50% 以上。文献曾报道，S 剂量为 0.3 ~0.5mg/kg 时，无镇痛作用。本研究证实了这一点。热刺激与电刺激致痛实验中，S 高剂量组有较弱的镇痛作用，如热板法实验表明 S 高剂量组于给药后 2h 之内始终保持 40% ~60% 的镇痛作用（$P < 0.05$）；电刺激实验结果表明 S 高剂量组镇痛作用一直维持到给药后 30min（其抑制率为 79% ~84%，$P < 0.05$），随着剂量的降低，其低剂量组已无明显的镇痛作用，仅有中剂量组维持 50% 左右的镇痛率，但与对照组相比，差异无显著性意义。加大 S 的剂量可能会提高小鼠的痛阈，但由于小鼠灌胃 S 的急性 LD_{50} 为 3.27mg/kg，中毒剂量与有效剂量颇为接近，预试验结果表明，当腹腔注射 S 大于 0.6mg/kg 时，其给药组出现 20% 惊厥反应，故认为 S 有效剂量范围内，几乎无明显的镇痛作用，S 为一弱效镇痛剂。热板法、扭体法、电刺激致痛实验均表明 SNO 无明显的镇痛作用，其疼痛抑制率均在 30% 以下，与对照组相差异无显著性意义。

（5）本实验证明 B 镇痛持续时间较 Pet 长，其体内半衰期亦比较长，且到目前为止，马钱子应用历史悠久未见有关成瘾性及耐受性方面的报道。目前用于晚期肿瘤及由其他疾病引起顽痛的药物如 Pet、吗啡等均属麻醉药品，有较大的副作用与成瘾性，易造成药品管理混乱。此类药除成瘾性与耐受性外，尚有镇痛作用不持久等缺点。故认为 B 用于诸如此类顽痛与持续时间较长的疼痛可能具有一定的作用前景。

（6）通常的疼痛模型分为热刺激致疼痛、电刺激致疼痛、机械刺激法致疼痛、化学刺激法致疼痛等。其中热板法对非甾体药不太敏感；扭体法是筛选非甾体抗炎药镇痛作用的一种敏感而简便的方法，但缺乏特异性；而电刺激法的优点在于无论强效或弱效药物的镇痛效应都能测出来。缺点是机体组织的阻抗易变而不易控制，且干扰因素较多，故本研究采用于 3 种不同的实验研究方法，来综合评判马钱子生物碱的镇痛作用。

（7）本研究 3 个实验所得镇痛作用 ED_{50} 均表明，B 镇痛作用较 BNO 强，但后者使用更安全。

二、马钱子碱、马钱子碱氮氧化物镇痛作用外周机制研究

以经典的解热镇痛药阿司匹林为阳性对照物，考察马钱子碱及其氮氧化物抗炎与镇痛相关性，对体内致痛介质的释放情况，如 TXB_2，6 – keto – $PGF_{2\alpha}$ 及 5 – HT、5 – HIAA 等，研究其外周镇痛作用机制。

当机体受到某种伤害性刺激的时候，组织细胞会破裂并释放出胞内的化学物质。这些化学物质将激活伤害感受器，由感受器转化为神经冲动并迅速将冲动进入意识领域中产生反应即为痛觉。痛觉是一种复杂的感觉，常伴有不愉快的情绪活动和防御反应，且易受心理和其他因素的影响。痛觉感受器几乎不产生适应。疼痛可引起一系列的防御反应，对于保护机体的正常生命活动具有重要意义。

一般认为痛觉的感受器是游离神经末梢，称痛觉感受器，是一种化学感受器，如在动物及人体所暴露的神经末梢上，涂布 K^+、H^+、组胺、5 – HT、缓激肽、PGs 可引起疼痛，这些物质称致痛介质。当机体受到各种伤害性刺激时，首先导致组织内释放某些致痛物质，如 5 – HT、缓激肽等，然后作用于游离神经末梢产生痛觉传入冲动，进入中枢引起痛觉。炎症反应是一种涉及白细胞游走，局部组织损伤的复杂反应过程。介导炎症的细胞通常有四大类：中性粒细胞、淋巴细胞、巨噬细胞和肥大细胞。某些因子刺激炎症细胞并使之活化，释放炎症介质，从而改变内皮细胞与白细胞的功能，以致产生炎症综合反应。如红肿热痛和功能丧失，所以炎症过程最终是化学介质和细胞相互作用的过程。炎症反应的痛觉就是由上述炎症介质（也是致痛介质）产生的。

由上一章研究结果可知，B 及 BNO 镇痛作用较强，二者结构相似，镇痛作用相似。S 有较弱的镇痛作用，而 SNO 无镇痛作用，为突出重点，深入研究马钱子生物碱镇痛作用机制，本研究考察马钱子碱及其氮氧化物对大鼠炎症组织炎症介质的释放情况以及其抗炎与镇痛相关性，以探讨马钱子生物碱镇痛的外周作用机制。

（一）马钱子碱及其氮氧化物对 5 – HT 致炎症模型镇痛作用

1. 实验材料

B、BNO，Carl Roth GmbH & Co. KG，German；5 – HT，Sigma Chemical Company；SD 大鼠，南京医科大学实验动物中心提供，苏动质 97001 号；阿司匹林片（Aspirin，以下简称 ASP），济南永宁制药股份有限公司，批号：9809261 – 6；NS，江苏鹏鹞药业有限公司，批号：990728 – 4；压痛仪（UGO BASILE TYPE 37215，Italy）；数显卡尺（DIGI – MET，American）。

2. 实验方法

SD 大鼠 130 只，体重 200g 左右，随机分为 13 组，每组 10 只，雌雄各半。各组腹腔注射给药（空白对照组给 NS）前用压法测定大鼠右后足基础痛阈值（取 3 次平均值，法码值小于 50g 或大于 750g 弃之不用），用数显游标卡尺量取给药前大鼠右后足跖厚度。给药 30min，每只大鼠右后肢足跖皮下注射 1%~2% 5 – HT 0.1ml 致炎。造成大鼠足跖炎症模型。测量大鼠给药后 1、2、3、4h 足跖厚度及致炎足的痛阈。大鼠足肿胀度 = 给药后足跖厚度 – 给药前足跖厚度，肿胀率 = 肿胀度/给药前足跖厚度，肿胀抑制率 = ［（对照组肿胀度 – 给药组肿胀度）/对照组肿胀度］×100，镇痛率 = ［（给药

后痛阈值 – 给药前痛阈值）/给药前痛阈值］×100。

以给药后不同时间足跖肿胀抑制率为横坐标，给药后不同时间给药率为纵坐标，作散点图，得相关系数，以反映马钱子生物碱镇痛与抗炎规律性。简化随机概率法计算有效药物在一定时限内抗炎作用和痛阈提高程度及其95%可信限度，结合统计检验，比较诸药作用强度。数据统计采用 t 检验。

3. 实验结果

（1）ASP、B、BNO 对大鼠足跖肿胀度的影响（表4–30）。

（2）ASP、B、BNO 对大鼠足跖肿胀的抑制率（表4–31）。

（3）受试药物组痛阈提高百分率（表4–32）。

（4）以 B1 为例，给药后不同时间其痛阈提高百分率与足肿胀抑制率相关性（图4–20）。

（5）不同给药剂量 ASP 镇痛作用与抗炎作用相关性（表4–33）。

（6）不同给药剂量 B 镇痛作用与抗炎作用相关性（表4–34）。

（7）不同给药剂量 BNO 镇痛作用与抗炎作用相关性（表4–35）。

（8）ASP、B、BNO 给药后不同时间的抗炎作用 ED_{50} 及95%置信区间（表4–36）。

（9）ASP、B、BNO 给药后不同时间的镇痛作用 ED_{50} 及95%置信区间（表4–37）。

表4–30　ASP、B、BNO 对大鼠足跖肿胀度的影响（$\bar{x} \pm s$）

组别	剂量（mg/kg）	n	大鼠足跖肿胀度（mm）			
			1h	2h	3h	4h
NS			1.47 ± 1.13	3.00 ± 1.03	3.02 ± 0.78	2.49 ± 0.81
ASP1	100	10	0.05 ± 0.03	0.45 ± 0.36	2.09 ± 0.68	2.25 ± 0.46
ASP2	50	10	0.19 ± 0.07	0.54 ± 0.14	2.47 ± 0.28	2.27 ± 0.36
ASP3	25	10	0.56 ± 0.19	2.00 ± 0.62	2.54 ± 0.56	2.04 ± 0.31
ASP4	12.5	10	0.34 ± 0.09	2.47 ± 0.44	3.19 ± 0.37	2.48 ± 0.54
B1	60	10	1.38 ± 0.74	0.62 ± 0.46	0.87 ± 0.61	0.91 ± 0.56
B2	30	10	1.42 ± 0.55	1.38 ± 0.35	1.42 ± 0.44	1.04 ± 0.44
B3	15	10	1.38 ± 0.46	1.79 ± 0.45	1.49 ± 0.39	2.44 ± 0.28
B4	7.5	10	1.36 ± 0.46	1.73 ± 0.36	2.75 ± 0.45	2.45 ± 0.43
BNO1	200	10	0.87 ± 0.54	1.67 ± 0.33	2.22 ± 0.67	2.46 ± 0.58
BNO2	100	10	0.35 ± 0.19	2.05 ± 0.58	2.77 ± 0.52	2.42 ± 0.61
BNO3	50	10	0.59 ± 0.35	2.42 ± 0.64	2.88 ± 0.49	2.44 ± 0.58
BNO4	25	10	1.44 ± 0.77	2.79 ± 0.46	2.95 ± 0.47	2.44 ± 0.57

表4–31　ASP、B、BNO 对大鼠足跖肿胀的抑制率（$\bar{x} \pm s$）

组别	剂量（mg/kg）	n	大鼠足跖肿胀抑制率（%）			
			1h	2h	3h	4h
ASP1	100	10	0.96 ***	0.85 ***	0.31 *	0.1
ASP2	50	10	0.87 ***	0.82 ***	0.18	0.12

续表

组别	剂量 (mg/kg)	n	大鼠足跖肿胀抑制率（%）			
			1h	2h	3h	4h
ASP3	25	10	0.62**	0.34*	0.15	0.1
ASP4	12.5	10	0.47**	0.18	0.02	0.05
B1	60	10	0.06	0.80***	0.71***	0.64***
B2	30	10	0.03	0.54***	0.53***	0.59***
B3	15	10	0.06	0.40***	0.51***	0.02
B4	7.5	10	0.08	0.42***	0.09	0.02
BNO1	200	10	0.41	0.46***	0.26*	0.01
BNO2	100	10	0.69***	0.32*	0.08	0.03
BNO3	50	10	0.60*	0.19	0.04	0.02
BNO4	25	10	0.03	0.07	0.02	0.02

注：与 NS 组比较，$*P < 0.05$，$**P < 0.01$，$***P < 0.001$。

表 4 – 32 受试药物组痛阈提高百分率

组别	剂量 (mg/kg)	n	镇痛率（%）			
			1h	2h	3h	4h
ASP1	100	10	180.5***	141.7***	48.5	54.7
ASP2	50	10	151.7**	93.8**	40.9	13.4
ASP3	25	10	176.3***	144.8***	97.1**	17.6
ASP4	12.5	10	72.3*	22.3	6.5	5.6
B1	60	10	-2.9	168.6***	140.5***	109.6**
B2	30	10	-1.07	122.2**	94.3*	103.3**
B3	15	10	7.4	109.1**	102.5**	18.1
B4	7.5	10	3.77	101**	16.2	5.6
BNO1	200	10	124.3***	91.4*	27.2	11.4
BNO2	100	10	115.4**	87.6*	22.5	14.7
BNO3	50	10	48.4	55.7	22	4.58
BNO4	25	10	16.8	35.9	21.2	16.6

注：与 NS 组比较，$*P < 0.05$，$**P < 0.01$，$***P < 0.001$。

表 4 – 33 不同给药剂量 ASP 镇痛作用与抗炎作用相关性

组别	ASP1	ASP2	ASP3	ASP4
相关系数	0.9857	0.9768	0.9689	0.9857

表 4 – 34　不同给药剂量 B 镇痛作用与抗炎作用相关性

组别	B1	B2	B3	B4
相关系数	0.9181	0.9366	0.9279	0.9347

表 4 – 35　不同给药剂量 BNO 镇痛作用与抗炎作用相关性

组别	BNO1	BNO2	BNO3	BNO4
相关系数	0.9768	0.9548	0.7458	0.6358

表 4 – 36　ASP、B、BNO 给药后不同时间的抗炎作用的 ED_{50} 及 95% 置信区间

组别	指标	1h	2h	3h
ASP	ED_{50}	18.45	39.32	82.89
	95% 置信区间	9.44 ~ 36.07	23.24 ~ 66.51	31.39 ~ 218.91
B	ED_{50}		16.87	24.48
	95% 置信区间		7.11 ~ 39.98	Y13.63 ~ 43.96
BNO	ED_{50}	96.37	234.78	
	95% 置信区间	25.19 ~ 368.62	63.50 ~ 868.04	

表 4 – 37　ASP、B、BNO 给药后不同时间的镇痛作用 ED_{50} 及 95% 置信区间

组别	指标	1h	2h	3h
ASP	ED_{50}	14.01	28.33	
	95% 置信区间	7.71 ~ 25.48	13.91 ~ 57.72	
B	ED_{50}		16.52	22.10
	95% 置信区间		6.73 ~ 40.53	12.32 ~ 39.61
BNO	ED_{50}	92.82	150.52	
	95% 置信区间	56.96 ~ 151.26	43.55 ~ 520.31	

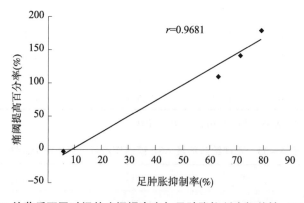

图 4 – 20　B1 给药后不同时间其痛阈提高率与足肿胀抑制率相关性（B1，60mg/kg）

由表 4 - 31 可知，ASP 能抑制大鼠足跖肿胀，且随着剂量的减少，其抑制作用逐渐降低。给药后 1h，ASP 的抑制作用达到最大，各剂量组的抑制率分别为 96.7%、87.2%、61.7%、46.8%（$P < 0.001 \sim P < 0.01$）。给药 2h 后，其抑制作用有所下降，但 ASP 高剂量组与中高剂量组抑制作用仍维持在 80% 以上（$P < 0.001$），而此时低剂量组的抑制作用与对照组相比差异无显著性意义。给药 3h 以后，只有 ASP 高剂量组仍维持 31% 的抑制率（$P < 0.05$），其他剂量组均无明显的抑制作用。故可认为 ASP 作为一种常用的且历史悠久的解热镇痛药，在该实验中，其抗炎时间能维持 3h，抗炎峰值时间约为给药后 1h，其抗炎作用较强。

由表 4 - 30、表 4 - 31 可知，B 具有较强的抑制大鼠足跖肿胀作用，其作用强度呈一定的剂量依赖性，剂量越大，作用越强。给药后 2h，其抗炎作用达到最大，达到 79.5%（高剂量组，$P < 0.001$）。中高剂量组、中剂量组和低剂量组抑制率均在 40% 以上（$P < 0.001$）。B 抗炎作用能维持较长一段时间，如高剂量组给药后 3h 与 4h，其抑制率分别为 71.2%、63.4%（$P < 0.01$），而中高剂量组给药后 3h 与 4h，其抑制率也均在 50% 以上（$P < 0.001$）。中剂量组 B 给药后 3h，抑制作用为 50.7%（$P < 0.001$），而低剂量组只在给药后 2h 达到最大值（42.4%，$P < 0.001$），3h 或 4h 后，抗炎作用消失。BNO 的抗炎作用与 B 并不十分类似，其出现峰值时间与 ASP 相似，给药后 1h，其高剂量组、中高剂量组、中剂量组的抑制作用达到最大，分别为 40.9%、69.1%、60%（$P < 0.001 \sim P < 0.05$）。随着时间的延长，其抑制作用逐渐降低，BNO 高剂量组给药后 2h，抑制率为 46.4%（$P < 0.001$）。BNO 中高剂量组与中剂量组的最大抑制作用反比高剂量组强。低剂量组 BNO 无抗炎作用。给药后 1h，ASP 与 B 抑制效应较强，BNO 的作用较 ASP 与 B 弱。

由表 4 - 32 可知，ASP 能明显提高大鼠炎症部位痛阈，于给药 1h 后，达到镇痛作用最大值，各组痛阈提高百分率分别为 180.5%、151.7%、176.3%、72.3%（$P < 0.001 \sim P < 0.05$），但无一定的剂量依赖性，ASP 剂量为 25mg/kg 时的镇痛作用反比 50mg/kg 时强。给药后 2h，高剂量组、中高剂量组、中剂量组的镇痛率仍达到 90% 以上（$P < 0.001 \sim P < 0.01$）。ASP 剂量为 25mg/kg 时，给药 3h 后，镇痛作用仍为 97.1%（$P < 0.01$）。B 镇痛作用于给药后 2h 达到峰值，其最大剂量的最大镇痛率为 168.6%，且给药后 3~4h，高剂量组镇痛作用仍能维持在 100% 以上（140.5%，109.6%，$P < 0.001 \sim P < 0.01$）。随着剂量的减小，其镇痛作用逐渐降低，基本呈剂量依赖性。中剂量 B 的镇痛作用持续于给药后 3h（$P < 0.01$），而低剂量只在给药后 2h 发挥最大作用（101%，$P < 0.01$），随着时间的延长，其镇痛作用消失。BNO 镇痛起效于给药后 1h，其 200mg/kg 与 100mg/kg 剂量组的最大镇痛作用分别为 124.3%、115.4%（$P < 0.001 \sim P < 0.01$），给药后 2h，其镇痛作用有所降低，高剂量组 BNO 镇痛率为 91.4%，中高剂量镇痛率为 87.6%（$P < 0.01$），其余剂量均未显示镇痛作用。

图 4 – 20 为示例图。通过对每一剂量给药组给药后不同时间痛阈抑制率与足肿胀抑制率作相关性分析，可得出它们之间的相关系数，从而分析 B 及 BNO 外周性抗炎与镇痛作用之间相互关系，为阐明其镇痛机制提供依据。

由表 4 –33、表 4 –34、表 4 –35 可知，ASP 组抗炎与镇痛作用呈很好的相关性，各剂量组相关系数值均在 0.96 以上；B 的相关系数均在 0.9 以上；有较好的相关性，但相关系数均小于 ASP；BNO 只有高剂量组与中高剂量组呈一定的相关性，其他组的相关系数均较小。

由表 4 –36、表 4 –37 可知，BNO 用量较大，抗炎作用不及 ASP 和 B。同时，由三药镇痛 ED_{50} 可知，其镇痛作用与抗炎作用强度是基本一致的。给药后 2h，B 产生抗炎与镇痛作用 ED_{50} 均较 ASP 小。给药后 3h，ASP 抗炎与镇痛作用较弱，而 B 作用相对较强。BNO 的镇痛与抗炎作用相对较弱。

（二）小结与讨论

（1）ASP 又称乙酰水杨酸，有较强的解热镇痛作用。常与解热镇痛药配成复方，用于牙痛、头痛、肌肉痛、神经痛及感冒发热等，对风湿性关节炎可迅速镇痛，消退关节炎症，减轻关节损伤，为目前治疗该疾病的首选药。其抗炎与镇痛作用主发部位在外周，组织损伤时，局部产生某些致痛化学介质（同时也称致炎介质），同时产生与释放 PG 与缓激肽。缓激肽作用于痛觉感受器产生痛觉。PG 则使痛觉感受器对致痛介质的敏感性提高，因此在炎症过程中，PG 的释放对炎症疼痛起到了放大作用，而 PG（E_1、E_2 及 $F_{2\alpha}$）本身也有致痛作用，ASP 可抑制炎症时 PG 的合成，其机制目前已有充分研究，认为其抑制了由花生四烯酸转化为环内过氧化物的环氧合酶 COX，因而具有抗炎与镇痛作用。水杨酸被吸收后，迅速经肝药酶代谢，故其血浆浓度较低，在血浆中半衰期较短。本实验以 ASP 为阳性对照药物，以观察马钱子生物碱的作用是否与 ASP 作用机制相似。由以上结果可知，ASP 对炎症大鼠的炎性足肿胀具有明显的抑制作用，且其镇痛作用与抗炎作用呈较好的相关性。但其镇痛与抗炎作用持续的时间较短，可能是由于体内半衰期较短以及其镇痛抗炎作用主要与抑制 PG 的合成等外周因素有关。

（2）经实验证明 B 有较强的镇痛与抗炎作用。且其镇痛与抗炎有一定的相关性，提示其镇痛作用与抗炎有很大的关系。同时，其相关系数较 ASP 要小，说明其镇痛作用与 ASP 存在相似之处，但同时也存在差异。B 的镇痛强度较 ASP 弱，但镇痛时间却大大延长，且产生镇痛作用所需剂量较 ASP 小。由上述实验结果可知，其高剂量组的镇痛作用通常能维持 4h，甚至有超过 4h 的趋势。故认为马钱子作为一个具有祛风湿作用的中药，其治疗类风湿关节炎及风湿性关节炎有一定的疗效是有现代药理学根据的。BNO 的镇痛作用大致与 ASP 相似，于给药后 1h 出现镇痛作用峰值，但最大镇痛效应较 ASP 低，药效维持时间不长，给药 2h 以后，其镇痛作用逐渐降低。从 BNO 镇痛与抗炎作用相关性上来看，其镇痛作用与抗炎作用在给药后 1~2h 的相关性最好，均在 0.9 以上，而给药 2h 后，其相关系数较低。故认为 BNO 的镇痛作用维持作用较短，且最大镇痛效应较 B 低。

（3）通常的非甾体抗炎药通过抑制 Cox，达到抑制炎症介质的目的。为进一步研究 B 及 BNO 的镇痛机制，尚需进一步分析其对炎症介质的作用情况。

三、马钱子碱及其氮氧化物镇痛作用的中枢机制研究

由马钱子生物碱镇痛作用研究和外周镇痛机制的研究结果得知，S 及 SNO 几乎无镇痛作用。而 B 及 BNO 镇痛作用较强。其中，B 的镇痛作用又比 BNO 强。通过外周镇痛机制的探讨，认为 B 的镇痛作用与抗炎作用是平行的，追溯到 B 对炎症介质（也是致痛介质）的作用，发现 B 与非甾体抗炎药物的作用较为相近，两者均能明显抑制炎症介质 PG 的含量，同时又发现 B 具有与非甾体抗炎药物作用不同的地方，即后者不能抑制炎症大鼠血浆中 5 – HT 的含量，而 B 及 BNO 呈现明显的抑制作用。研究结果表明，B 不同剂量的镇痛作用与抗炎作用之间的相关性并不如 ASP 强。且以前研究表明，B 能治疗面部神经痛与三叉神经痛等非外周性疼痛，所有这些表明 B 的镇痛作用可能还存在着其他机制，本研究将进行马钱子镇痛作用的中枢机制研究。

一般具有中枢镇痛作用的药物其作用机制均与中枢阿片系统或单胺类神经递质系统有关，如吗啡、曲马多等。近来研究表明，上述两种作用殊途同归，均激活了体内抗痛系统而发挥镇痛作用。本研究分别从这两方面考察马钱子碱及其氮氧化物中枢镇痛作用机制，并以纳洛酮和利血平为工具药研究镇痛作用与中枢阿片系统及单胺类神经系统的关系。

（一）小鼠侧脑室注射马钱子碱及其氮氧化物后的镇痛作用

1. 实验材料

昆明种、ICR 小鼠（南京中医药大学实验动物中心提供，苏动质 98026号）；B 与 BNO 同前；盐酸吗啡（Morphine，以下简称 Mor，东北第六制药厂，批号：60092483）。

2. 实验方法

18～22g 雌性 ICR 小鼠，热板法筛选合格小鼠（舔后足时间小于 5s 或大于 60s 弃之不用）。将合格小鼠分为 13 组，每组 10 只，分别为阴性对照组（NS 组），阳性对照组（盐酸吗啡，每只剂量分别为 1.0、0.5、0.25、0.125μg），B 组每只剂量分别为 20、10、5、2.5μg，BNO 组每只剂量分别为 40、20、10、5μg。在小鼠两耳连线与两眼连线之间，在稍偏高正中线的头盖骨的部位上，将注射针垂直刺入约 0.2mm。缓慢注射上述药物，约在 10s 内注射完毕。一次注射量为 5μl。注射后 5、15、30、45、60min，用热板法测定其痛阈。

3. 实验结果

（1）小鼠侧脑室注射 B 热板法测痛结果（表 4 – 38）。

（2）小鼠侧脑室注射 BNO 热板法测痛结果（图 4 – 21）。

表4-38　小鼠侧脑室注射 B 热板法测痛结果

组别	n	剂量 (μg/只)	痛阈				
			5min	15min	30min	45min	60min
NS	10		0.05	0.02	0.02	0.05	-0.02
Mor1	10	1.0	1.83***	1.47***	1.34***	1.24***	1.05**
Mor2	10	0.5	1.67***	1.48***	1.28***	1.09**	0.97**
Mor3	10	0.25	1.38***	1.18**	1.06**	0.89**	0.67*
Mor4	10	0.125	1.04**	0.98**	0.78**	0.66*	0.45
B1	10	20	0.64*	1.68***	1.45***	1.05**	0.85*
B2	10	10	0.57*	1.44***	1.23***	0.78**	0.65*
B3	10	5	0.48*	1.19**	1.02**	0.75**	0.54
B4	10	2.5	0.37	0.85*	0.67*	0.43	0.25

注：与 NS 组比较，***$P<0.001$，**$P<0.01$，*$P<0.05$。

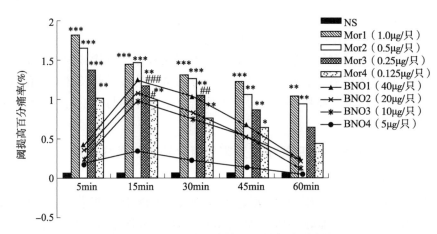

图4-21　小鼠侧脑室注射 BNO 热板法测痛结果

（注：与 NS 组比较，盐酸吗啡组，*$P<0.05$，**$P<0.01$，***$P<0.001$；与 NS 组比较，BNO 组，#$P<0.05$，##$P<0.01$，###$P<0.001$）

　　由表4-38 及图4-21 可知，小鼠侧脑室注射 Mor 具有明显的镇痛作用。且镇痛作用呈明显的剂量依赖性和时间依赖性。Mor 镇痛起效时间及镇痛作用峰值均为给药后5min。镇痛作用维持时间较长。给药 1h 以后，低剂量组 Mor 仍能维持45%的镇痛率。高剂量组 Mor 于给药后1h 之内，镇痛作用始终维持100%以上（$P<0.001$）。4 个剂量组 Mor 给药后 5、15、30、45、60min 剂量与镇痛效应相关系数分别为 0.9654、0.9545、0.9325、0.9658、0.9865，说明其镇痛作用的持久性与高强度性以及专一性。B 于侧脑室注射极低剂量时（相对于腹腔注射用剂量），具有较强的镇痛作用，其镇痛效应大致随剂量的减少而降低，最大为高剂量组给药后15min，抑制率为168%（$P<0.001$）。B 于给药后5min 起效，给药后15min 达到镇痛作用的峰值，随后逐渐降低。B 剂量为 20μg/只时的最大镇痛效应相当于 Mor 剂量 0.5μg/只时的最大镇痛效应。B 剂量为 2.5μg/只时，其镇痛作用较弱。仅于给药后 15～30min 保持85%～67%的镇

痛作用（$P < 0.05$）。BNO 也具有一定的中枢镇痛作用，但作用均弱于 Mor 与 B。当剂量为 5μg/只时（最低剂量），几乎没有明显的镇痛作用。BNO 的镇痛作用与 B 类似，均在给药后 15min 达到峰值，随后大幅度地降低。其镇痛药效通常不能超过 45min（任一剂量组给药 45min 后的镇痛作用与对照组相比差异无显著性统计意义）。BNO 剂量为 20μg/只给药后 15min 的镇痛效应与 Mor 0.125μg/只给药后 5min 的镇痛效应相近。

4. 结论与讨论

（1）实验表明，B 剂量为 20μg/只时的镇痛效应相当于 Mor 剂量为 0.5μg/只，由此推知 B 的镇痛强度相当于 Mor 的 1/40。而 BNO 剂量为 20μg/只时的镇痛效应与 Mor 0.125μg/只相似，由此推知 BNO 的镇痛强度相当于 Mor 的 1/160。通过与前面实验腹腔注射药物相比，B 腹腔注射于 206μg/只时开始显示有镇痛作用，侧脑室注射于 2.5μg/只时开始具有镇痛作用，所以 B 侧脑室注射剂量约为腹腔注射剂量的 1/82.4。同样，BNO 腹注射剂量为 1360μg/只，侧脑室注射于 10μg/只时开始具有镇痛作用，所以 BNO 腹腔注射剂量约为侧脑室注射的 136 倍。

（2）药物侧脑室注射给药常用于判断药物镇痛作用是否具有中枢作用。本实验用该方法考察了 B 及 BNO 的中枢镇痛作用，发现两者除了外周镇痛作用外，还具有一定的中枢镇痛作用。两者的镇痛作用相似，均于给药后 15min 镇痛强度达到最大（Mor 能快速地发挥作用，于给药后 5min 达到最大），但均较 Mor 弱。镇痛的持久性也较 Mor 差。

（二）纳洛酮对马钱子生物碱镇痛作用的影响

缓解疼痛的药物，按其药理作用及其作用机制，可分为两大类，其一主要作用于中枢神经系统，选择性地消除和缓解痛觉的药物，在镇痛时，意识清醒，其他感觉不受影响，这类药物称为镇痛药，多用于剧痛。其二是具有解热、镇痛、抗炎作用的药物，对各种钝痛有效。通常的镇痛药为阿片类生物碱类及其合成代用品，其特点是镇痛作用强大，如反复应用易成瘾，又称为成瘾性镇痛药或麻醉性镇痛药。Mor 是镇痛药的代表。

在体内存在有"抗痛系统"，它由脑啡肽神经元、脑啡肽及阿片受体共同组成。去极化或刺激脑啡肽神经通路可引起脑啡肽释放，并依赖于钙离子，在正常情况下有 20%~30% 的阿片受体与脑啡肽结合，起着疼痛感觉的调控作用，维持正常痛阈，发挥生理性止痛功能。而镇痛药的功能在于激动阿片受体，从而激活了脑内"抗痛系统"，阻断了痛觉传导，产生中枢性镇痛作用。纳洛酮（Naloxone）的化学结构与 Mor 极相似，它本身无明显药理效应及毒性，但对 4 型阿片受体有拮抗作用，对 Mor 中毒者，小剂量肌内或静脉注射能迅速翻转 Mor 的作用，其作用机制为在体内与 Mor 竞争同一受体，临床上适用于 Mor 类镇痛药急性中毒，在镇痛药的理论研究中，纳洛酮为重要的工具药。

1. 实验材料

B 与 BNO 同前；纳洛酮（Naloxone，以下简称 Nal，北京四环制药厂，批号：920513）；昆明种，ICR 小鼠（南京中医药大学实验动物中心提供，苏动质 98045 号）。

2. 实验方法

ICR 小鼠 120 只，随机分为 12 组，每组 10 只。分为 B 与 BNO 两大组，每大组 60

只小鼠，B 大组分为 Nal 和 NS 两组。给药前 10min 分别皮下注射 Nal 0.2mg/kg 与等容积生理盐水，每大组再分别腹腔注射 B 30、15、7.5mg/kg 三种不同剂量。BNO 处理方法同 B，其腹腔注射剂量为 200、100、50mg/kg 三种不同剂量。热板法测定其给药后30min 与 1h 痛阈，比较生理盐水组与纳洛酮组镇痛效应。

3. 实验结果

（1）给药后 30min，纳洛酮对 B 及 BNO 镇痛作用的影响（图 4 - 22）。

（2）给药后 1h，纳洛酮对 B 及 BNO 镇痛作用的影响（图 4 - 23）。

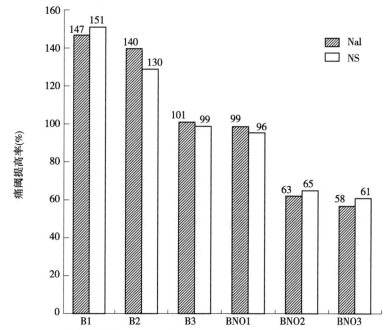

图 4 - 22　纳洛酮给药 30min 后对 B 及 BNO 镇痛作用的影响（$n = 8$，$\bar{x} \pm s$）

B1：30mg/kg，B2：15mg/kg，B3：7.5mg/kg，BNO1：200mg/kg，
BNO2：100mg/kg，BNO3：50mg/kg

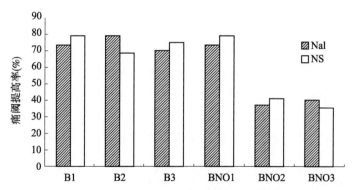

图 4 - 23　纳洛酮给药 1h 后对 B 及 BNO 镇痛作用的影响（$n = 8$，$\bar{x} \pm s$）

B1：30mg/kg，B2：15mg/kg，B3：7.5mg/kg，BNO1：200mg/kg，
BNO2：100mg/kg，BNO3：50mg/kg

4. 结论与讨论

由图 4 - 22 及图 4 - 23 可知，各剂量组的 B 与 BNO，纳洛酮组与生理盐水组痛阈提高百分率均无显著性差异，两组痛觉抑制效应相近。表明 Nal 不能拮抗 B 及 BNO 的镇痛作用。

（三）马钱子碱及其氮氧化物对不同脑区脑啡肽含量的影响

脑啡肽是存在于脑内的内源性阿片样活性物质，它们在脑内的分布与阿片受体的分布相似，并能与阿片受体呈立体特异性结合而产生 Mor 样作用。脑啡肽包括甲硫氨酸脑啡肽（MENK）与亮氨酸脑啡肽（LENK），脑啡肽与内啡肽、强啡肽等统称为内阿片肽。内阿片肽可能是神经递质、神经调质或神经激素，在机体内起着痛觉感受的调控或内源性镇痛系统以及调节心血管及胃肠功能的作用。现代研究提示脑啡肽可能通过抑制感觉神经末梢释放一种兴奋性递质（P 物质），从而干扰痛觉冲动传入中枢。

由于内阿片肽含量甚少，加之阿片肽相互之间及其与前体间有交叉反应，阿片肽及其神经元的分布需要特异性的放射免疫及免疫组化学来研究。本研究采用放射免疫法考察 B 及 BNO 对大鼠不同脑区脑啡肽含量的影响，以进一步探讨其镇痛作用机制。

1. 实验材料

SD 大鼠（南京医科大学实验动物中心，苏动质 97001）；GAMA - 1470 Wizardγ 计数仪（芬兰）Multicalc Routine 分析系统；脑啡肽测定药盒〔标记脑啡肽、脑啡肽标准品、脑啡肽抗体，正常兔血清（rG）及羊抗兔双抗体（AAb）。PELE 液（内含 0.5mol/L，pH 7.6 盐酸盐缓冲溶液 20ml，0.3mol/L EDTA 1ml 和 0.02％洗必泰 1ml，用水稀释至 100ml 再加溶菌酸 100mg，摇匀，4℃冰箱保存）；脑啡肽抗体滴度稀释至 1：3500 后使用〕。以上材料由北京东亚免疫技术研究所、上海市高血压研究所、南京军区总医院及南京市第一人民医院提供；B 及 BNO 同前。

2. 实验方法

SD 大鼠 40 只，分为 5 组，给药组 4 组（B 组剂量分别为 30、15mg/kg；BNO 组剂量分别为 200、100mg/kg）。对照组为 NS 组。大鼠禁食过夜，次晨腹腔注射给药后 30min，在安静状态下快速断头取脑，置煮沸生理盐水中 3min。取出后依照图谱取脑干、下丘脑、丘脑与纹状体。各脑区分别称重后置 3ml 的 1.0mol/L 盐酸匀浆器中制成匀浆，再加 0.3ml 的 1.0mol/L NaOH 及 0.7ml 的 0.5 mol/L pH 7.6 的磷酸缓冲液，最后加 PELE 液，补足至 5ml 后 3300r/min 离心 20min，取上清液在放免测定仪上作 RIA 测定，依照标准曲线将实验结果换算成每毫克脑组织中的脑啡肽含量（pg）。

本实验所用的仪器要清洁，避免同位素污染，pH 必须控制在 7.4～7.6，反应温度在 4℃。

3. 实验结果

（1）B 及 BNO 对不同脑区脑啡肽含量的影响（表 4 - 39）。

表4－39　B 及 BNO 对不同脑区脑啡肽含量的影响（$n=8$，$\bar{x} \pm s$）

组别	脑啡肽含量（pg/mg）			
	下丘脑	丘脑	纹状体	脑干
NS	259.68 ± 20.15	305.67 ± 22.13	245.29 ± 16.58	115.49 ± 12.35
B1	301.68 ± 38.15*	310.54 ± 23.45	310.68 ± 44.52**	120.57 ± 13.58
B2	286.31 ± 22.18*	324.58 ± 24.51	286.58 ± 38.57*	134.28 ± 29.57
BNO1	277.54 ± 35.24	341.48 ± 26.58*	278.78 ± 37.74**	120.34 ± 12.37
BNO2	276.86 ± 22.45	337.59 ± 21.56*	266.54 ± 38.67	116.48 ± 13.57

注：B1：30mg/kg，B2：15mg/kg，BNO1：200mg/kg，BNO2：100mg/kg；与 NS 组比较，$*P < 0.05$，$**P < 0.01$。

（2）B 及 BNO 对不同脑区脑啡肽含量的抑制率（图4－24）。

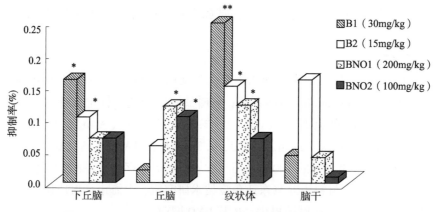

图4－24　B 及 BNO 对不同脑区脑啡肽含量的抑制率（$n=8$）

（注：与 NS 组比较，$*P < 0.05$，$**P < 0.01$）

4. 讨论与结论

（1）由表4－39 及图4－24 可知，B 能明显增加急性给药后大鼠下丘脑脑啡肽含量。与对照组相比差异有显著性意义。其增加率分别为16% 与10%（$P < 0.05$）。也能增加纹状体区脑啡肽含量，增加率分别为25% 与15%（$P < 0.01 \sim P < 0.05$）。对丘脑与脑干脑啡肽含量影响不大。而 BNO 能增加丘脑脑啡肽含量，增加率分别为12% 与10%（$P < 0.05$），也能较弱地增加纹状体区脑啡肽含量，增加率12%（$P < 0.05$）。

（2）内阿片肽是生物体内天然生成的具有阿片样活性肽类物质。1972 年，Collier 曾提出体内存在阿片受体内源性配体的假说。阿片受体被证实后，人们认为体内必定有相应的内源性物质与阿片受体结合来行使生理功能。1974 年，Kosterliz 实验室的 Hughes 首先从猪脑中找到了甲啡肽（ME）与亮啡肽（LE），两者合称脑啡肽。前脑啡肽是阿片肽的前体，其生成的调节分为基因表达和翻译后加工两个水平，其灭活主要是通过氨肽酶、氨基二肽酶与羧基二肽酶来灭活。内阿片肽在脑内的分布是不均等的，亚细胞分布的研究表明，它们都是存储在突触体部分的囊泡中，并可与其他神经递质共存，起着递质或激素样的细胞间信使的作用。

脑啡肽广泛存在于所有脑区，以纹状体、下丘脑、苍白球及伏隔核浓度特别高，大多是短轴突中间神经元。脑啡肽神经元主要通路是尾壳核和苍白球的联系，其胞体位于尾壳核而纤维投射到苍白球。另外有从杏仁核到达终纹核及从中缝核到达脊髓后背与腹角的两条较长的通路。其余为一些局部较短的脑啡肽能神经元回路如下丘脑到正中隆起，海马齿状回颗粒细胞和嗅球小球周围的脑啡肽神经元等，一般来说，脑啡肽的分布与阿片受体的分布相似。

（3）结果表明 B 与 BNO 的镇痛作用与提高脑内纹状体区和下丘脑脑啡肽释放有关，从而抑制了 P 物质的释放，最终抑制了痛觉神经传导。通常脑啡肽包括亮脑啡肽与甲脑啡肽，由于本法并没有将两者具体分开讨论，所以未弄清其抑制的为何种脑啡肽，其次，B 降低脑啡肽含量的机制有待于进一步探讨。

（四）利血平对马钱子生物碱镇痛作用的影响

利血平临床上是一常用的降压药。其降压作用主要与肾上腺素能神经末梢递质的消耗有关。应用利血平后，能使肾上腺素能神经末梢囊泡内的去甲肾上腺素逐渐排空，当神经冲动到达时，无递质可供释放，从而干扰肾上腺素能神经的功能，导致血管张力下降，小动脉舒张，血压下降。目前认为，利血平引起递质耗竭的机制，可能是因为利血平抑制了囊泡膜的转运机制。再摄取进入神经末梢的递质，不能主动转运进入囊泡内贮存、再利用，乃被线粒体内的单胺氧化酶（MAO）催化代谢而失效。囊泡膜主动转运机制的障碍，也妨碍了多巴胺进入囊泡，因而减少了递质合成，停用利血平后，必须等到新囊泡形成以后，才能恢复神经功能。

中枢性镇痛药的作用与脑内 Mor 受体、单胺类神经递质有关。脑内多巴胺（DA）、5 - 羟色胺（5 - HT）和去甲肾上腺素（NE）水平的改变对痛和痛阈有明显的影响。

1. 实验材料

利血平（Resperin，以下简称 Res，天津人民制药厂，批号：6021420）；昆明种，ICR 小鼠（南京中医药大学实验动物中心提供，苏动质 97045）；B 与 BNO 同前。

2. 实验方法

ICR 小鼠 80 只，雌雄各半，分为 4 大组，每大组分为两小组，分别为利血平组与生理盐水组。4 组给药组分别给药 B 20、10μg/kg，BNO 40、20mg/kg。利血平组小鼠于给药 B 与 BNO 之前 4h 脑室注射利血平 0.8μg/只，脑室给药受试药物。测定给药后30min 与 1h 痛阈。比较利血平组与生理盐水组痛阈变化情况。

3. 实验结果

（1）利血平对 B 组及 BNO 组小鼠痛阈的影响（表 4 - 40）。

表 4 – 40　利血平对 B 组及 BNO 组小鼠痛阈的影响 （$n = 10$, $\bar{x} \pm s$）

组别	剂量 （μg/kg）	给药前痛阈	给药 30min 后痛阈	给药 1h 后痛阈
Res	20	14.55 ± 5.25	16.62 ± 5.27	16.17 ± 5.29
NS	20	17.74 ± 5.24	43.58 ± 7.15 ***	34.68 ± 6.57 ***
Res	10	18.25 ± 6.15	17.35 ± 6.34	18.69 ± 4.55
NS	10	14.28 ± 4.28	40.58 ± 4.28 ***	33.25 ± 4.28 ***
Res	40	11.58 ± 4.67	13.28 ± 3.29	13.58 ± 4.93
NS	40	18.57 ± 5.17	38.87 ± 5.29 ***	33.48 ± 5.48 ***
Res	20	19.58 ± 4.28	22.38 ± 4.71	20.59 ± 4.21
NS	20	16.57 ± 4.89	35.87 ± 4.93 ***	29.57 ± 5.18 ***

注：与利血平组比较，*** $P < 0.001$。

（2）给药后 30min，利血平对 B 组及 BNO 组小鼠镇痛率的影响（图 4 – 25）。

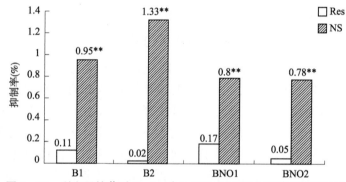

图 4 – 25　利血平给药后 30min 对 B 组及 BNO 组小鼠镇痛率的影响

B1：20μg/ml，B2：10μg/ml，BNO1：40μg/ml，BNO2：20μg/ml，利血平：4mg/kg

（注：与 NS 组比较，** $P < 0.01$）

（3）给药后 1h，利血平对 B 组及 BNO 组小鼠镇痛率的影响（图 4 – 26）。

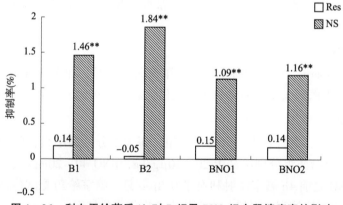

图 4 – 26　利血平给药后 1h 对 B 组及 BNO 组小鼠镇痛率的影响

B1：20μg/ml，B2：10μg/ml，BNO1：40μg/ml，BNO2：20μg/ml，利血平：4mg/kg

（注：与 NS 组比较，** $P < 0.01$）

由表 4 - 40、图 4 - 25、图 4 - 26 可知，利血平组不能提高小鼠痛阈，任一剂量组的 B 与 BNO 生理盐水组镇痛作用均明显强于利血平组，且具有明显统计意义（$P <$ 0.01）。本实验说明 B 及其 BNO 镇痛作用能被利血平阻断，B 可能是通过中枢神经递质如 5 - HT、DA 的释放而发挥镇痛作用。由于利血平短暂性地耗竭了中枢单胺类神经递质，导致 B 及 BNO 镇痛作用的减弱。

（五）5 - HTP、5 - HT 对马钱子生物碱镇痛作用的影响

5 - HT 是一种具有镇痛作用的神经递质，5 - HT 神经元在中枢神经系统分布广泛，主要集中于脑干的中缝核上，上行部分的神经元位于中缝核上部，向上投射至纹状体、丘脑、下丘脑、边缘前脑和大脑皮层的其他区域；下行部分神经元位于中缝核下部，其纤维下达脊髓胶质区、侧角与前角。尤其是从中缝核至脊髓后侧角的 5 - HT 神经通路，是参与下行性疼痛调节系统的组成部分。5 - HT 受体分为四类，5 - HT$_1$、5 - HT$_2$、5 - HT$_3$、5 - HT$_4$，而 5 - HT$_1$ 又有四种亚型。其中 5 - HT$_{1A}$ 与 5 - HT$_3$ 以及 5 - HT$_2$ 等受体据报道，均参与疼痛调节。为研究 5 - HT 与马钱子生物碱镇痛之间的相互关系，进行以下研究。

1. 实验材料

5 - HT、5 - HTP（Sigma Chemical Company）；脱酸酶抑制剂（RO - 4 - 4602，Sigma Chemical Company）；NS、B 及 BNO 同前；SD 大鼠（南京医科大学动物实验中心提供，苏动质 97001 号）。

2. 实验方法

SD 大鼠 60 只，雌雄各半。分为①生理盐水组；②5 - HTP（50mg/kg）组；③B组；④BNO 组；⑤B + 5 - HTP 组；⑥BNO + 5 - HTP 组。

各组均预先腹腔注射 RO - 4 - 4602 400mg/kg，45min 后①～④组分别腹腔注射 NS、5 - HTP（50mg/kg）、B（30mg/kg）、BNO（200mg/kg）。第⑤～⑥组 30min 后腹腔注射 5 - HTP，15min 后腹腔注射 B（30mg/kg）与 BNO（200mg/kg）。压后足法测定大鼠给药后 45min 痛阈。

ICR 小鼠 60 只，随机分为 6 组，分别为对照组、5 - HTP 组（icv 5 - HT 15μg/只）、B 组（icv 10μg/只）、BNO 组（icv 20μg/只）、BNO + 5 - HT 组（icv 5 - HT 15μg/只 + icv BNO 20μg/只）、B 组（icv 5 - HT 15μg/只 + icv B 10μg/只），热板法测定给药后 5、15、30、60min 痛阈，并计算痛阈提高百分率。

3. 实验结果

（1）5 - HTP 对 B、BNO 镇痛作用的影响（表 4 - 41）。

表 4 - 41 5 - HTP 对 B、BNO 镇痛作用的影响（$\bar{x} \pm s$）

组别	n	给药前痛阈	给药 45min 后痛阈	抑制率（%）
NS	10	275.3 ± 20.4	283.8 ± 17.8	0.03
5 - HTP	10	247.4 ± 22.5	268.7 ± 22.8	0.09

组别	n	给药前痛阈	给药 45min 后痛阈	抑制率（%）
B	10	215.6 ± 29.5	542.9 ± 35.9	1.52***
BNO	10	206.5 ± 15.7	487.6 ± 29.8	1.36***
5 – HTP + B	10	205.4 ± 18.4	614.9 ± 42.5	1.99***
5 – HTP + BNO	10	229.8 ± 23.9	529.7 ± 36.9	1.74***

注：与 NS 组比较，***$P < 0.001$。

（2）5 – HT 对 B 及 BNO 镇痛作用的影响（图 4 – 27）。

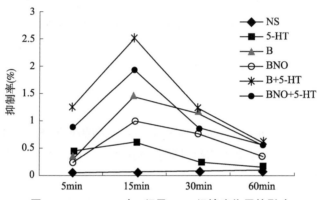

图 4 – 27　5 – HT 对 B 组及 BNO 组镇痛作用的影响

由表 4 – 41 可知，单纯生理盐水组与 5 – HTP 组并不能明显提高大鼠痛阈，给药 B 及 BNO 能明显提高大鼠痛阈，其镇痛率分别为 152% 与 136%（$P < 0.001 \sim P < 0.01$，与对照组相比）。5 – HTP + B 组的镇痛作用比单用 B 强，其抑制率为 199%（$P < 0.001$，与对照组相比），且与 B 组有显著性差异（$P < 0.05$）。BNO 组也有类似的作用。5 – HTP + BNO 其镇痛率为 174%（$P < 0.001$，与对照组相比），且与单用 BNO 组的镇痛作用有显著性差异（$P < 0.05$）。综上所述，单用 5 – HTP 并没有镇痛作用，但它与 B 及 BNO 合用能增强 B 及 BNO 的镇痛作用。

由图 4 – 27 可知，5 – HT 给药后 5、15min 具有明显的镇痛作用，其提高痛阈率分别为 45%、62%（$P < 0.05$），B 和 BNO 结果与前面研究结果相似，均能明显地提高小鼠痛阈。但 B + 5 – HT 组与 5 – HT + BNO 组能较单用 5 – HT、B 与 BNO 产生更强大的镇痛效应，如给药后 15min，B + 5 – HT、BNO + 5 – HT 提高痛阈达 248%、189%（$P < 0.001$），均强于单用 B 及 BNO 给药后 15min 痛阈提高百分率（142%、98%）。表明 5 – HT 不仅自身具有镇痛作用，且能协同 B 及 BNO 的镇痛作用。

4. 结论与讨论

中枢神经介质 5 – HT 与疼痛和镇痛作用的关系较为复杂，目前尚不十分明确。许多文献报道脑内 5 – HT 含量增高能增强镇痛作用，降低中枢 5 – HT 系统功能活动则使其痛觉过敏。目前认为脑腓肽的镇痛作用也是通过某种方式兴奋 5 – HT 系统而发挥其镇痛效应的。有研究证明 5 – HTP 能提高正常及用对氯苯丙酸处理后的动物脑内 5 – HT

含量，增强吗啡和苯丙胺处理后动物的热板反应时间，逆转利血平对抗吗啡的镇痛作用。本实验研究表明5-HTP本身无镇痛作用，但能增加B及BNO的镇痛作用。5-HT作为中枢神经递质，对痛觉有重要的调节作用，同时它也能协同B及BNO的镇痛作用。

（六）马钱子碱及其氮氧化物镇痛作用与中枢单胺类神经递质关系分析

由前面实验结果可知，B的镇痛作用与脑内阿片系统无关。而利血平能阻断其镇痛作用，且5-HT又能增强B的镇痛作用。推测B的镇痛作用与中枢单胺类神经递质有一定的关系，为验证该推理，拟观察B及BNO对脑内单胺类神经递质含量的影响。

1. 实验材料

仪器：LC-10AD高效液相色谱仪（日本岛津）；SIL-10A自动进样器：（日本岛津）；LC-6A电化学检测器（日本岛津）：ODS-C$_{18}$反相色谱柱（日本岛津）；DY89-1电动玻璃匀浆机；SZ-93自动双重纯水蒸馏器（上海亚荣生化仪器厂）；KQ-500B超声波清洗器（昆山市检测仪器厂）；LGR16-W高速冷冻离心机（北京医用离心机厂）。

标准品与试剂：NE（去甲基肾上腺素）、DA（多巴胺）、5-HIAA（5-羟吲哚乙酸）、5-HT（5-羟色胺）、内标（6-羟多巴胺）、半胱氨酸等均为sigma产品；辛烷基磺酸钠为日本东京药成出品（HPLC专用）；乙酸钠、柠檬酸、正二丁胺、EDTA二钠盐、甲醇、高氯酸、枸橼酸钾、磷酸氢二钾均为国产分析纯级，实验用水为双蒸馏水。

动物：SD雄性大鼠（南京医科大学实验动物中心提供，苏动质97001号）；弗氏佐剂；曲马多（Tramadol，以下简称Tra，德国格兰泰有限公司）；B、BNO同前。

2. 实验方法

样品的制备：雄性SD大鼠64只，体重400g左右。随机分为10组。生理盐水组、曲马多（Tra）组（剂量为15mg/kg）、四组B、四组BNO，分别腹腔注射B与BNO、曲马多与生理盐水溶液。连续给药7天。于第一天给药后1h，每鼠右后肢皮下注射弗氏完全佐剂0.1ml。第7天，大鼠处死，迅速断头，取出全脑（去除小脑）。置聚乙烯管中，于低温冰箱冷藏。测定前，解冻，取出脑组织，于电子天平上精密称重后，加入2.75ml高氯酸溶液与250μl内标（0.02mg/ml），于冰水中匀浆。匀浆液取1.5ml，冷冻离心机上于20000r/min、-4℃离心40min，取上清液供分析用。每次HPLC分析进样20μl。

标准品与内标的配制：用电子天平精确称取5-HT、5-HIAA、6-羟多巴胺（内标）一定重量，分别溶解于0.05mol/L的高氯酸（含0.1%半胱氨酸）中，使成一定浓度贮藏于-30℃的冰箱中备用，临用前用流动相稀释至所需浓度。

色谱条件：流动相：乙酸钠100mmol/L，柠檬酸85mmol/L，正二丁胺0.4mmol/L，辛烷基磺酸钠1.5mmol/L，EDTA 0.2mmol/L，甲醇18%（V/V）。调pH=3.9，抽滤、脱气，流速0.9ml/min，工作电压0.76V，柱温箱温度18℃，色谱柱：ODS-C$_{18}$反相柱。

将各标准品及内标溶解在 0.05mol/L 的高氯酸溶液（含 0.1% 半胱氨酸）中，定量混合，作为标准对照，比较组织样品与标准对照品中相应物质与内标的峰高比，计算脑组织中相应物质的含量。

加样回收率实验：炎症大鼠处死，迅速断头，取出全脑（去除小脑）。加入 2ml 0.05mol/L 的高氯酸溶液（含 0.1% 半胱氨酸），匀浆，离心（3000r/min）20min。精密吸取上清液 0.4ml，加入 212μg/ml 5–HT 标准溶液 0.34ml、216μg/ml DA 标准液 0.33ml、216μg/ml NE 标准液 0.33ml，混匀。混合液中加入 0.35ml 高氯酸溶液（内含半胱氨酸）与 0.05ml 内标（0.02mg/ml）。混匀，此时，5–HT 标准品浓度为 70.68μg/ml，再以高氯酸溶液倍比稀释至 35.34、17.67、8.84、4.42μg/ml 15 种不同浓度。DA 依次为 71.28、35.4、17.82、8.91、4.46μg/ml，NE 依次为 73.44、36.72、18.36、9.18、4.59μg/ml，分别将 5 种溶液于 20 000r/min 离心机、–4℃ 离心 40min。吸取上清液供进样用。分析进样 20μl，测定、计算方法同前，计算 5–HT、DA 与 NE 加样回收率。

精密度实验：连续测定 212μg/ml 5–HT 标准溶液、216μg/ml DA 标准液、216μg/ml NE 标准液 5 次，计算 RSD 值。

3. 实验结果

（1）Tra、B 及 BNO 对大鼠中枢 5–HT 神经递质含量的影响（图 4–28）。

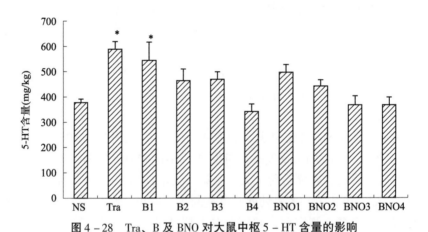

图 4–28　Tra、B 及 BNO 对大鼠中枢 5–HT 含量的影响

Tra：15mg/kg，B1：60mg/kg，B2：30mg/kg，B3：15mg/kg，B4：7.5mg/kg，
BNO1：200mg/kg，BNO2：100mg/kg，BNO3：50mg/kg，BNO4：25mg/kg

（注：与 NS 组比较，$^*P < 0.05$）

（2）Tra、B 及 BNO 对大鼠中枢 5–HIAA 神经递质含量的影响（图 4–29）。

（3）Tra、B 及 BNO 对大鼠中枢 DA 神经递质含量的影响（图 4–30）。

（4）Tra、B 及 BNO 对大鼠中枢 NE 神经递质含量的影响（图 4–31）。

（5）Tra、B 及 BNO 对大鼠中枢 5–HT、5HIAA、DA、NE 神经递质含量增加百分率（表 4–42）。

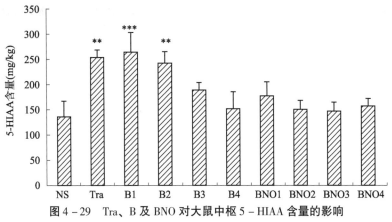

图 4 - 29　Tra、B 及 BNO 对大鼠中枢 5 - HIAA 含量的影响

Tra：15mg/kg，B1：60mg/kg，B2：30mg/kg，B3：15mg/kg，B4：7.5mg/kg，

BNO1：200mg/kg，BNO2：100mg/kg，BNO3：50mg/kg，BNO4：25mg/kg

（注：与 NS 组比较，$**P < 0.01$，$***P < 0.001$）

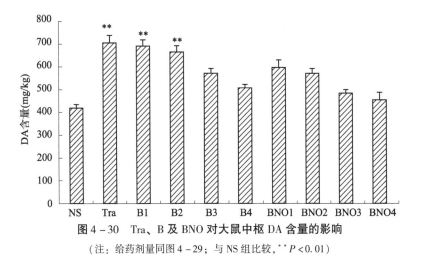

图 4 - 30　Tra、B 及 BNO 对大鼠中枢 DA 含量的影响

（注：给药剂量同图 4 - 29；与 NS 组比较，$**P < 0.01$）

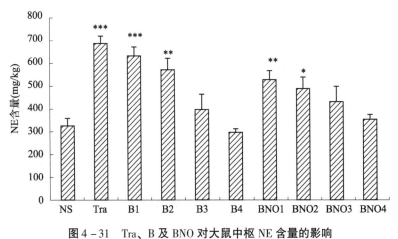

图 4 - 31　Tra、B 及 BNO 对大鼠中枢 NE 含量的影响

（注：给药剂量同图 4 - 29；与 NS 组比较，$*P < 0.05$，$**P < 0.01$，$***P < 0.001$）

表 4 – 42 Tra、B 及 BNO 对大鼠中枢 5 – HT、5 – HIAA、DA、NE 神经递质含量增加百分率（%）

组别	5 – HT	5 – HIAA	DA	NE
Tra	0.56 *	0.83 * *	0.73 * *	1.12 * * *
B1	0.44 *	0.91 * * *	0.68 * *	0.97 * * *
B2	0.22	0.72 * *	0.61 * *	0.77 * *
B3	0.24	0.36	0.40	0.25
B4	− 0.09	0.11	0.22	− 0.09
BNO1	0.41 *	0.27	0.46 *	0.64 * *
BNO2	0.17	0.08	0.39	0.55 *
BNO3	− 0.02	0.06	0.17	0.36
BNO4	− 0.04	0.14	0.11	0.13

注：与 NS 组比较，* $P<0.05$，* * $P<0.01$，* * * $P<0.001$。

（6）5 – HT、DA 与 NE 的加样回收率与精密度（表 4 – 43）。

表 4 – 43 5 – HT、DA 与 NE 的加样回收率与精密度（%）

序号	5 – HT	NE	DA
1	96.5	98.7	99.5
2	98.8	99.1	101.2
3	95.3	102.6	103.8
4	105.7	97.6	98.7
5	98.7	99.3	103.5
RSD	4.25	2.17	3.55

注：1 ~ 5 分别代表 5 – HT，DA 及 NE 的五种浓度。5 – HT 浓度：70.68、35.34、17.67、8.84、4.42μg/ml；DA 浓度：71.28、35.64、17.82、8.91、4.46μg/ml；NE 浓度：73.44、36.72、18.36、9.18、4.59μg/ml。

曲马多能明显增加中枢单胺类神经递质含量，其增加 5 – HT 与 NE 达 56.2%、112%（$P<0.001$ ~ $P<0.05$），也能显著增加 5 – HT 代谢产物 5 – HIAA 的含量（82.9%，$P<0.01$）和 DA 含量，达 73%（$P<0.01$）。B 能显著增加中枢神经系统 5 – HT、5 – HIAA、DA 与 NE 神经递质的含量。其增加率随着剂量的减少而逐渐降低，最大剂量即 B 为 60mg/kg 时，其增加率分别为 44%（$P<0.01$）、91%（$P<0.001$）、68%（$P<0.01$）、97%（$P<0.001$），其对 5 – HT、DA 与 NE 增加量不及曲马多。B 能显著增加 5 – HT 代谢产物 5 – HIAA 的含量（$P<0.001$），且强于曲马多。B 剂量为 30mg/kg 时，其仅对 5 – HIAA、DA 与 NE 的含量有较大提高，而对脑内 5 – HT 含量无多大影响。B 剂量为 7.5 ~ 15mg/kg 时，对上述四种神经递质的含量无明显影响。BNO 作用较 B 弱，其对 NE 含量增加作用较强，在 50 ~ 200mg/kg 剂量范围内，其增加 NE 含量百分率均在 35% 以上。只有高剂量组的 BNO 对 DA 与 5 – HT 含量有明显的增加作用，分别为 41%（$P<0.05$）、46%（$P<0.05$）。对 5 – HIAA 含量无影响。中高剂量、中剂量及低剂量 BNO 对 5 – HT、5 – HIAA 及 DA 含量影响不大。实验所得 5 – HT、NE、DA 回收率分别为 95.3% ~ 98.7%、97.6% ~ 102.6%、98.7% ~ 103.8%，精密度

分别为 4.25、2.17、3.55。

4. 结论与讨论

（1）曲马多（Tramadol）即反胺苯环醇，制剂为盐酸盐，是德国格兰泰有限公司上市的强效镇痛药，其镇痛疗效与哌替啶相当，但不具有抑制呼吸、治疗量不影响心血管系统，成瘾的危险性很小等特点。曲马多为一种中枢镇痛药，其作用机制：一是激动阿片 μ 受体，二是"胺能"作用，即抑制中枢神经系统参与镇痛的两种单胺类神经介质——去甲肾上腺素（NE）与 5 - 羟色胺（5 - HT）的再摄取，从而提高中枢 NE 与 5 - HT 浓度达到镇痛效果。这两种作用殊途同归，产生协调镇痛效果。本研究以曲马多为阳性对照药物，实验结果表明，曲马多能明显增加中枢单胺类神经递质含量，其增加 5 - HT 与 NE 达 56.2%、112%（$P < 0.001 \sim P < 0.01$），也能显著增加 5 - HT 代谢产物 5 - HIAA 的含量（82.9%，$P < 0.001$），能中等程度地增加 DA 含量（$P < 0.05$）。

（2）5 - HT 于自然界中普遍存在。人体内 90% 的 5 - HT 存在于消化道黏膜，8%～10% 在血小板，仅有 1%～2% 存在于中枢神经系统中。另有一部分存在于各种组织的肥大细胞中。由于血脑屏障的存在，血液中的 5 - HT 很难进入中枢。因此中枢与外周神经的 5 - HT 分属两个功能不同的独立系统。血中色氨酸（TP）须通过血脑屏障进入大脑，然后由神经胶质细胞摄取，转运进入 5 - HT 神经元内。血浆中游离的 TP 易通过载体的转运而进入脑内。有些药物如水杨酸、消炎痛能与 TP 竞争血浆蛋白的结合部位，使一部分结合型转变成游离型。

由于痛反应机制的复杂性和 5 - HT 受体的多样性，5 - HT 对痛觉的调节也是复杂的。PCPA、5 - HT 受体拮抗剂不影响基础痛阈，而 PCPA 明显减弱 Mor 的镇痛作用。脊髓梢内给予 5 - HT 受体拮抗剂可阻断 PAG 或中缝大核内注射 Mor 引起的镇痛。5 - HT 和 fluoxetine 不提高基础痛阈，而能增强 Mor 的镇痛作用，以上结果提示中枢 5 - HT 的紧张活动对机体基础痛阈感受水平无明显影响，而与阿片类镇痛作用相关。脊髓中 5 - HT 受体参与痛觉的调制，有资料表明，激动 5 - HT_{1A}、5 - HT_{2A}、5 - HT_{2C} 受体参与镇痛脊髓背根浅表辣椒素第三的初级传入末梢 5 - HT_3 受体密集成带分布，提示此处的 5 - HT_3 受体可能参与机体伤害刺激反应。椎管内给予 5 - HT_3 受体激动剂 2 - methyl - 5 - HT 可对抗 P 物质、NMDA 引起的抓咬行为，此作用被 5 - HT_3 受体拮抗剂 zacopride、tropisetron、GABAA 与 GABAB 受体拮抗剂阻断。5 - HT_3 受体在抗热引起的伤害性刺激可能与 GABA 受体和阿片受体有着某种目前仍未清楚的联系。一种假设认为，脊髓 5 - HT_3 受体刺激 GABA 释放，从而抑制初级感觉传入末梢突触后对伤害性刺激的传递。

通常作用于 5 - HT 系统的药物分为以下几类：①合成酶抑制剂，如 6 - 氟色氨酸；②影响 5 - HT 储存与释放，如长效利血平与短效四苯嗪，对 5 - HT 与 CA 均有耗竭作用，但至今尚未发现专一的 5 - HT 耗竭剂；③影响消除和降低代谢的药物，如 5 - HT 摄取抑制剂与单胺氧化酶抑制剂。

（3）本研究表明，B 能显著增加中枢神经系统 5 - HT、DA 与 NE 神经递质的含量。其增加率随着剂量的降低而逐渐降低。B 能显著增加 5 - HT 代谢产物 5 - HIAA 的含量

（$P < 0.001$），但弱于曲马多。BNO 作用较 B 弱，其对 NE 含量增加作用较强，只有高剂量组的 BNO 对 DA 与 5 - HT 含量有明显的增加作用，对 5 - HIAA 含量增加不起作用。B 及 BNO 的镇痛作用与中枢单胺类神经递质有密切的关系，本实验结果提示与该类神经递质的合成或摄取有关，至于具体是抑制神经递质的摄取还是作用于合成环节，尚待进一步研究分析。

（4）本研究采用离子对 HPLC - ECD 检测法同时测定了大鼠脑内单胺类神经递质及其代谢产物，是一种简便、快速灵敏而且应用广泛的方法。反离子与流动相最佳 pH 的应用，使柱子分离效果明显改善。在 pH 为 3.7 时，酸性代谢物的羟基解离被抑制，在烃基键合固定相上保留够长的时间。而单胺类充分质子化，很少被保留。流动相中加入辛烷基硫酸钠（SOS），与质子化的单胺类形成离子对，使其保留时间延长。

（5）良好的选择性、回收率和精密度是达到准确测定的先决条件，该方法这几方面结果较好。由实验所得 5 - HT、NE、DA 回收率分别为 95.3% ~ 98.7%、97.6% ~ 102.6%、98.7% ~ 103.8%，精密度分别为 4.25%、2.17%、3.55%，说明该方法能较好地测出脑中单胺类神经递质的含量。

第四节　马钱子生物碱止咳、化痰作用的研究

国内外学者对士的宁和马钱子碱生物活性作用研究较多，而对马钱子中其他的生物碱尚未见有研究的报道。实验证明，马钱子碱氮氧化合物不仅中药马钱子中含有，而且马钱子的炮制品中含量更高，并且还可以通过加热马钱子碱使其转化而得。而马钱子碱氮氧化物的生物活性究竟如何，故本文对此进行了初步探讨。

（一）试验材料

药品与试剂：马钱子碱（日本和光纯药工业株式会社），马钱子碱氮氧化物从马钱子炮制品中提取，经 ^{13}CNMR、^{1}HNMR，质谱，紫外、红外光谱检测，鉴定而得；酚红（上海生化试剂商店进口分装）；氨水、氢氧化钠（南京化学试剂厂）；UV - 3000 紫外分光光度计（日本岛津），超声波雾化器（上海合力医疗器械厂）。

动物：ICR 种小鼠，本院实验动物中心提供。

（二）实验方法

1. 化痰实验

取体重 18 ~ 22g 的小鼠 100 只，禁食，不禁水，12h 后随机分成 10 组，每组 10 只，雌雄各半，以表 4 - 44 的浓度：马钱子碱 50、25mg/kg，马钱子碱氮氧化合物 200、100mg/kg 及等体积生理盐水分别以皮下注射（s.c.）及灌胃（i.g.）。0.5h 后腹腔注射 0.1ml（5mg/kg）的酚红，30min 后拉断脊椎处死小鼠，暴露气管，剥去气管周围组织，剪下由甲状软骨至肺门的气管，称取 7mg + 0.5mg 一段近肺气管。如气管上有黏附的血液，应立即用滤纸吸净。加 1ml 生理盐水，再加入 0.1ml（1mol/L）NaOH 液，用 UV - 3000 紫外分光光度计，于波长 546nm 处测定 OD 值，根据标准曲线，算出酚红含量。与对照组进行 t 检验，进行组间比较。

2. 镇咳实验

利用超声波雾化器造成浓氨水气雾，制备小鼠咳嗽模型。造雾器由超声波雾化器和50ml注射器组成，首先将注射器针栓取出，塞上有钢管的橡皮塞。将超声波雾化器的橡胶管连接橡皮塞上的钢管，针筒接针头端。与大气相通，在雾化器中倒入约20ml氨水，打开雾化器使雾充满针筒，停止造雾。半小时前按表4-45浓度：马钱子碱25、12.5mg/kg，马钱子碱氮氧化合物100、50mg/kg和等体积生理盐水，腹腔注射5组小鼠（每组20只、18~22g雌雄各半），放入针筒，打开雾化器，并立即计时，以小鼠腹腔收缩，同时张大嘴为小鼠咳嗽的指标，记录咳嗽潜伏期，并在第一次咳嗽后取出，扣入烧杯中，记录2min内咳嗽次数。

（三）实验结果

由表4-44中可看出，马钱子碱50mg/kg时仅灌胃有统计学意义（$P < 0.05$），但25mg/kg时，无论皮下注射还是灌胃与对照组比较，均无显著性差异；马钱子碱氮氧化合物除100mg/kg灌胃外，余均与对照组对照有统计学意义（$P < 0.01$，$P < 0.05$）。

表4-44 马钱子碱及其氮氧化物对小鼠酚红排痰作用的影响（$\bar{x} \pm s$）

组别	剂量（mg/kg）	给药途径	n	酚红排出量（μg/ml）
生理盐水组	等容积	s. c.	10	0.54 ± 0.13
		i. g.	10	0.61 ± 0.09
马钱子碱组	50	s. c.	10	0.54 ± 0.13
		i. g.	10	0.61 ± 0.09
	25	s. c.	10	0.70 ± 0.32
		i. g.	10	0.84 ± 0.31
马钱子碱氮氧化物组	200	s. c.	10	1.11 ± 0.47 * * #
		i. g.	10	0.84 ± 0.29 *
	100	s. c.	10	0.86 ± 0.49 * #
		i. g.	10	0.61 ± 0.29

注：①与NS组比较，$^*P < 0.05$，$^{**}P < 0.01$；马钱子碱氮氧化物组与马钱子碱组比较，$^\#P < 0.05$。

②本表标准曲线：$y = 4.97x + 0.23$，$r = 0.996$。

表4-45显示100mg/kg马钱子碱氮氧化物对咳嗽潜伏期和2min内咳嗽次数都有显著抑制作用，而马钱子碱25mg/kg仅对引咳潜伏期有抑制作用。马钱子碱氮氧化物100mg/kg剂量组在抑制引咳潜伏期和2min内咳嗽次数方面显著优于马钱子碱25mg/kg剂量组。

表4-45 马钱子碱及其氮氧化物对小鼠的镇咳作用（$\bar{x} \pm s$）

组别	剂量（mg/kg）	n	引咳潜伏期	2min内咳嗽次数
生理盐水组	等体积	20	40.3 ± 5.5	30.1 ± 15.5
马钱子碱组	25	20	48.3 ± 15.1 *	33.0 ± 21.0
	12.5	20	38.5 ± 4.7	34.9 ± 19.9
马钱子碱氮氧化物组	100	20	66.7 ± 23.0 * * ▲	12.3 ± 11.5 * * ▲
	50	20	46.4 ± 19.1	22.9 ± 13.9

注：与NS组比较，$^*P < 0.05$，$^{**}P < 0.01$；马钱子碱氮氧化物组与马钱子碱组比较，$^\blacktriangle P < 0.05$。

（四）讨论

（1）马钱子中的主要生物碱为士的宁和马钱子碱，笔者查阅了近40年来的国内外主要的医药文献，发现至今为止国内外的学者对士的宁的研究较多，对马钱子碱的研究甚少，而且尚未见有研究其衍生物药理作用、生物活性的报道。

（2）在临床上用炮制后的中药马钱子配伍治疗慢性气管炎取得了较好疗效。并使用马钱子碱片治疗慢性气管炎，认为其有镇咳、化痰作用。而马钱子中则含有较多的马钱子碱和马钱子碱氮氧化物。这些现象和本实验的结果是吻合的。这对进一步研究马钱子，马钱子碱及其衍生物对呼吸系统的作用提供了一定的参考依据。

（3）本实验结果表明：马钱子碱氮氧化物具有良好的镇咳、化痰作用。马钱子碱氮氧化合物皮下注射的排痰作用优于马钱子碱。但口服则效果相近。另据报道马钱子碱其镇咳作用除对周围末梢神经的麻痹作用外，也与其在中、小剂量镇静作用有关，本实验结果是马钱子碱氮氧化物与马钱子碱相比具有较强的镇咳作用。

（4）本实验中，马钱子碱的氮氧化物所用的剂量虽比马钱子碱大，但根据笔者所做的马钱子碱和其氮氧化物的急性毒性试验结果，马钱子碱氮氧化物的 LD_{50} 为 766.7mg/kg，而马钱子碱的 LD_{50} 为 50.10mg/kg。后者毒性比前者约大15倍。本实验中马钱子碱氮氧化物所用的剂量是其 LD_{50} 的 $1/15.3 \sim 1/3.8$，而马钱子碱所用剂量为其 LD_{50} 的 $1/4.3 \sim 1/1.07$，并且本实验中以 50mg/kg 马钱子碱皮下注射时发现有明显毒性反应。马钱子的炮制目的是使其毒性降低，实验也证明，马钱子经炮制后马钱子碱含量下降，但其氮氧化物明显增加，这也从一个方面证明，千百年遗留下来的传统中药炮制方法，是有其内在科学道理的。

第五节　马钱子生物碱抗肿瘤作用的研究

一、马钱子生物碱体外抗肿瘤活性研究

（一）马钱子生物碱对肝癌细胞的体外抗肿瘤作用的评价

据报道很多吲哚生物碱如长春碱（vinblastine）、钩吻碱子（koumine）、尖杉酯碱（harringtonine）、长春新碱（vincristine）都的有较强的抗肿瘤活性，值得重视的是大多数马钱子生物碱都含有吲哚母环结构，根据构效关系理论，它们也可能具有抗肿瘤活性。在我们以前的研究中，这些生物碱对许多肿瘤均具有抑制作用。这些结果，为我们考察马钱子生物碱对肝癌的抗肿瘤作用提供了实验基础。本节主要考察砂烫炮制法对马钱子生物碱抗肿瘤作用的影响，确定生物碱是马钱子中主要的抗肿瘤活性成分，同时希望从这些马钱子生物碱中筛选出一些抗癌活性强、毒性低和含量丰富的理想生物碱。

从马钱子生品和砂烫炮制品中提取出总生物碱（CSTA、PSTA）。以人肝癌细胞 HepG2 和 SMMC7721 为体外实验模型，对马钱子生物碱中的4种代表性单体成分：士的宁、马钱子碱及其炮制衍生物马钱子碱氮氧化物、异士的宁，进行抗肿瘤作用的筛选。并比较 CSTA 和 PSTA 对肝癌的抑制作用，筛选马钱子活性生物碱，以期为中国民间长

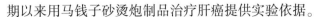

期以来用马钱子砂烫炮制品治疗肝癌提供实验依据。

1. 实验材料

仪器：CO_2 细胞培养箱（FORMA SCIENTIFIC，美国）；酶标分光光度读板仪（SPECTRA MAX 190，美国）；精密电子分析天平（梅特勒 AG285，瑞士）；超净工作台（苏州净化设备厂）。

药品与试剂：RPMI1640 培养基（GIBCO，美国）；新生小牛血清（Hyclone，新西兰）（56℃水浴灭活 0.5h）；胰酶（AMRESCO，美国）；MTT，Me_2SO（Sigma，美国）；青霉素、链霉素（山东鲁抗药业公司）；0.1mmol/L 磷酸盐缓冲液（PBS，pH 7.2 ~ 7.4）自制；其他为国产分析纯试剂。CSTA、PSTA 分别由马钱子生品和炮制品提取而得；士的宁（strychnine，S）和马钱子碱氮氧化物（brucine N – oxide，BNO）购于美国 Sigma 公司，马钱子碱（brucine，B）购于日本 NACALAI TESQUE. 公司。纯度大于 99%，异士的宁（isostrychnine，IS）由士的宁加热转化而来，纯度大于 95%。

细胞株及细胞培养：人肝癌细胞株 HepG2（由南京大学鼓楼医院邹玺博士惠赠）和 SMMC7721（由南京中医药大学基础医学院王明艳博士惠赠）购自中科院上海细胞生物所。两者皆为贴壁生长。细胞于含 10% 灭活小牛血清（FCS）、青霉素 100IU/ml、链霉素 100mg/L 的 RPMI1640 培养液，5% 的 CO_2、饱和湿度、37℃的条件下常规培养，隔天换液一次，0.25% 胰酶消化、传代。实验前，经台盼蓝拒染法鉴定活细胞应占 95% 以上，所有实验重复 3 次。

2. 实验方法

（1）样品处理　将 CSTA、PSTA 和 S、B、BNO、IS 溶于 RPMI1640 液中，加入少量的 Me_2SO 液助溶（终浓度不高于 0.1%），用 HCl 溶液（0.5mol/L）调 pH 至 7.2 ~ 7.4。0.22μm 微孔滤膜过滤除菌，4℃保存待用。

（2）MTT 比色法　取处于对数生长期的 SMMC7721 和 HepG2，接入 96 孔板中（细胞密度 $6×10^4$cells/ml），每孔 180μl 在细胞贴壁并生长融合至 60% ~ 70% 加药处理，每种药物设 4 个浓度梯度（药物终浓度：CSTA 和 PSTA 为 12.5、25、50、100mg/L；S、B、BNO 和 IS 设 0.125、0.25、0.5、1.0mmol/L）。分别在 24、48、72h 后，每孔加入 MTT（1g/L）100μl，平面混匀后，置于培养箱中继续孵育 4h，然后弃去各孔中的上清液，再加入 200μl Me_2SO，平面振荡混匀 10min，待其各孔中的紫色结晶完全溶解后，置于酶标分光光度读板仪下测定各孔中的吸光值（A，$λ = 492$nm）。按下面公式计算细胞增殖抑制率（IR）。

$$\text{IR}（\%）=（1 - A_{\text{treated group}}/A_{\text{control group}}）×100$$

3. 结果与讨论

（1）马钱子炮制前后其总生物碱对人肝癌细胞 HepG2 体外增殖抑制作用　由图 4 – 32 可以看出，MTT 实验结果显示 CSTA 和 PSTA 均可抑制 HepG2 在体外的增殖，且这种作用呈剂量和时间依赖性。其中 PSTA 的抑制作用稍强于 CSTA。比如 PSTA（100mg/L）在 72h 时对 HepG2 的抑制率为 71.8%，高于 CSTA 的 63.2%。另外当一种天然药物组分的 IC_{50} 小于 100mg/L，往往被看作是有效的抗肿瘤药物。从表 4 – 46 可看出，CSTA 和 PSTA 的 IC_{50}（72h）分别为 53.1mg/L 和 37.8mg/L。说明两者均有抗肿瘤活性，其中 PSTA 稍强于 CSTA。

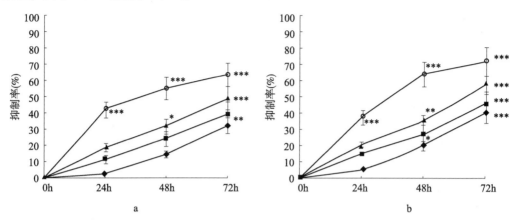

图 4 - 32　CSTA（a）和 PSTA（b）在不同时间对 HepG2 的细胞毒性

［注：HepG2 细胞（6×10⁴/ml）分别经 CSTA（a），PSTA（b）（12.5、25、50、100mg/L）处理 24、48、72h，然后用 MTT 法测定细胞活力，每个样品设 3 个复孔，实验重复 3 次。◆12.5mg/L/L，■ 25mg/L，▲50mg/L，○100mg/L；与空白对照组相比，*P < 0.05，**P < 0.01，***P < 0.01］

表 4 - 46　CSTA 和 PSTA 作用于人肝癌细胞 HepG2 24、48、72h 后的 IC₅₀

组别	IC$_{50}$（mg/L）（95% 置信区间）		
	24h	48h	72h
CSTA	139.6（132.6～146.6）	87.8（83.4～92.2）	53.1（50.5～55.8）
PSTA	147.5（140.1～154.9）	69.3（65.8～72.8）	37.8（35.9～39.7）

同时，我们选择了不同浓度的 PSTA 在不同时间段内作用于 HepG$_2$，然后在倒置显微镜下观察其细胞形态，由图 4 - 33 可以看出，未经处理的细胞呈铺路石状致密生长，可以看到大量的处于分裂相的细胞，经药物处理后，细胞皱缩变圆，部分脱落，胞浆内出现空泡，可看到细胞出芽形成凋亡小体等现象。随着 PSTA 的浓度增加和作用时间延长，细胞形态受伤害的情况愈加严重，这与 MTT 实验结果相吻合。

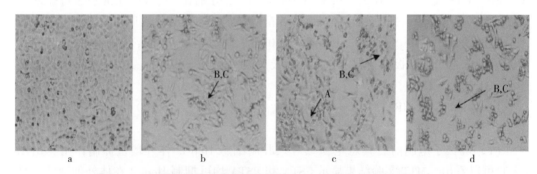

图 4 - 33　倒置显微镜下观察到的经过 PSTA 处理的人肝癌细胞 HepG2
的细胞形态学变化（放大倍数 100×）

a. 未经处理的人肝癌 HepG2 细胞；b. 经 PSTA（50mg/L）处理 24h 的人肝癌 HepG2 细胞；c. 经 PSTA（100mg/L）处理 24h 的人肝癌 HepG2 细胞；d. 经 PSTA（100mg/L）处理 48h 的人肝癌 HepG2 细胞。

细胞形态按 Toplin 分级法。箭头 A：胞浆空泡化；箭头 B：凋亡小体；箭头 C：细胞出芽

（2）单体生物碱马钱子碱、士的宁、马钱子碱氮氧化物和异士的宁对人肝癌细胞株 SMMC7721 和 HepG2 的体外增殖的抑制作用 图 4 - 34 和图 4 - 35 显示，马钱子碱、士的宁和异士的宁在 0.125 ~ 1.00mmol/L 内对人肝癌细胞株 SMMC7721 和 HepG2 均有不同程度的增殖抑制作用，并呈现良好的时效和量效关系，其中马钱子碱的抑制作用最强。而马钱子碱氮氧化物在此范围内对 SMMC7721 和 HepG2 细胞株均无明显的抑制作用。经 3 次平行实验，重现性满意。

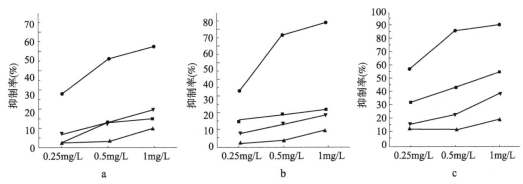

图 4 - 34　马钱子碱、士的宁、马钱子碱氮氧化物和异士的宁
在不同时间对 SMMC7721 的细胞毒性

［注：SMMC7721 细胞（6×10⁴/ml）分别经上述 4 种生物碱（0.25、0.5、1mmol/L）处理
24h（a）、36h（b）和 48h（c），然后用 MTT 法测定细胞活力，每个样品设 3 个复孔，
实验重复 3 次。▼士的宁，●马钱子碱，▲马钱子碱氮氧化物，■异士的宁］

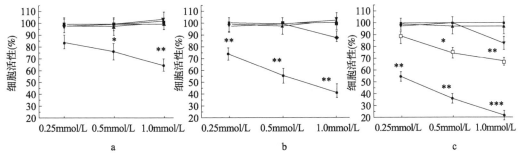

图 4 - 35　马钱子碱、士的宁、马钱子碱氮氧化物和异士的宁在不同时间对 HepG2 的细胞毒性

［注：HepG2 细胞（6×10⁴/ml）分别经上述 4 种生物碱（0.25、0.5、1mmol/L）处理 24h（a）、
36h（b）和 48h（c），然后用 MTT 法测定细胞活力，每个样品设 3 个复孔，实验重复 3 次。
■空白对照，●马钱子碱，▲马钱子碱氮氧化物，▼士的宁，异士的宁；
与空白对照组相比，*P < 0.05，**P < 0.01，***P < 0.001］

（二）马钱子生物碱对人胃癌细胞的体外抗肿瘤作用的评价

我们在本实验中以人胃癌细胞 BGC823、SGC7901 和 MGC803 为体外实验模型，分别从马钱子生品和砂烫炮制品中提取出总生物碱（CSTA、PSTA），并对马钱子生物碱中的 4 种代表性单体成分：士的宁、马钱子碱（含量最高）及其炮制衍生物马钱子碱氮氧化物、异士的宁，进行抗肿瘤作用的筛选。比较 CSTA 和 PSTA 对胃癌细胞的抑制

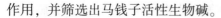

作用，并筛选出马钱子活性生物碱。

1. 实验材料

仪器：同前。

药品与试剂：同前。

细胞株及细胞培养：人胃癌细胞株 BGC823（由南中医基础医学院刘红艳硕士惠赠）、SGC7901（由中国药科大学郭青龙教授惠赠）和 MGC803（由海洋药物研究中心陆茵教授惠赠）均购于中科院上海细胞生物所。三者皆为贴壁生长细胞。细胞培养同前。

2. 实验方法

样品处理：同前。

MTT 比色法：同前。

3. 结果与讨论

（1）马钱子炮制前后其总生物碱对人胃癌细胞 BGC823、MGC803 和 SGC7901 体外增殖的抑制作用　由表 4－47、表 4－48 和表 4－49 可以看出，MTT 实验结果显示 CSTA 和 PSTA 均可抑制 BGC823、MGC803 和 SGC7901 在体外的增殖，且这种作用呈剂量和时间依赖性。其中 PSTA 和 CSTA 对 SGC7901 的抑制作用较强，对 BGC823 的抑制作用较弱。但两者对这三种细胞的抑制作用没有显著性差异。

表 4－47　CSTA 和 PSTA 在 24、48h 内 MGC803 细胞体外增殖的抑制作用

样品	作用时间（h）	药物浓度（mg/L）				IC_{50}（mg/L）
		25	50	100	200	
CSTA	24	23.81	9.52	19.05	57.14	175.0
	48	32.35	41.18	50.00	85.29	100.0
PSTA	24	28.57	23.81	19.05	61.90	168.0
	48	23.53	38.24	52.94	85.29	95.0

表 4－48　CSTA 和 PSTA 在 24、48h 内 BGC823 细胞体外增殖的抑制作用

样品	作用时间（h）	药物浓度（mg/L）				IC_{50}（mg/L）
		25	50	100	200	
CSTA	24	3.45	6.90	17.24	34.48	>200.0
	48	3.45	19.35	25.81	51.61	196.0
PSTA	24	28.57	10.34	20.69	37.93	>200.0
	48	19.35	22.58	32.26	48.39	207.0

表 4 – 49　CSTA 和 PSTA 在 24、48h 内 SGC7901 细胞体外增殖的抑制作用

样品	作用时间 (h)	药物浓度（mg/L）				IC$_{50}$ (mg/L)
		25	50	100	200	
CSTA	24	7.94	31.75	55.56	55.56	88.9
	48	34.34	52.53	66.67	74.75	84.4
	72	39.82	43.36	65.49	86.73	58.7
PSTA	24	14.29	55.56	46.03	60.32	103.4
	48	31.31	61.62	59.60	71.72	48.6
	72	42.48	49.56	52.21	82.30	50.3

同时，我们选择了不同浓度的 PSTA 在不同时间段内作用于 MGC803、BGC823 和 SGC7901，细胞形态受伤害的情况与 HepG2 相似，随着 PSTA 的浓度增加和作用时间延长愈加严重，这与 MTT 实验结果相吻合。

（2）单体生物碱马钱子碱、士的宁、马钱子碱氮氧化物和异士的宁对人胃癌细胞 BGC823、SGC7901 和 MGC803 体外增殖的抑制作用　表 4 – 50、表 4 – 51 和表 4 – 52 显示，马钱子碱、士的宁和异士的宁在 0.125～1.00mmol/L 内对人胃癌细胞株 BGC823、MGC803 和 SGC7901 的增殖均有抑制作用，并呈现良好的时效和量效关系，其中马钱子碱的抑制作用最强。而马钱子碱氮氧化物对 MGC803 和 SGC7901 有微弱的抑制作用，但对 BGC823 细胞株无抑制作用。经 3 次平行实验，重现性良好。

表 4 – 50　马钱子碱、士的宁、马钱子碱氮氧化合物和异士的宁
对 MGC803 细胞体外增殖的抑制作用（24、48h）

样品	作用时间 (h)	药物浓度（mg/L）				IC$_{50}$ (mmol/L)
		0.125	0.25	0.50	1.00	
S	24	0.00	9.52	19.04	66.67	0.84
	48	38.24	41.18	45.16	77.42	0.52
B	24	14.29	28.54	52.38	90.48	0.46
	48	38.24	47.06	79.41	91.18	0.27
BNO	24	0.00	9.52	4.76	9.52	＞＞1.00
	48	17.65	38.24	41.18	44.12	＞1.00
IS	24	6.90	17.25	31.27	71.90	0.73
	48	36.41	44.12	47.06	77.42	0.56

表 4 – 51　马钱子碱、士的宁、马钱子碱氮氧化合物和异士的宁
对 BGC823 细胞体外增殖的抑制作用（24、48h）

样品	作用时间（h）	药物浓度（mmol/L）				IC$_{50}$（mmol/L）
		0.125	0.25	0.50	1.00	
S	24	6.90	13.79	41.38	55.17	0.81
	48	19.35	29.03	45.16	77.42	0.55
S	24	10.34	24.14	41.38	58.72	0.74
	48	32.26	38.71	64.52	87.10	0.32
BNO	24	0.00	0.00	0.00	3.23	＞＞1.00
	48	0.00	6.90	0.00	6.29	＞＞1.00
IS	24	6.90	29.03	41.38	61.90	0.72
	48	13.79	38.71	47.94	77.42	0.54

表 4 – 52　马钱子碱、士的宁、马钱子碱氮氧化合物和异士的宁
对 SGC7901 细胞体外增殖的抑制作用（24、48、72h）

样品	作用时间（h）	药物浓度（mmol/L）				IC$_{50}$（mmol/L）
		0.125	0.25	0.50	1.00	
S	24	19.05	31.75	22.22	65.08	0.84
	48	42.42	42.42	58.59	90.91	0.36
	72	58.41	58.41	63.72	95.58	0.10
B	24	22.61	60.71	71.43	91.67	0.20
	48	29.55	81.06	89.39	99.24	0.17
	72	26.33	88.05	96.68	97.35	0.17
BNO	24	14.29	3.17	11.11	15.87	＞＞1.00
	48	33.33	22.22	35.35	32.32	＞＞1.00
	72	9.73	15.93	38.32	46.02	＞1.00
IS	24	7.94	26.98	47.62	76.19	0.58
	48	40.40	53.54	67.68	85.86	0.23
	72	31.86	42.48	55.75	91.15	0.34

（三）马钱子生物碱对其他肿瘤细胞的体外抗肿瘤作用的评价

1. 实验材料

仪器：同前。

药品与试剂：同前。

细胞株及细胞培养：人肺腺癌细胞株 A549（由南京大学附属鼓楼医院提供）、人结肠癌细胞株 LoVo（由解放军八一医院肿瘤研究中心提供）、人乳腺癌细胞株 MDA – MB – 231（由南京医科大学蔡云青教授惠赠）、人口腔癌细胞株 KB（由南京中医药大学药学院盛玉青硕士惠赠）。四者皆为贴壁生长细胞。细胞培养同前。

2. 实验方法

样品处理：同前。

MTT 比色法：同前。

3. 结果与讨论

由于作用结果相似和篇幅所限，本文重点报道马钱子生物碱对人肺腺癌细胞株 A549 和人结肠癌细胞株 LoVo 体外增殖的抑制作用。而对马钱子生物碱抑制人乳腺癌细胞株 MDA – MB – 231 和人口腔癌细胞株 KB 的作用仅作一般性描述。

（1）马钱子炮制前后其总生物碱对人肺腺癌细胞株 A549 和人结肠癌细胞株 LoVo 增殖的抑制作用　由表 4 – 53、表 4 – 54 可以看出，MTT 实验结果显示 CSTA 和 PSTA 作用于 48h 和 72h 后，均可显著抑制 A549 和 LoVo 在体外的增殖，且这种作用呈剂量和时间依赖性，尤以对 LoVo 作用 72h 的抑制作用最为明显，但两者之间没有显著性差异。CSTA 和 PSTA 对 MDA – MB – 231 和 KB 的抑制作用弱于对 LoVo 细胞的抑制作用。

表 4 – 53　CSTA、PSTA 对人肺腺癌 A549 细胞体外增殖的抑制作用（24、48、72h）

组别		药物浓度（mg/L）				IC_{50}
时间（h）	药物	25	50	100	200	（mg/L）
24	CSTA	28.52	23.28	20.00	27.87	> >200
	PSTA	25.25	25.25	29.18	31.80	> >200
48	CSTA	20.93	39.02	46.77	58.66	120
	PSTA	37.47	48.84	47.80	56.59	57
72	CSTA	37.23	69.20	64.52	74.78	35
	PSTA	50.23	61.01	60.23	69.98	25

表 4 – 54　CSTA、PSTA 对人结肠癌 LoVo 细胞体外增殖的抑制作用（24、48、72h）

组别		药物浓度（mg/L）				IC_{50}
时间（h）	药物	25	50	100	200	（mg/L）
24	CSTA	20.83	26.39	22.22	27.78	> >200
	PSTA	22.69	25.00	22.22	25.00	> >200
48	CSTA	49.00	57.00	65.00	68.00	26.5
	PSTA	44.33	55.00	63.00	67.00	38.2
72	CSTA	90.28	94.60	96.40	97.12	4.5
	PSTA	80.02	93.16	96.94	98.92	4.7

（2）马钱子单体生物碱（S、B、BNO、IS）对 A549、MDA – MB – 231 和 LoVo 体外增殖的抑制作用　表 4 – 55 和表 4 – 56 显示，马钱子碱、士的宁在 48 ~ 72h 内对人肺癌细胞株 A549 和人结肠癌细胞株 LoVo 的体外增殖均有抑制作用，并呈现良好的时效和量效关系。其中马钱子碱的抑制作用最强。而马钱子碱氮氧化物和异士的宁对 A549 仅有很微弱的抑制作用，对 LoVo 细胞无抑制作用。

表 4-55　马钱子碱、士的宁、马钱子碱氮氧化合物和异士的宁
对 A549 细胞体外增殖的抑制作用（24、48、72h）

组别		药物浓度（mmol/L）				IC$_{50}$
时间（h）	药物	0.125	0.25	0.50	1.00	（mmol/L）
24	S	10.29	24.61	24.38	63.76	0.65
	B	10.43	24.35	21.74	30.87	>>1.00
	BNO	4.93	0.00	11.30	29.28	>>1.00
	IS	17.68	17.68	39.13	37.39	>>1.00
48	S	39.64	43.21	40.23	50.44	>>1.00
	B	42.19	53.23	49.65	63.41	0.51
	BNO	14.77	0.00	17.45	19.91	>>1.00
	IS	26.49	25.27	33.32	45.69	1.15
72	S	24.61	10.29	24.38	63.76	0.82
	B	29.36	39.93	45.64	71.81	0.55
	BNO	14.77	21.03	16.47	27.32	>>1.00
	IS	34.68	41.61	43.85	54.36	0.86

表 4-56　马钱子碱、士的宁、马钱子碱氮氧化合物和异士的宁
对 LoVo 细胞体外增殖的抑制作用（24、48、72h）

组别		药物浓度（mmol/L）					IC$_{50}$
时间（h）	药物	0.0625	0.125	0.25	0.5	1.00	（mmol/L）
24	S		16.67	26.39	18.06	18.06	>>1.00
	B	26.39	22.22	26.39	36.11	41.67	1.20
	BNO		9.72	4.17	16.67	26.39	>>1.00
	IS		1.39	2.78	16.67	29.17	>>1.00
48	S		26.21	35.38	50.27	55.63	>>1.00
	B	48.00	57.55	65.24	66.52	62.75	0.071
	BNO		1.03	3.19	13.26	12.53	>>1.00
	IS		7.76	26.41	34.93	48.25	1.10
72	S		4.32	67.03	81.08	92.97	0.20
	B	77.30	84.86	84.86	86.49	90.81	0.045
	BNO		11.89	6.48	15.68	31.89	>>1.00
	IS		4.86	11.89	6.48	15.68	>>1.00

　　马钱子碱、士的宁和异士的宁在 48～72h 内对人乳腺癌细胞株 MDA-MB-231 和人口腔癌细胞株 KB 的体外增殖均有显著的抑制作用，并呈现良好的时效和量效关系。其中马钱子碱和异士的宁的抑制作用较强。而马钱子碱氮氧化物基本无抑制作用。

（四）小结

　　本研究在体外用 MTT 法观察马钱子中 4 种生物碱单体（S，B，BNO，IS）和两种总生物碱（PTSA 和 CTSA）对常见的 9 种肿瘤细胞株：胃癌（3 种：BGC823，

MGC803，SGC7901）、肝癌（2 种：SMMC7721，HepG2）、肺癌（A549）、乳腺癌（MDA－MB－231）、结肠癌（LoVo）和口腔癌（KB）的抑制作用。结果发现，士的宁、马钱子碱、异士的宁在 0.125～1.00mmol/L 内对各肿瘤细胞株均有不同程度的增殖抑制作用，不同的肿瘤细胞株对这种抑制作用有一定的差异，其中 SGC7901、MGC803、HepG2、SMMC7721、LoVo 和 A549 较为敏感，马钱子碱的抑制作用最强。经 3 次平行实验，重现性满意，并呈现良好的时效和量效关系。而马钱子碱氮氧化物在此范围内对各肿瘤细胞株均无明显的抑制作用。我们还发现马钱子碱对正常组织细胞（犬肾小管上皮 DK 细胞）的体外增殖没有明显抑制作用。另外，马钱子生品总生物碱（CTSA）及其炮制品总生物碱（PTSA）对以上肿瘤细胞株的增殖均有明显的抑制作用，且两者的抑制作用无显著性差异，表明马钱子经砂烫炮制后，在动物体内的毒性大大减弱，而抗肿瘤活性却未随之而降低。

二、马钱子碱体内抗肿瘤活性研究

在上部分的实验中发现马钱子碱在体外可以显著抑制多种细胞的增殖并能诱导肝癌细胞、肺癌细胞、胃癌细胞凋亡。但目前尚无马钱子碱对动物移植性肿瘤的抑瘤实验报道。本部分通过移植性小鼠模型的整体实验，观察马钱子碱对其肿瘤抑制作用和生存时间的影响，并系统考察马钱子碱对肝癌实体瘤 Heps 模型小鼠的肝、肾、免疫和造血系统等的毒性，为马钱子碱用于肿瘤的临床治疗提供实验依据。

（一）马钱子碱对实体瘤（Heps，S180）荷瘤小鼠的肿瘤抑制作用

1. 实验材料

仪器：电子分析天平（AG285，METTLER TOLEDO，瑞士）；层流洁净工作台（YJ－875，苏州净化设备总厂）。

药品与试剂：马钱子碱（brucine，简称 B，日本 NACALAI TESQUE. 公司，Lot：M9F5231）；顺铂（Cisplatin，CDDP）注射粉针剂（20mg/支，齐鲁制药厂，批号：0310035）。

瘤株与动物：①瘤株：肝癌细胞株 Heps、肉瘤 S180 瘤株由江苏省肿瘤防治研究所提供；②动物：ICR 种小鼠，18g～22g，雌雄兼用，南京中医药大学实验动物中心提供，来源于上海斯莱克实验动物有限责任公司。许可证号：SCXK（沪）2003－0003。

2. 实验方法

接种：取 18g～22g ICR 种 SPF 级小鼠，常规饲养。另取传代保种 7～8 天，生长旺盛，且无溃破的健康 Heps、S180 荷瘤小鼠，颈椎脱臼处死，置超净工作台，在无菌条件下从腹腔抽出乳白色或乳黄色的瘤液，用无菌生理盐水按 1：（3～5）比例制成肿瘤细胞悬液，计数并调节细胞数为 $1 \times 10^{8}/ml$，每只小鼠右前肢腋窝皮下接种 0.2ml。

分组及给药：接种后随机分组，马钱子碱设 4 个剂量组（1.61、3.23、6.46、12.92mg/kg，腹腔注射，分别相当于马钱子碱 LD_{50} 的 1/40、1/20、1/10 和 1/5），阳性组（顺铂腹腔注射 3.0mg/kg），每组 10～12 只。接种 24h 后每日分别腹腔注射给药 1 次，观察记录各组小鼠生存状况并称重，连续 8 天。

指标测定：各实验组于末次给药次日经眶底静脉丛取血，处死，剥离瘤块，分别称定瘤体重量和体重，计算抑瘤率（TIR）。

$$TIR（\%）=[1-瘤重 NS 组（W_{control}）/瘤重给药组（W_{treated}）]×100$$

数据处理：所有数据以 $\bar{x}±s$ 表示，并经 EXCEL 处理。采用双样本 t 检验进行组间分析。以 $P<0.05$ 作为显著性检验标准。

3. 结果与讨论

（1）马钱子碱对 Heps 实体瘤模型小鼠的肿瘤抑制作用　马钱子碱对 Heps 荷瘤小鼠的实体瘤表现出明显的抑瘤作用，可使其瘤重明显减轻：与空白对照组相比，马钱子碱在 $1.61\sim12.92$ mg/kg（$1/40\sim1/5$ LD_{50}）剂量范围内对 Heps 荷瘤小鼠肿瘤生长抑制有显著性差异（$P<0.05$）。其中在 $1.16\sim6.46$ mg/kg 剂量范围内抑瘤效果最好，并且抑瘤效果有良好的剂量依赖性；马钱子碱（3.23 mg/kg）的抑瘤率最高，达到 46.06%（$P<0.001$）。但随着剂量的加大，抑瘤率反而下降，马钱子碱（12.92 mg/kg）的抑瘤率只有 32.87%（表4-57）。

表4-57　马钱子碱对实体瘤 Heps 荷瘤小鼠的肿瘤抑制作用（$\bar{x}±s$）

组别	剂量（mg/kg）	鼠数 实验前/后	鼠重（g） 实验前	鼠重（g） 实验后	瘤重（g）	抑制率 TIR（%）
NS	—	10/10	$20.3±1.55$	$22.8±4.18$	$1.448±0.430$	—
CDDP	3.0	10/8	$20.2±1.46$	$16.9±2.48^{\Delta}$	$0.111±0.409^{***}$	92.33
B（$1/40LD_{50}$）	1.61	10/10	$19.3±2.21$	$28.2±3.46^{\Delta}$	$1.014±0.284^{*}$	29.97
B（$1/40LD_{50}$）	3.23	10/10	$20.0±1.94$	$23.4±2.20$	$0.781±0.341^{***}$	46.06
B（$1/40LD_{50}$）	6.46	10/10	$21.3±1.12$	$24.6±2.88$	$0.839±0.354^{***}$	42.06
B（$1/40LD_{50}$）	12.92	10/8	$19.7±1.61$	$26.3±3.44$	$0.972±0.354^{*}$	32.87

注：给药各组和生理盐水组相比较，体重：$^{\Delta}P<0.05$；瘤重：$^{*}P<0.05$，$^{***}P<0.001$。

（2）马钱子碱对 S180 实体瘤模型小鼠的肿瘤抑制作用　马钱子碱对 S180 荷瘤小鼠的实体瘤表现出明显的抑瘤作用，可使其瘤重明显减轻：在 1.61、3.23、6.46 mg/kg 剂量下的抑瘤率分别为 37.59%、36.13% 和 38.87%，与空白对照组相比，马钱子碱在 $1.61\sim6.46$ mg/kg 剂量范围内对 S180 荷瘤小鼠的肿瘤生长抑制有显著性差异（$P<0.01$），但抑瘤效果没有良好的量效关系（表4-58）。

表4-58　马钱子碱对实体瘤 S180 荷瘤小鼠的肿瘤抑制作用（$\bar{x}±s$）

组别	剂量（mg/kg）	鼠数 实验前/后	鼠重（g） 实验前	鼠重（g） 实验后	瘤重（g）	抑制率 TIR（%）
NS	—	10/10	$21.1±1.91$	$34.2±2.90$	$1.168±0.384$	—
CDDT	3.0	10/8	$21.5±1.31$	$18.5±3.53^{\Delta\Delta}$	$0.040±0.025^{***}$	96.58

组别	剂量（mg/kg）	鼠数实验前/后	鼠重（g）实验前	鼠重（g）实验后	瘤重（g）	抑制率 TIR（%）
B（1/40LD$_{50}$）	1.61	10/10	20.7±2.42	31.4±3.30	0.729±0.180**	37.59
B（1/20LD$_{50}$）	3.23	10/10	21.0±1.26	35.4±2.59	0.746±0.188**	36.13
B（1/10LD$_{50}$）	6.46	10/10	21.5±2.58	26.6±2.58	0.714±0.148**	38.87

注：给药各组和生理盐水组相比较，体重：$^{\triangle\triangle} P < 0.01$，$** P < 0.01$，$*** P < 0.001$。

我们从整体的角度观察了马钱子碱对实体瘤（肝癌 Heps 和肉瘤 S180）小鼠模型的肿瘤生长、生存时间的影响，结果表明马钱子碱在小剂量 1.16～3.23mg/kg（1/40～1/20LD$_{50}$）时对移植性荷瘤小鼠就有显著的抑瘤作用，且呈现良好的量效关系。

（二）马钱子碱对腹水瘤（Heps，EAC）模型小鼠存活时间的影响

1. 实验材料

仪器：YJ-875 层流洁净工作台（苏州净化设备总厂）。

药品与试剂：马钱子碱（日本 NACALAI TESQUE. 公司，Lot：M9F5231）；顺铂（Cisplatin，CDDP）注射粉针剂（20mg/支，齐鲁制药厂，批号：0310035）。

瘤株与动物：①瘤株：肝癌细胞株 Heps、EAC 腹水瘤株由江苏省肿瘤防治研究所提供，由本研究室定期腹腔接种传代保种；②动物：ICR 种雄性小鼠，18～22g，南京中医药大学实验动物中心提供，来源于上海斯莱克实验动物有限责任公司。许可证号：SCXK（沪）2003-0003。

2. 实验方法

接种：取 18～22g ICR 种 SPF 级雄性小鼠，常规饲养。另取传代保种 7～8 天，生长旺盛，且无溃破的健康 Heps、EAC 荷瘤小鼠，颈椎脱臼处死，置超净工作台，在无菌条件下从腹腔抽出乳白色或乳黄色的瘤液，用无菌生理盐水按 1:（3～5）比例制成肿瘤细胞悬液，计数并调节细胞数为 $1×10^8$/ml，每只小鼠腹腔接种 0.2ml。

分组及给药：接种后随机分组，马钱子碱设 4 个剂量组（1.61、3.23、6.46、12.92mg/kg，腹腔注射，分别相当于马钱子碱 LD$_{50}$ 的 1/40、1/20、1/10 和 1/5），阳性组（顺铂腹腔注射 3.0mg/kg），每组 10～12 只。接种 24h 后每日分别腹腔注射给药 1 次，观察记录各组小鼠生存状况并称重，连续 8 天。

延命实验：给药第 7 天称取各组小鼠重量，观察各组小鼠的生存时间，以 60 天为限，生存时间超过 60 天按 60 天计算。根据下面公式计算马钱子碱及其脂质体对 Heps、EAC 腹水瘤小鼠的生命延长率（LPR）。整个实验重复 3 次。

$$LPR（\%） = \left[（T_{treated} - T_{control}）/T_{control}\right] ×100$$

数据处理：所有数据以 $\bar{x}±s$ 表示，并经 EXCEL 处理。采用双样本 t 检验进行组间分析。以 $P < 0.05$ 作为显著性检验标准。

3. 结果与讨论

（1）马钱子碱对 EAC 腹水瘤模型小鼠存活时间的影响 马钱子碱在 1.61～3.23mg/kg（1/40～1/20LD$_{50}$）剂量范围内对 EAC 腹水型荷瘤鼠有微弱的生命延长率，

与空白对照相比差异无显著性（$P > 0.05$）。

表 4-59　马钱子碱对腹水瘤 EAC 小鼠的体重和生存时间的影响（$n = 12$，$\bar{x} \pm s$）

组别	剂量（mg/kg）	鼠重（g）		生存时间（d）	生命延长率 LPR（%）
		实验前	实验后		
NS	—	19.5 ± 0.84	35.2 ± 2.31	15.9 ± 1.93	—
CDDT	3.0	19.9 ± 1.11	34.1 ± 2.81	17.8 ± 10.83	12.04
B（1/40LD$_{50}$）	1.61	19.1 ± 0.82	34.1 ± 2.81	17.2 ± 6.71	7.85
B（1/20LD$_{50}$）	3.23	19.1 ± 1.01	34.3 ± 3.27	16.3 ± 7.22	2.62
B（1/10LD$_{50}$）	6.46	19.0 ± 1.17	35.2 ± 2.82	14.8 ± 4.26	-6.81

（2）马钱子碱对 Heps 腹水瘤模型小鼠存活时间的影响　在 Heps 腹水瘤模型试验中，马钱子碱各组小鼠的存活天数均低于 NS 空白对照组。

表 4-60　马钱子碱对腹水瘤 Heps 小鼠的体重和生存时间的影响（$n = 12$，$\bar{x} \pm s$）

组别	剂量（mg/kg）	鼠重（g）		生存时间（d）	生命延长率 LPR（%）
		实验前	实验后		
NS	—	19.7 ± 0.78	28.4 ± 2.38	12.8 ± 3.31	—
CDDT	3.0	19.2 ± 0.96	27.5 ± 4.98	14.3 ± 3.47	11.72
B（1/40LD$_{50}$）	1.61	19.2 ± 1.14	29.5 ± 2.65	11.8 ± 1.91	-7.81
B（1/20LD$_{50}$）	3.23	18.9 ± 1.54	26.6 ± 1.87	11.1 ± 1.38	-13.28
B（1/10LD$_{50}$）	12.92	19.4 ± 1.05	32.3 ± 2.53	10.2 ± 2.17 *	-20.31

注：与 NS 组比较，* $P < 0.05$。

从表 4-59 和表 4-60 可看出，无论在 EAC 还是在 Heps 腹水瘤模型的试验中，马钱子碱各组小鼠的存活天数低于空白对照组并与剂量呈负相关，即随着剂量的增加，荷瘤小鼠的生存时间减少。因此，可以初步认为马钱子碱对腹水瘤模型小鼠基本无生命延长作用。

三、马钱子碱诱导人肝癌细胞 SMMC7721 和 HepG2 凋亡的研究

肝癌是目前中国最常见的肿瘤疾病之一，肝癌以恶性程度高、病程进展迅速，预后差、治后易复发、缺少特效的治疗手段等特点，而被称为癌症之王。手术是治疗肝癌的一个有效手段，但由于发现时大多已处于肝癌晚期，失去了最佳手术时间，术后易于出现转移和复发。因此寻找有效的抗肝癌新药则显得非常紧要。

前面的实验研究中发现马钱子碱在体内外均具有肿瘤作用，为我们考察马钱子碱对肝癌的抗肿瘤作用提供实验基础。

细胞凋亡在肿瘤的发生、发展以及治疗中扮演着很重要的角色。大量研究表明许

多肿瘤化疗药物都能通过诱导细胞凋亡来杀死细胞，近年来，诱导细胞凋亡已被视为治疗肿瘤的一个新的靶点和治疗手段，人们一直在试图通过诱导细胞凋亡的途径发现新的抗肿瘤天然药物。Kerr 于 1972 年详细描述了凋亡细胞特有的形态：细胞皱缩变圆而不是坏死细胞的肿胀，微绒毛减少或消失，细胞膜完整，细胞质浓缩，细胞核染色质固缩成团或碎裂聚集于皱缩的核膜下。凋亡细胞还可以形成囊状突起通过出芽的方式，形成由细胞膜包绕着核碎片或细胞器的凋亡小体，然后被临近的肿瘤细胞或淋巴细胞所吞噬。通过透视电镜观察细胞内的超微结构，尤其是在细胞的微绒毛、细胞核、线粒体、核糖体等细胞器的变化以及凋亡小体的形成是判断细胞是否出现凋亡的一个重要标准。现在形态（包括超微结构）学已发展成为判断细胞凋亡的经典方法。形态学方法能定性检测出细胞凋亡的发生，流式细胞术使凋亡的研究由定性发展为定量检测出凋亡细胞的比例，尤其为抗癌药物诱导凋亡的研究提供了理想的分析方法。

在前面的实验中，发现马钱子碱能对不同肿瘤细胞株如 SGC7901、MGC803、HepG2、LoVo、SMMC7721 和 A549 的体外增殖具有明显的抑制作用，但这种抑制作用是否是通过诱导肿瘤细胞产生凋亡来实现的？这将是本部分实验要着力解决探讨的问题。由于肝癌为肿瘤中较难治疗的肿瘤，以及脂质体主要定位于肝脏等特点，综合考虑到马钱子生物碱的抑瘤活性、机体毒性以及获取难易程度等因素，故选取 brucine 进行系统地研究其对肝癌细胞的体外增殖抑制作用机制。

本部分以人肝癌细胞株 SMMC7721 和 HepG2 为研究对象，通过倒置显微镜观察马钱子碱对这两株细胞一般的外观形态；经 Hoechst 33258 和 AO/EB 染色，再通过荧光显微镜观察其细胞核形态变化；通过透视电子显微镜观察其细胞的超微结构变化，琼脂糖凝胶电泳观察细胞 DNA 的 ladder；流式细胞术进行细胞凋亡率的测定和细胞周期分析。以期探讨马钱子碱在体外是否通过诱导不同肝癌细胞凋亡来抑制其增殖的作用方式，为其更好地运用于肝癌的治疗提供实验依据。

（一）马钱子碱对 SMMC7721 和 HepG2 细胞形态的影响

1. 实验材料

仪器：CO_2 细胞培养箱（FORMA SCIENTIFIC，美国）；BX20 倒置显微镜（OLYMPUS，日本）；BH60 荧光显微镜及成像系统（OLYMPUS，日本）。

药品与试剂：马钱子碱（日本 NACALAI TESQUE. 公司，Lot：M9F5231）。RPMI1640 培养剂（GIBCO，美国）；新生小牛血清（Hyclone，新西兰）（56℃水浴灭活 0.5h）；胰酶（AMRESCO，美国）；Hoechst 33258、吖啶橙（acridine orange，AO）、溴化乙啶（ethidium bromide，EB）均购于美国 Sigma 公司；青霉素、链霉素（山东鲁抗药业公司）；0.1mmol/L 磷酸盐缓冲液（PBS，pH 7.2 ~ 7.4）自制；其他为国产分析纯试剂。

细胞株及细胞培养：人肝癌细胞株 SMMC7721 和 HepG2 购自中科院上海细胞生物所，贴壁生长。细胞于含10%灭活小牛血清（FCS）、青霉素 100IU/ml、链霉素 100μg/ml 的 RPMI1640 培养液，5% CO_2、饱和湿度、37℃的条件下常规培养，隔天换液一次，0.25%胰酶消化、传代。实验前，经台盼蓝染色鉴定活细胞应占95%以上。

2. 实验方法

（1）相差倒置显微镜观察药物对细胞形态的影响　用 12 孔细胞培养板培养细胞，待细胞贴壁后加药处理，每隔 6h，在倒置相差显微镜观察各组培养孔内细胞贴壁生长及形态的变化情况。受伤细胞形态按 Toplin 标准进行划分（0 ～ Ⅳ级），所有实验重复 3 次。

（2）荧光显微镜观察药物对细胞核形态的影响　①Hoechst 33258 荧光染色观察细胞核形态变化：取对数生长期的细胞以 $1 \times 10^4/ml$ 接种于 6 孔细胞培养板，孔中预先放入经 1% 多聚赖氨酸处理的小盖玻片，待细胞爬片后，加马钱子碱处理（终浓度为 0.25、0.5mmol/L），空白组加入同体积的 RPMI1640。处理 36 ～ 48h，取出玻片，滴加新鲜配制的 4℃预冷的固定液（甲醇 - 冰乙酸 3∶1）固定 10min，用 PBS 液洗 2 ～ 3 次，再滴加 Hoechst 33258 染液（5μg/ml）避光染色 10 ～ 15min，置荧光显微镜下观察并摄像。激发波长/发射波长为 346/460 nm，随机计数 100 个细胞，观察细胞内的细胞核形状及荧光亮度的变化，所有实验重复 3 次。②活细胞荧光染色（AO/EB）区分凋亡和坏死细胞：取对数生长期的细胞以 $1 \times 10^4/ml$ 接种于 6 孔细胞培养板，孔中预先放入经 1% 多聚赖氨酸处理的小盖玻片，待细胞爬片后，加马钱子碱处理（药物终浓度为 0.5、1.0mmol/L），空白组加入同体积的 RPMI1640。处理 36h 后，取出玻片，使有细胞的面向下倒扣在预先滴有 AO/EB 染液（AO/EB 各 5μg/ml）的载玻片上，立即置荧光显微镜下观察并摄像。激发波长/发射波长为 510 /526nm，随机计数 100 个细胞，观察细胞内的细胞核形状及荧光亮度的变化。并区分出坏死、凋亡细胞和活细胞。所有实验重复 3 次。

3. 结果与讨论

（1）倒置显微镜下观察马钱子碱对 SMMC7721 和 HepG2 细胞形态的影响　正常培养的 SMMC7721 细胞为多角形，HepG2 细胞为梭形，两者均为贴壁伸展紧密生长，呈铺路石状，折光率高，增殖旺盛，胞体大。经马钱子碱（终浓度 0.25、0.5、1.0mmol/L）处理后两者表现大致相同：细胞数减少，细胞皱缩为圆形、折光率减弱，细胞间距变大，贴壁能力下降，多数脱落漂浮于培养液中，马钱子碱浓度越高，作用时间越长，上述表现越明显。少部分细胞出现肿大的坏死形状特征（图4 – 36、图4 – 37）。

（2）荧光显微镜观察结果　经过马钱子碱处理 36h 的 SMMC7721 和 HepG2，再由 Hoechst 33258 染色后在荧光显微镜下观察到的细胞核染色质形态的变化，经 Hoechst 33258 荧光染色后，荧光显微镜下见空白组 SMMC7721 和 HepG2 细胞膜均完整，核形态饱满，核质着色浅，密度均匀一致；而处理组可见两者均表现为典型的凋亡形态特征：细胞膜皱缩，细胞核相对变小荧光明显增强，马钱子碱（终浓度 1.0mmol/L）处理组的少部分细胞出现肿大的坏死形态特征；但两者在细胞核形态方面出现明显变化，大部分 SMMC7721 和 HepG2 细胞核部位出现高亮度块状荧光，说明其细胞核染色质发生浓集，表现为核固缩现象（图4 – 38b、c、4 – 39b、c）；也有一些细胞出现不规则的花瓣状或星形高亮度块状荧光，并伴随着细胞出芽方式形成凋亡小体，然后被细胞膜包被脱落而分散在细胞间的现象（图4 – 38c）。

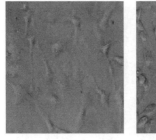 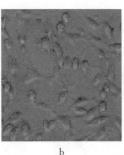  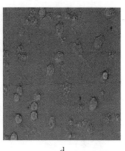

a   b   c   d

图 4 - 36 倒置显微镜下观察到的经过马钱子碱处理 36h 的人肝癌细胞 SMMC7721 的 细胞形态学变化（放大倍数 100 ×）

a. 未经处理的人肝癌 SMMC7721 细胞；b. 经 0. 25mmol/L 的马钱子碱处理的人肝癌细胞 SMMC7721 细胞；

c. 经 0. 5mmol/L 的马钱子碱处理的人肝癌细胞 SMMC7721 细胞；d. 经 1. 0mmol/L 的马钱子碱处理的

人肝癌细胞 SMMC7721 细胞

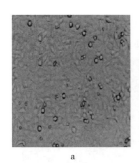 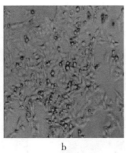 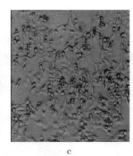 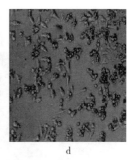

a   b   c   d

图 4 - 37 倒置显微镜下观察到的经过马钱子碱处理 36h 的人肝癌细胞 HepG2 的 细胞形态学变化（放大倍数 100 ×）

a. 未经处理的人肝癌 HepG2 细胞；b. 经 0. 25mmol/L 的马钱子碱处理的人肝癌细胞 HepG2 细胞；

c. 经 0. 5mmol/L 的马钱子碱处理的人肝癌细胞 HepG2 细胞；d. 经 1. 0mmol/L 的马钱子碱处理的

人肝癌细胞 HepG2 细胞

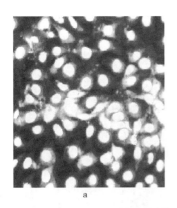 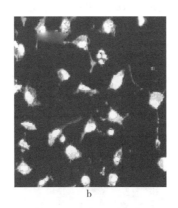 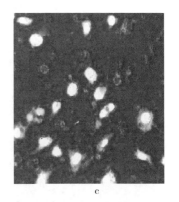

a   b   c

图 4 - 38 荧光显微镜下观察到的经过马钱子碱处理 36h 的人肝癌细胞 SMMC7721 的细胞核 染色质形态的变化（Hoechst 33258 染色，放大倍数 200 ×）

a. 未经处理的人肝癌 SMMC7721 细胞；b. 经 0. 25mmol/L 的马钱子碱处理的人肝癌 SMMC7721 细胞；

c. 经 0. 5mmol/L 的马钱子碱处理的人肝癌 SMMC7721 细胞

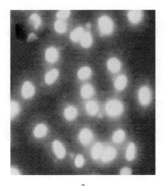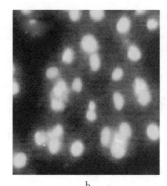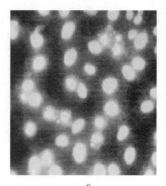

a   b   c

图 4-39　荧光显微镜下观察到的经过马钱子碱处理 36h 的人肝癌细胞 HepG2 的细胞核
染色质形态的变化（Hoechst 33258 染色，放大倍数 200×）

a. 未经处理的人肝癌 HepG2 细胞；b. 经 0.25mmol/L 的马钱子碱处理的人肝癌 HepG2 细胞；

c. 经 0.5mmol/L 的马钱子碱处理的人肝癌 HepG2 细胞细胞

　　荧光显微镜下观察到的经过马钱子碱处理 36h，再由 AO/EB 复合染色后的细胞 SMMC7721 和 HepG2 的细胞核染色质形态的变化（图 4-40、图 4-41）。

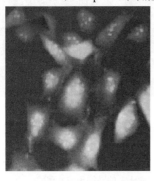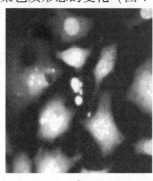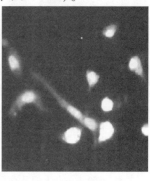

a   b   c

图 4-40　荧光显微镜下观察到的经过马钱子碱处理 36h 的人肝癌细胞 SMMC7721 的细胞核染色质
形态的变化（AO/EB 染色，放大倍数 200×）

a. 未经处理的人肝癌 SMMC7721 细胞；b. 经 0.5mmol/L 的马钱子碱处理的人肝癌 SMMC7721 细胞；

c. 经 1.0mmol/L 的马钱子碱处理的人肝癌 SMMC7721 细胞

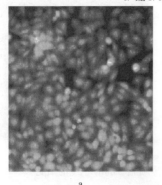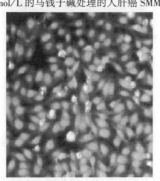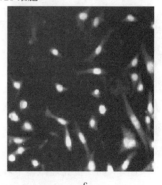

a   b   c

图 4-41　荧光显微镜下观察到的经过马钱子碱处理 36h 的人肝癌细胞 HepG2 的
细胞核染色质形态的变化（AO/EB 染色，放大倍数 100×）

a. 未经处理的人肝癌 HepG2 细胞；b. 经 0.5mmol/L 的马钱子碱处理的人肝癌 HepG2 细胞；

c. 经 1.0mmol/L 的马钱子碱处理的人肝癌 HepG2 细胞

在镜下排斥 EB，被 AO 染成均匀绿色的为存活细胞；核内染色质凝块结合 AO 产生高亮度的黄绿荧光者为膜完整的凋亡细胞；被 EB 染成橙红色者为膜不完整的坏死细胞。与 Hoechst 33258 荧光染色试验结果相似：正常组 SMMC7721 和 HepG2 细胞呈均匀绿色荧光染色，经马钱子碱（0.5mmol/L）作用 36h 后，荧光显微镜下观察到 SMMC7721 和 HepG2 绝大多数细胞均呈亮黄色荧光而没有出现橙红色的荧光，说明细胞膜均保持完整，细胞主要表现为凋亡而不是坏死，同时不少细胞表现为典型的凋亡形态学变化：如体积缩小，胞膜皱缩，胞浆和细胞核固缩或碎裂。固缩的细胞核及部分胞浆偏向细胞的一侧。表现为亮黄色团块状的荧光，其间有少许不规则的橙黄色梅花状荧光。也有一些细胞核中出现新月状或梅花状亮黄色荧光聚集于核膜下，同时可看到细胞出芽形成凋亡小体的现象。一些细胞核裂解为碎片分散于细胞内（图 4-40b、图 4-41b）。随着剂量的加大，如经马钱子碱（1.0mmol/L）作用 36h 时，两种细胞表现为胞浆和细胞核固缩更明显，但细胞质内出现较明显的 EB 橙红色荧光表明细胞开始出现坏死，其间凋亡形态细胞占大多数，包括部分坏死形态的细胞（图 4-40c、图 4-41c）。细胞核中出现新月状或梅花状亮黄色荧光聚集于核膜下，同时可看到凋亡小体的形成、出芽脱落以及被周围细胞吞噬的现象。

Hoechst 33258、AO 和 EB 均为 DNA 的活性染料，与 DNA 结合时可以分别显示出蓝色、黄绿色或红色荧光。正常细胞呈弥散均匀的荧光，当细胞发生凋亡时，由于染色质固缩而浓染使细胞内的荧光强度明显增强。其中 Hoechst 33258 染色特别适合观察细胞核内染色质的形态；EB 在细胞发生坏死时可进入细胞结合 DNA 呈现橙红色荧光，因此 AO/EB 复染可区分凋亡和坏死细胞。本章实验选用马钱子碱处理人肝癌 SMMC7721 和 HepG2 细胞，经 Hoechst 33258 荧光染色和吖啶橙/溴化乙啶（AO/EB）活细胞荧光复染，观察到两种细胞均呈现出与 Kerr 的描述相一致的典型的凋亡细胞形态特征。

通过以上现象的观察，可知马钱子碱（0.25~1.0mmol/L）在作用 36h 后，可使人肝癌细胞株 SMMC7721 和 HepG2 出现明显的细胞凋亡形态。

（二）马钱子碱对 SMMC7721 和 HepG2 的细胞超微结构的影响

自 Kerr 首次于 1972 年详细描述了凋亡细胞特有的形态以来，细胞形态学就一直是判断细胞凋亡的一个重要手段和标准。由于受到放大倍数和分辨率的限制，在一般显微镜下无法进行判定细胞的超微结构变化，由于透视电子显微镜具有超级放大功能，通过透视电镜则可以很清楚地观察到细胞内的超微结构，如细胞的微绒毛、细胞核、线粒体、核糖体等细胞器形态的变化以及凋亡小体的形成。尽管随着荧光显微技术和激光共聚焦技术的快速发展，电镜技术由于操作繁琐，有退为次要地位的趋势。但它在观察细胞核、线粒体、核糖体等细胞器形态变化独特优势仍未改变，细胞的超微结构变化是判断细胞凋亡的经典方法，而且超微结构的研究还可以为探索药物在细胞内的作用靶点和分子机制提供实验依据。

1. 实验材料

仪器：5% CO_2 细胞培养箱（FORMA SCIENTIFIC，美国）；TECNAI-12 透射电子

显微镜（Philips，荷兰）。

药品与试剂：马钱子碱（日本 NACALAI TESQUE. 公司，Lot：M9F5231）。RPMI1640 培养剂（GIBCO，美国）；新生小牛血清（Hyclone，新西兰）（56℃水浴灭活 0.5h）；胰酶（AMRESCO，美国）；青霉素、链霉素（山东鲁抗药业公司）；0.1mmol/L 磷酸盐缓冲液（PBS，pH 7.2～7.4）自制；戊二醛（上海化学试剂有限公司）；环氧树脂 Epon812、乙酸铀和枸橼酸铅等为国产分析纯试剂。

细胞株及细胞培养：人肝癌细胞株 SMMC7721 和 HepG2 购自中科院上海细胞生物所，贴壁生长。细胞于含 10%灭活小牛血清（FCS）、青霉素 100IU/ml、链霉素 100 μg/ml 的 RPMI1640 培养液，5%的 CO_2、饱和湿度、3℃的条件下常规培养，隔天换液一次，0.25%胰酶消化、传代。实验前，经台盼蓝染色鉴定活细胞应占 95%以上，所有实验重复 3 次。

2. 实验方法

透射电镜观察凋亡细胞的超微结构变化：取对数生长期的细胞，加入马钱子碱（药物终浓度为 0.5、1.0mmol/L）处理 36h，按常规电镜样品制备技术操作。用细胞刮刀收获细胞，离心（2000r/min）10min 弃上清，获取的加入 2.5%戊二醛溶液固定 1h，PBS 液洗 2～3 次后，再用 1%锇酸后固定 40min，PBS 液洗 2 次，梯度乙醇脱水，环氧树脂 Epon812 包埋，超薄切片，乙酸铀和枸橼酸铅双重染色，透射电子显微镜（80kV）下观察并摄片。

3. 结果与讨论

（1）电子透视显微镜下观察到的经过马钱子碱处理 36h 的人肝癌细胞 SMMC7721 的细胞超微结构的变化（图 4-42）。

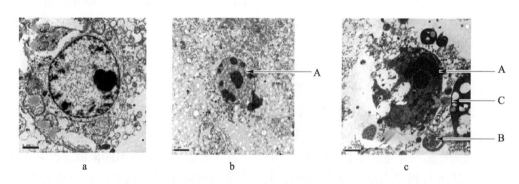

a   b   c

**图 4-42 电子透视显微镜下观察到的经过马钱子碱处理 36h 的人肝癌细胞 SMMC7721 的
细胞核染色质形态的变化（放大倍数 10 500×）**

a. 未经处理的人肝癌 SMMC7721 细胞；b. 经 0.5mmol/L 的马钱子碱处理的人肝癌 SMMC7721 细胞；

c. 经 1.0mmol/L 的马钱子碱处理的人肝癌 SMMC7721 细胞。箭头 A：核固缩、核碎裂、核染色质边集；

箭头 B：细胞出芽，凋亡小体；箭头 C：胞浆空泡化

（2）电子透视显微镜下观察到的经过马钱子碱处理 36h 的人肝癌细胞 HepG2 的细胞超微结构的变化（图 4-43）。

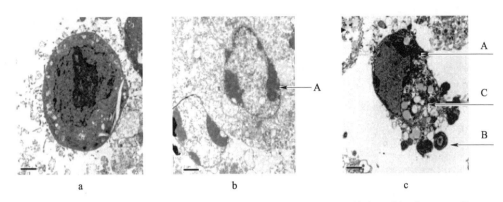

图 4 - 43 电子透视显微镜下观察到的经过马钱子碱处理 36h 的人肝癌细胞 HepG2 的
细胞核染色质形态的变化（放大倍数 10 500 ×）

a. 未经处理的人肝癌 HepG2 细胞；b. 经 0.5mmol/L 的马钱子碱处理的人肝癌 HepG2 细胞；

c. 经 1.0mmol/L 的马钱子碱处理的人肝癌 HepG2 细胞。箭头 A：核固缩、核染色质边集；

箭头 B：细胞出芽，凋亡小体；箭头 C：胞浆空泡化

由图 4 - 42 和图 4 - 43 所示，通过透视电镜可以非常清楚地看到马钱子碱引起
SMMC7721 和 HepG2 细胞内超微结构发生了明显的变化。正常 SMMC7721 和 HepG2 细胞
形态规则，表面有细小的微绒毛，细胞核大而圆，核仁明显，核染色质匀细。经
0.5mmol/L 的马钱子碱作用 36h 后，SMMC7721 和 HepG2 细胞表现出典型的细胞凋亡的超
微结构变化：细胞微绒毛消失，细胞膜皱缩但保持完整，细胞核质比显著降低，胞浆内
线粒体空泡化明显，嵴消失，细胞核固缩的染色质致密深染，电子密度增高，呈粗块状
或条状聚集于周边的核膜下或核中心区域（图 4 - 42b、图 4 - 43b），随着 brucine 剂量的
增加，细胞内则表现出非常明显的核碎裂现象，有的形成核碎片分散于细胞内，由细胞
膜包裹突向细胞表面，或通过细胞膜凹陷扭曲变形，或通过出芽的方式将一个完整的细
胞裂解为多个具有完整膜结构的凋亡小体。（图 4 - 42c、图 4 - 43c 中 A、B 箭头所指）。

通过上面实验结果的分析可知，经 0.5mmol/L 的马钱子碱作用 36h 后，SMMC7721
和 HepG2 细胞均表现出典型的细胞凋亡的超微结构变化，如细胞微绒毛消失、细胞膜
皱缩但保持完整、细胞核质比显著降低、胞浆内空泡化明显、线粒体嵴消失、细胞核
固缩或核碎裂边集于核膜下以及细胞出芽形成凋亡小体等变化，这与前面实验所观察
到细胞形态变化基本吻合。进一步说明马钱子碱诱使人肝癌细胞株 SMMC7721 和
HepG2 发生了凋亡性的细胞超微结构变化。

（三）马钱子碱对 SMMC7721 和 HepG2 的 DNA 含量和细胞周期分布的影响

细胞形态学的研究方法能定性判断细胞凋亡的发生，流式细胞术又可以使凋亡的
研究由定性发展为定量检测出凋亡细胞的比例，如将两者有机结合，则能为抗癌药物
诱导肿瘤细胞凋亡的研究提供更为理想的分析方法。我们在确定马钱子碱能诱导人肝
癌细胞株 SMMC7721 和 HepG2 产生典型的细胞凋亡形态后，采用流式细胞术对其凋亡
率和细胞周期的影响进行定量分析，并通过琼脂糖凝胶电泳技术观测马钱子碱对
HepG2 细胞 DNA 双链规律性断裂作用。

1. 实验材料

仪器：CO_2 细胞培养箱（FORMA SCIENTIFIC，美国）；Facs caliber 流式细胞仪

（Becton Dickinson FAC Scan，美国）；台式高速冷冻离心机（Eppendorf，德国）；Gel Doc2000 凝胶成像系统（Bio‐Rad，美国）。

药品与试剂：马钱子碱（brucine，简称 B，日本 NACALAI TESQUE. 公司，Lot：M9F5231）。RPMI1640 培养剂（GIBCO，美国）；新生小牛血清（Hyclone，新西兰）（56℃水浴灭活 0.5h）；胰酶、Triton100（AMRESCO，美国）；RNase A、蛋白酶 K（proteinase K）、溴化乙啶（ethidium bromide）、碘化丙啶（propidium iodide，PI）、琼脂糖（SIGMA，美国）；青霉素、链霉素（山东鲁抗药业公司）；0.1mmol/L 磷酸盐缓冲液（PBS，pH 7.2~7.4）；70%乙醇溶液（V/V，−20℃预冷）自制；其他为国产分析纯试剂。

细胞株及细胞培养：人肝癌细胞株 SMMC7721 和 HepG2 购自中科院上海细胞生物所，贴壁生长。细胞于含 10%灭活小牛血清（FCS）、青霉素 100IU/ml、链霉素 100 μg/ml 的 RPMI1640 培养液，5%的 CO_2、饱和湿度、37℃的条件下常规培养，隔天换液一次，0.25%胰酶消化、传代。实验前，经台盼蓝染色鉴定活细胞应占 95%以上，所有实验重复 3 次。

2. 实验方法

（1）流式细胞术检测马钱子碱对细胞凋亡的影响　分别收集经马钱子碱（终浓度为 0.25、0.5、1.0mmol/L）处理 36h 后的细胞（1×10^7），离心（2000r/min）10min，弃上清，用 PBS 洗涤 2 次后，用 −20℃预冷的 70%乙醇固定 12h 以上待检。上机前再经 PBS 洗涤 2 次，加入 10mg/ml RNase A 10 μl 于 37℃水浴消化，然后加入 1mg/ml 的碘化丙啶 25 μl，置 4℃避光染色 30min。上流式细胞仪测定，每次计数细胞 1×10^4 个，用 MODFIT 和 CELL QUEST 分析软件进行 DNA 含量分析，低于 G_1 期 DNA 含量的细胞为凋亡细胞，计算凋亡率。

（2）HepG2 细胞 DNA 提取和琼脂糖凝胶电泳实验　分别收集经马钱子碱（终浓度为 0.25、0.5、1.0mmol/L）处理 36h 后的 HepG2 细胞（1×10^7），用冰冷 PBS（pH 6.8）离心（2000r/min）10min，洗涤 1 次，弃去上清。加入 500 μl 细胞裂解液（10mmol/L Tris HCl，pH 8.0，100mmol/L NaCl，25mmol/L EDTA，100mg/L 蛋白酶 K，0.5%SDS），混匀，55℃水浴振荡 30min 至溶液变得澄清透明。加入 600 μl 三氯甲烷，摇匀，离心（10 000r/min，4℃）5min，吸取上清，加入 1g/L RNase A 3 μl，37℃水浴振荡 1h。加 1/10 体积的 3mmol/L 乙酸钠和 2 倍体积的冷无水乙醇，置 −20℃10min 离心（10 000r/min，4℃）5min，弃去上清，70%乙醇洗涤，晾干，用 100μl TE 缓冲液（10mmol/L Tris HCl，1mmol/L EDTA，pH 8.0）溶解 DNA。取 10μl DNA 样品液与上样缓冲液混匀，在含 0.5mg/L 溴化乙啶的 1.5%琼脂糖凝胶和 TBE 缓冲液（89mmol/L Tris HCl，89mmol/L 硼酸，2mmol/L EDTA，pH 8.0）80V 恒压电泳 3~4h。电泳结束，以凝胶成像检测分析系统观察 DNA 带型并摄片。

3. 结果与讨论

（1）SMMC7721 经不同浓度马钱子碱处理 36h 后的流式细胞术分析（PI 染色）SMMC7721 细胞经 0.25、0.5、1.0mmol/L 的马钱子碱作用 36h 后，结果发现马钱子碱各浓度组与对照组相比，细胞的凋亡率均明显增加（$P < 0.01$），并且呈现良好的剂量

依赖性，最大凋亡率可达68.47%。由细胞周期分析（表4-61）可知马钱子碱可阻断 SMMC7721增殖在 G_0/G_1 期，使其进入S期和 G_2/M 的细胞比例减少，从而达到抑制细胞增殖的作用。

表4-61 SMMC7721经不同浓度马钱子碱处理36h后的流式细胞术分析（凋亡率和细胞周期）

组别	凋亡率（%）	细胞周期分布（%）		
		G_0/G_1	G_2/M	S
Control	4.52	44.52	13.02	42.46
B 0.25mmol/L	24.32	54.45	10.18	35.37
B 0.5mmol/L	42.65	62.76	7.54	29.70
B 1.0mmol/L	68.47	78.25	7.05	14.70

（2）HepG2经不同浓度马钱子碱处理36h后的流式细胞术分析（PI染色） HepG2经0.125、0.25、0.5mmol/L的马钱子碱作用36h后，结果发现马钱子碱各浓度组与对照组相比，细胞的凋亡率均明显增加（$P<0.01$），并且呈现良好的剂量依赖性，最大凋亡率可达48.49%。由细胞周期分析（表4-62）可知马钱子碱可阻断 HepG2增殖在 G_0/G_1 期，使其进入S期和 G_2/M 的细胞比例减少，从而达到抑制细胞增殖的作用。

表4-62 HepG2细胞经不同浓度马钱子碱处理36h后的流式细胞术分析（凋亡率和细胞周期）

组别	凋亡率（%）	细胞周期分布（%）		
		G_0/G_1	G_2/M	S
Control	3.07	47.55	12.02	40.43
B 0.125mmol/L	28.15	53.61	6.89	39.50
B 0.25mmol/L	36.76	58.34	7.15	29.70
B 0.50mmol/L	48.49	60.80	11.17	28.15

（3）马钱子碱对HepG2细胞DNA双链断裂的影响 HepG2细胞经0.25、0.5、1.0mmol/L的马钱子碱作用36h后，在DNA琼脂糖凝胶电泳图（图4-44）上可看到：马钱子碱各浓度组均有梯状条带即"DNA ladder"的出现，随着浓度增大，DNA ladder条带越清晰。说明马钱子碱可以使HepG2细胞的DNA双链发生规律性的断裂，生成长度为180bp左右的小片段。

由上述实验结果可知，马钱子碱在0.125~1.00mmol/L的范围内，均可以使两株人肝癌细胞株SMMC7721和HepG2发生细胞凋亡，且这种作用呈现良好的剂量依赖性。马钱子碱可能阻滞这两株细胞在 G_0/G_1 期增殖，使其进入S期和 G_2/M 的细胞比例减少，从而达到抑制细胞增殖的作用。另外马钱子碱还可以使HepG2细胞的DNA双链发生规律性的断裂，生成长度为180bp左右的小片段。在DNA琼

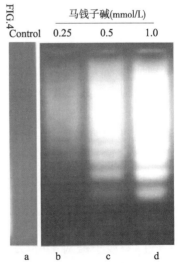

图4-44 HepG2经不同浓度马钱子碱处理36h后的DNA琼脂糖凝胶电泳图

a. 未经处理的正常的人肝癌HepG2细胞；
b. 经0.25mmol/L的马钱子碱处理的人肝癌HepG2细胞；
c. 经0.5mmol/L的马钱子碱处理的人肝癌HepG2细胞；
d. 经1.0mmol/L的马钱子碱处理的人肝癌HepG2细胞

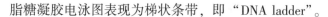

脂糖凝胶电泳图表现为梯状条带，即"DNA ladder"。

（四）小结

本部分实验通过观察细胞形态变化和采用流式细胞术测定细胞凋亡率和分析细胞周期，确定马钱子碱在体外可以通过诱导人肝癌细胞株 SMMC7721 和 HepG2 凋亡来抑制其增殖。

（1）马钱子碱诱导 SMMC7721 和 HepG2 细胞出现了典型的细胞凋亡形态和超微结构的变化，如细胞皱缩变圆、微绒毛消失、胞浆空泡化、线粒体肿胀、细胞核出现核固缩、核碎裂和核边集现象，还观察到了细胞出芽形成凋亡小体的过程。

（2）从流式细胞术分析结果可知，马钱子碱在 0.125～1.00mmol/L 的范围内，均可以使 SMMC7721 和 HepG2 发生凋亡，且这种作用呈现良好的剂量依赖性。马钱子碱可能阻滞这两株细胞增殖的细胞周期在 G_0/G_1 期。

（3）从 DNA 琼脂糖凝胶电泳图像分析结果可知，马钱子碱在 0.25～1.00mmol/L 的范围内，作用 HepG2 细胞 36h 后，产生 DNA 凋亡性条带（DNA ladder），且这种作用呈现良好的剂量依赖性。

四、马钱子碱诱导人肝癌细胞 HepG2 凋亡的机制研究

肿瘤的发生是机体正常细胞由于长时间受到外界因素如辐射、致癌剂、病毒的影响，而使其增殖、分化和死亡的活动受到干扰，转化成行为异常的细胞群。表现为细胞分化能力降低或丧失，生长代谢旺盛，增殖异常失去控制，死亡不受制约。因此如何让这些失去控制、行为异常的肿瘤细胞逆转为正常细胞，或让其进入正常的生长轨道，是摆在我们面前的一个重要课题。目前，诱导肿瘤细胞凋亡是治疗肿瘤的重要机制和研究方向。迄今已发现许多因素均可诱导细胞发生凋亡，如提高细胞内活性氧和 Ca^{2+} 浓度、抑制拓扑异构酶 II、COX－2 抑制剂、肾上腺皮质激素或化疗药物处理等。

在前面的实验中，我们从细胞形态学、超微结构和流式细胞术确定马钱子碱诱导不同肿瘤细胞，尤其是肝癌细胞 SMMC7721 和 HepG2 产生凋亡，并抑制细胞在 G_0/G_1 期增殖，阻止其进入 S 期或 G_2/M 期。为了进一步探明其相关分子机制，我们运用细胞免疫组化法和免疫印迹法对马钱子碱影响 HepG2 细胞内 COX－2，Fas 和 Caspase－3 等相关凋亡蛋白表达水平进行了研究。

重点选择了人肝癌细胞 HepG2 为考察对象，从其分子靶点，细胞生物电化学特征、离子水平以及相关基因表达图谱，细胞凋亡信号转导通路等角度探讨马钱子碱诱导肝癌细胞凋亡的相关分子机制。

（一）马钱子碱对 HepG2 的环氧合酶－2 表达水平的影响

在前期的研究中发现马钱子碱具有显著的抗炎镇痛的作用，前列腺素 PGs 由花生四烯酸途径生成，环氧合酶是这个路径的限速酶，环氧合酶－2（COX－2）为其诱导性亚型，不仅与炎症有关，近来大量的资料显示 COX－2 与肿瘤的增殖和凋亡有着密切的关系。

采用细胞免疫组化法和免疫印迹法同时检测马钱子碱对人肝癌细胞 HepG2 的

COX - 2的蛋白质表达水平的影响。

1. 实验材料

仪器：CO_2 细胞培养箱（FORMA SCIENTIFIC，美国）；解剖显微镜及成像系统（Olympus，日本）；化学发光检测系统（Amersham harmacia Biotech，Bucking hamshire，UK）。

药品与试剂：马钱子碱（日本 NACALAI TESQUE. 公司，Lot：M9F5231）。RPMI1640 培养基（GIBCO，美国）；新生小牛血清（Hyclone，新西兰）（56℃ 水浴灭活0.5h）；胰酶（AMRESCO，美国）；青霉素、链霉素（山东鲁抗药业公司）；鼠抗人COX - 2 单克隆抗体（Santa Cruz Biotech，美国）；3 - 甘油醛磷酸脱氢酶（glyceraldehyde - 3 - phosphate dehydrogenase，GAPDH）抗体（Upstate Biotechnology，美国）；0.1mmol/L 磷酸盐缓冲液（PBS，pH 7.2~7.4）自制；其他为国产分析纯试剂。

细胞株及细胞培养：人肝癌细胞株 HepG2 购自中科院上海细胞生物所，贴壁生长。细胞于含 10% 的灭活小牛血清（FCS）、青霉素（100IU/ml）、链霉素（100 μg/ml）的RPMI1640 培养液，5% 的 CO_2、饱和湿度、37℃ 的条件下常规培养，隔天换液一次，0.25% 胰酶消化、传代。实验前，经台盼蓝染色鉴定活细胞应占 95% 以上，所有实验重复 3 次。

2. 实验方法

（1）免疫细胞组化法测定 HepG2 细胞内 COX - 2 的表达　取对数生长期的HepG2 细胞以 1×10^4 个/ml 接种于 6 孔细胞培养板，孔中预先放入经 1% 多聚赖氨酸处理的小盖玻片，待细胞爬片后，加马钱子碱处理（终浓度为 0.25、1.0mmol/L），空白组加入同体积的 RPMI1640。处理 24h 后，将黏附有细胞的小玻片取出，用 PBS洗 3 遍，在 4℃ 下用丙酮固定 30min，加入鼠抗人 COX - 2 单克隆一抗，室温孵育60min 或 4℃ 过夜，然后与标记有生物素的羊抗鼠 IgG 在 37℃ 保温 60min，接着与卵白素 - 生物素复合物共孵 60min（25~30℃），DAB 显色，中性树脂封片，然后置光学显微镜下观察。阳性判断标准：细胞质或细胞膜内显现出棕褐色或咖啡色（±，+，＋＋，＋＋＋分别代表 200 个细胞中阳性细胞所占百分率 1%~10%，11%~30%，31%~50%，>51%）。

（2）免疫印迹法检测 HepG2 细胞内 COX - 2 的蛋白表达水平　将处于对数生长期的 HepG2 细胞（8×10^5）植入至 12 孔细胞培养板中，待细胞贴壁融合至 60% 后，加马钱子碱处理（终浓度为 0.125、0.25、0.5mmol/L），空白组加入同体积的 RPMI1640。待处理 36h 后，消化并收集细胞，用 PBS 洗 3 遍，提取总蛋白质，采用聚丙烯酰胺凝胶电泳（SDS - PAGE）将蛋白质分离，再经电转移至聚偏氟乙烯（PVDF）膜上。接着，将膜上蛋白先与一抗封闭杂交，再与结合有辣根过氧化物酶的鼠抗人 IgG二抗共同孵育［分别加入鼠抗人 COX - 2 和 GAPDH（内标）单克隆二抗］，免疫复合物用化学发光法（Chemiluminescence system）检测。鼠抗 FLAG 购自美国 Sigma 公司。

3. 结果与讨论

（1）细胞免疫组化法检测马钱子碱对人肝癌细胞 HepG2 的 COX - 2 表达水平的影响　从图 4 - 45 可以看出，未经处理的人肝癌细胞 HepG2 强烈表达 COX - 2 蛋白

（＋＋＋），而经马钱子碱（0.25mmol/L）处理24h后，细胞内的COX-2蛋白表达水平明显下降（±），随着马钱子碱的浓度升高至1.0mmol/L，细胞内的COX-2蛋白基本未有表达（-）。

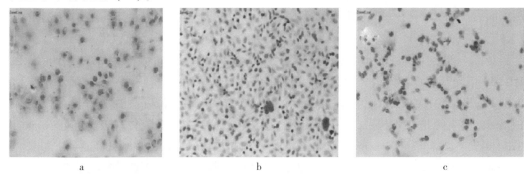

图4-45 经过马钱子碱处理24h的人肝癌细胞HepG2的COX-2表达水平的变化（放大倍数100×）

a. 未经处理的人肝癌HepG2细胞；b. 经0.25mmol/L马钱子碱处理的人肝癌HepG2细胞；

c. 经1.0mmol/L马钱子碱处理的人肝癌HepG2细胞

（2）免疫印迹法检测马钱子碱对人肝癌细胞HepG2的COX-2的蛋白质表达水平的影响　从图4-46可以看出，未经处理的人肝癌HepG2细胞的COX-2蛋白表达水平很高，而经马钱子碱处理36h后，细胞内的COX-2的蛋白表达水平随着马钱子碱的浓度升高（0.125、0.25、0.5mmol/L）而明显下降。

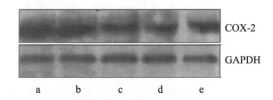

图4-46 免疫印迹法检测经过马钱子碱处理36h的人肝癌细胞HepG2的

COX-2的蛋白质表达水平的变化

a. 空白对照组；b. 马钱子碱（0.125mmol/L）处理组；

c. 马钱子碱（0.25mmol/L）处理组；d. 马钱子碱（0.50mmol/L）处理组；

e. Diclofeae Sodium（100μg/ml）处理组（阳性对照）；

GAPDH用作内标对照

环氧合酶（Cyclooxygenase，COX）是人体内前列腺素合成的限速酶。包括两种亚型：结构型COX-1和诱生型COX-2，分别由不同基因编码，COX-2为即刻反应基因往往与炎症、疼痛、细胞增殖或凋亡等密切相关。近年来，大量的证据显示COX-2可能是一些肿瘤发病的首要因素，在肿瘤的治疗中已成为一个重要的靶点。大量流行病学调查结果显示，长期有规律地服用非甾体抗炎药（none steroid anti-inflammatory drugs，NSAIDs）可起到减少结肠癌发生的作用。在花生四烯酸代谢中NSAIDs通过降低COX的活性抑制前列腺素的合成。例如：尼美舒利可以抑制小鼠体内移植的肝癌细胞的增殖，JTE-522体外可以通过降低COX-2的表达和增加Bax/Bcl-2的比值而诱导RL95-2细胞凋亡。

马钱子及其生物碱类成分具有较强的镇痛作用，本研究室试验结果显示马钱子碱的镇痛强度最大，约为吗啡 1/40，且不具有成瘾性。BNO 作用强度弱于 B，约为吗啡的 1/160。S 作用较弱，SNO 无镇痛作用。马钱子碱还具有较强的抗炎作用，在佐剂性关节炎模型实验中能抑制外周炎症组织 PGE_2 的合成和释放，抑制大鼠血浆 5 - HT、6 - keto - $PGF_{1\alpha}$ 与血栓烷素（TXB_2）炎症介质（致痛介质）释放，从而降低感觉神经末梢对痛觉敏感性，减少致痛因子对感觉神经末梢的刺激性，使疼痛得以缓解。另外，B 还能显著抑制由二磷酸腺苷（ADP）和胶原诱导的血小板聚集，可改善微循环，增加血流。马钱子碱这种抗炎、镇痛的作用机制类似于 NSAIDs，可能与抑制 PGs 合成有关。

但在本节实验中，我们用细胞免疫组化法和免疫印迹法两种研究手段检测了马钱子碱对人肝癌细胞 HepG2 的 COX - 2 表达水平的影响，结果这两种方法结果一致，相互验证了马钱子碱确实能抑制 HepG2 的 COX - 2 蛋白表达，且这种抑制作用具有明显的剂量依赖性。这与我们先前的假设也相吻合。

（二）马钱子碱对 HepG2 的细胞膜电位和膜通透性的影响

目前，诱导肿瘤细胞凋亡是治疗肿瘤的重要机制和研究方向。细胞是生物机体的基本结构单位，而作为细胞的屏障，细胞膜对细胞的正常结构与功能起重要调控作用，如跨膜信号传递、选择性地进行物质跨膜运输、调控细胞内外物质和离子的平衡及渗透压平衡、维持细胞内环境的恒定。因此，保持细胞膜正常的通透性对细胞来说至关重要。细胞膜上的离子转运系统，包括离子通道、载体蛋白和离子泵。使细胞膜内外保持着一定的不均衡离子分布，形成内负外正的膜电位（MP），这种电位梯度对多种离子的跨膜流动是必需的，当细胞膜电位的自稳失调将导致细胞膜生物物理特性改变而影响细胞质微环境。因此说细胞膜正常的通透性、完整性以及细胞膜电位是反映细胞生理活性的重要指标，当细胞膜发生异常时，细胞内环境遭到破坏，就可能导致凋亡现象发生。近年发现非兴奋性细胞如淋巴细胞、肿瘤细胞等也存在膜电位。如药物能对肿瘤细胞的细胞膜的通透性、完整性以及细胞膜电位产生作用，则会影响其生理功能，干扰其代谢活动，从而有可能抑制其增殖。已有一些报道发现一些抗肿瘤药物对肿瘤细胞的膜电位有明显影响，但马钱子碱对肿瘤细胞膜的作用则未见报道。

在前期的动物实验中发现马钱子碱具有显著的抗肿瘤作用，且毒性较低。通过体外培养细胞发现马钱子碱在体外可以显著抑制人肝癌细胞 HepG2 的增殖，并确定马钱子碱主要是通过诱导 HepG2 凋亡而发挥抑制肿瘤作用的。在此基础上，本节实验吖啶橙/溴乙啶复合荧光染色通过荧光显微镜观察马钱子碱对 HepG2 细胞形态学和细胞膜通透性变化，采用膜敏感性荧光探针 Di - 4 - ANEPPS 标记细胞膜电位，利用激光共聚焦显微扫描技术（laser scanning confocal microscopy，LSCM）研究马钱子碱对 HepG2 细胞膜电位（membrane potentials，MP）在瞬间反应及不同时段的影响，以探讨马钱子碱诱导 HepG2 细胞凋亡效应是否涉及其细胞膜通透性、细胞膜完整性以及细胞膜电位的改变。

1. 实验材料

仪器：荧光显微镜（Olympus BX60，JAPAN）；透视电子显微镜（Philips，TENCAI－12，荷兰）；CO_2生化培养箱（FORMA SCIENTIFIC，美国）。激光共聚焦显微镜系统（LSM510，Carl ZEISS，德国）。

药品与试剂：马钱子碱（日本 NACALAI TESQUE. 公司，Lot：M9F5231），以0.1mmol/L磷酸盐缓冲液（PBS）（pH 7.4）配制成浓度为10.0mmol/L 的储存液，经微孔滤膜（Φ0.22μm）过滤除菌后，于－20℃保存。吖啶橙（acridineorange，AO）、溴乙啶（ethidium bromide，EB）（Sigma，USA），RPMI－1640（GIBCO，USA），新生小牛血清（Hyclone，New Zealand）（56℃水浴灭活0.5h，－20℃保存），胰酶（Trypsin，AMRESCO，USA），细胞膜电位荧光探针 Di－4－ANEPPS（Molecular Probes，USA）用 D－Hanks 液配制和稀释。贮存浓度为1mmol/L，分装后于－20℃保存。负载时用 D－Hanks 液稀释成10μmol/L。其他为国产试剂。

细胞株及细胞培养：人肝癌细胞株 HepG2（购自中科院上海细胞生物所，由本实验室传代培养）。RPMI1640 培养液加入10%（V/V）新生小牛血清，双抗：青霉素（100IU/ml）、链霉素（100μg/ml），调 pH 7.2~7.4，经微孔滤膜（Φ0.22μm）过滤除菌。置于培养箱中37℃、5%CO_2、饱和湿度条件下培养，隔日更换新鲜培养基，3~5天传代1次。

2. 实验方法

（1）药物处理与荧光染料的配制　马钱子碱以0.1mmol/L磷酸盐缓冲液（PBS）（pH 7.4）配制成浓度为10.0mmol/L 的储存液，经微孔滤膜（Φ0.22μm）过滤除菌后，于－20℃保存。Di－4－ANEPPS 用 D－Hanks 液配制和稀释。贮存浓度为1mmol/L，分装后于－20℃保存。负载时用 D－Hanks 液稀释成10μmol/L。

（2）细胞培养　培养条件：RPMI1640 培养液加入10%（V/V）新生小牛血清，双抗：青霉素、链霉素（100IU/ml），调 pH 7.2~7.4，经微孔滤膜（Φ0.22μm）过滤除菌，置培养箱中37℃、5%CO_2、饱和湿度条件下培养，隔日更换新鲜培养基，3~5天传代1次。

（3）吖啶橙/溴乙啶（AO/EB）活细胞复合荧光染色观察细胞核染色质和细胞膜通透性的变化　取对数生长的 HepG2 制成细胞悬液（4×10^4个/ml），接种于预先放入经多聚赖氨酸处理的小载玻片的12孔细胞培养板中（1ml/孔），过12h待细胞贴壁后，加入100μl马钱子碱溶液，使其终浓度为0、0.5、1.0mmol/L 常规细胞培养，于36h后，取出玻片用4℃的0.01mmol/L PBS（pH 7.4）轻轻洗2次，加入吖啶橙、溴乙啶（AO/EB）混合荧光染液（各100μg/ml）2滴，选用502nm 的激发光，荧光显微镜下观察细胞核染色质的形态和细胞内荧光颜色的变化。

（4）透视电镜检测细胞膜完整性和超微结构变化　取对数生长的 HepG2 细胞制成细胞悬液（细胞浓度1×10^5个/ml），接种于25ml 的细胞培养瓶中，待细胞贴壁良好，处于对数生长期时，加入马钱子碱溶液使其终浓度为0.5mmol/L 于36h后用细胞刮子轻轻刮下细胞，离心5~10min（1000r/min），获得的细胞团块用0.01mmol/L PBS（pH 7.4）洗2次，4%戊二醛固定过夜，4℃保存待检。检测时样品用 PBS 洗 3 次，1% 锇酸双重固定，PBS 洗 3 次，蒸馏水冲洗 1 次，系列乙醇/丙酮程序脱水，无水丙酮/环氧树脂渗透，环氧树脂 Epon812 包埋，硬化，超薄切片，枸橼酸铅 - 乙酸铀染色，透视电镜观察细胞超微结构和细胞膜完整性的变化，并照相。

（5）激光共聚焦技术（LSCM）检测马钱子碱对 HepG2 的细胞膜电位 MP 的影响　①荧光染色的预处理：将处于对数生长期的 HepG2 细胞接种于预先放入经多聚赖氨酸处理过的小载玻片的 12 孔细胞培养板中（0.2×10^4 个/ml），待细胞贴壁后，加入药物处理。分别于 30s、4h、8h、12h 后吸出 12 孔板各孔中的细胞培养液，用 D - Hanks 液洗 2~3 遍，加入 PBS（pH 7.4）1ml 和 Di - 4 - ANEPPS 荧光染液 2 滴，37℃，避光温孵 20~40min，保留染料，上机检测进行细胞膜电位。②马钱子碱对 HepG2 细胞 MP 的瞬时动态变化的影响：将荧光染料负载好的待测细胞置于激光共聚焦显微镜的载物台上（37℃），对其进行连续动态扫描（激发波长 488nm/发射波长 526nm），先连续扫描 1min，测定基础荧光强度，待基线平稳后，用微量加液器加入马钱子碱（0.5mmol/L）干预，以后每隔 20s 扫描 1 次。镜下动态观察给药后 20~30min 内 HepG2 细胞内的相对荧光强度（relative fluorescence intensity，RFI）的变化情况，采用 LSM5.1 - Image 分析程序，对所扫描的荧光图像进行分析，根据细胞膜结合 Di - 4 - ANEPPS 后其荧光的相对强度变化，得出反映细胞膜 MP 动态变化的曲线。③马钱子碱在不同时间段内对 HepG2 细胞 MP 的影响：荧光探针的负载和观察方法同上，细胞设正常组和药物处理组，给药组细胞中分别加入马钱子碱（0.5mmol/L），常规细胞培养。分别在 4、8、12h 后，置于 LSCM 下，快速测定 HepG2 细胞 MP 的相对荧光强度。以正常细胞组作为 0h 段，比较经马钱子碱（0.5mmol/L）处理 4、8、12h 后，HepG2 细胞的 MP 的变化。

（6）数据处理　①HepG2 细胞 MP 的瞬时动态变化：采用 Carl Zeiss LSM510 软件（版本 v 2.3），随机选取视野中的 10 个细胞，以未加处理因素前的细胞内荧光值为 100（%），对待测细胞进行实时测量，以获得反映 HepG2 细胞膜 MP 的瞬时动态变化的相对荧光值。数据进行独立样本 t 检验分析。②马钱子碱在不同时间段内对 HepG2 细胞 MP 影响：以正常细胞的荧光值为 100（%），测量得到反映经马钱子碱处理 4、8、12h 后的 HepG2 细胞的 MP 的相对荧光值。数据经 EXCEL 处理。采用双样本 t 检验进行组间分析。以 $P < 0.05$ 作为显著性检验水准。

3. 结果与讨论

（1）马钱子碱对 HepG2 细胞核染色质和细胞膜完整性、通透性的影响　马钱子碱（0.5mmol/L）作用于 HepG2 细胞 12h 后，通过荧光显微镜和透视电镜只能观察到 HepG2 细胞出现的细胞早期凋亡形态，如细胞核固缩伴随核碎裂、呈新月状或块状边集附在核膜周边、线粒体内嵴肿胀消失、细胞膜保持完整。24h 后，HepG2 细胞不仅呈现上述形态，而且还表现为细胞皱缩、胞浆内形成空泡、细胞膜依然完整、皱缩外突（membrane blebbing）、出芽（budding）形成致密的凋亡小体（apoptosome）等典型的细胞凋亡形态学变化。

吖啶橙（AO）和溴乙啶（EB）均为染色质特异荧光染料，AO 能通过活细胞、凋亡细胞和坏死细胞，而 EB 只能通过坏死细胞的细胞膜。因此，活细胞经 AO/EB 复合染色，通过荧光显微镜观察到的 HepG2 细胞质及细胞核内荧光的颜色和形状的变化情况，可以判断出马钱子碱对细胞膜通透性的影响并能区分此种作用是凋亡还是坏死。在荧光显微镜下可看到 HepG2 细胞经马钱子碱（0.5mmol/L）作用 24h 后，胞浆内只呈现黄绿色的 AO 荧光，细胞核内出现块状或点状的高亮度的致密黄色荧光，说明此时虽然细胞发生了凋亡，但其细胞膜依然保持十分完整，细胞膜的通透性没有明显改变。48h 后，少部分细胞内部可看到红色的 EB 荧光。细胞核内可看到亮度很高的致密黄色荧光。说明此时有部分细胞的细胞膜通透性明显增加，细胞开始产生坏死，但仍以凋亡为主（图 4-47）。

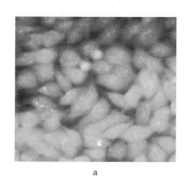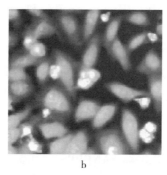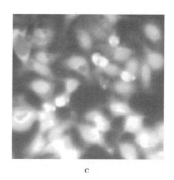

a   b   c

图 4-47　经马钱子碱处理时后 HepG2 的细胞核染色质形态及细胞膜通透性的变化
（AO/EB 荧光染色法，×200）
a. 未经处理的 HepG2 细胞；b. 马钱子碱（0.5mmol/L）处理 24h 的 HepG2 细胞；
c. 马钱子碱（1.0mmol/L）处理 48h 的 HepG2 细胞

（2）马钱子碱对 HepG2 细胞中 MP 的影响　Di-4-ANEPPS 是膜电位敏感的亲脂性阳离子荧光染料；细胞内红褐色荧光（MP Intensity ROI）增强时说明 Di-4-ANEPPS 进入细胞内增多，表示细胞膜电位负值减小，MP 下降，细胞膜发生去极化，反之，荧光减弱时表明细胞膜电位负值增加，MP 上升，细胞膜发生超极化。结果显示：在马钱子碱加入后的 20min 瞬时反应中，HepG2 细胞膜电位荧光（MP RFI）出现缓慢的下降，由基线水平（RFI 103.44±17.21），于 4min 后降到谷值（RFI 90.04±15.54），然后轻度回升，于 13.5min 后回到基线水平（RFI 103.90±13.54），在此期间，MP RFI 在 90.04±15.54 至 103.90±13.54 的范围内波动。至实验结束时，HepG2 细胞的 MP RFI 为 99.79±14.18 相当于起始基线水平（RFI 103.44±17.21）的 96.47%，两者相比无显著性差异（$P>0.05$）。

马钱子碱（0.5mmol/L）作用于 HepG2 细胞 4h 和 8h 后，细胞内荧光无明显变化（图 4-48），MP RFI 分别为 113.07±25.97（4h）和 109.35±20.728（8h），分别相当于 0h 的 112.24% 和 108.55%，与 0h 的 MP RFI（100.74±20.01）相比无显著性差异（$P>0.05$）（图 4-49）。但在 12h 后细胞内荧光明显增强（图 4-48d），说明其 MP RFI 明显上升，达到 153.55±19.33、为 0h 的 152.42%，两者有显著性差异（$P<0.001$）（图 4-49）。

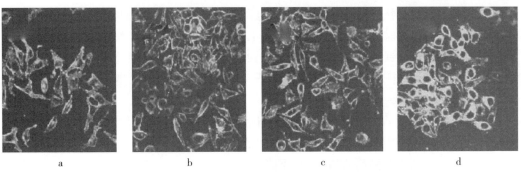

图 4 - 48 激光共聚焦显微镜观察的经马钱子碱（0.5mmol/L）处理时后 HepG2 的细胞膜电位的变化（Di - 4 - ANEPPS 荧光染色法，×200）

a. 未经处理的 HepG2 细胞；b. 处理 4h 的 HepG2 细胞；c. 处理 8h 的 HepG2 细胞；d. 处理 12h 的 HepG2 细胞

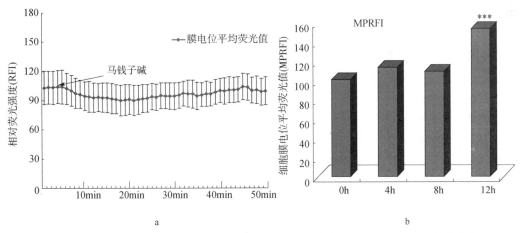

图 4 - 49 马钱子碱对 HepG2 细胞膜电位（MP）变化影响的分析结果（以平均荧光值表示）

a. 马钱子碱对 HepG2 细胞膜电位平均荧光值（MP RFI）动态变化

的影响 [在扫描第 5 张图片后，加入马钱子碱（0.5mmol/L）处理]；b. 马钱子碱作用

于 HepG2 细胞 4、8、12h 后，细胞膜电位平均荧光值（MP RFI）的变化

（注：与 0h 比较，*** $P < 0.001$）

以上结果说明在 20min 的动态观察中，马钱子碱（0.5mmol/L）对 HepG2 的细胞膜电位（MP）有一定的影响，细胞膜出现了缓慢超极化变化，但此作用极微弱。4h 和 8h 两个时间段内 HepG2 的 MP 有所降低；但幅度较小，无显著性差异。在 12h 后使其细胞的 MP 明显降低，细胞膜出现较强烈的去极化现象。

由于细胞凋亡的早期阶段如凋亡信号的转导，肿瘤相关基因的转录和表达往往是在短时间内完成的。所以本文在考察马钱子碱对人肝癌细胞膜电位的影响实验中将设计分为两个部分：LSCM 检测马钱子碱对人肝癌细胞 HepG2 的 MP 瞬时变化的影响以及在 4~12h 等不同时间段 MP 变化的影响。两次实验条件有些不同：瞬时反应实验使用的为 D - Hanks 液，不同时段的考察实验采用含 10% 小牛血清的 RPMI1640 培养液，更接近于正常的生物机体内环境。结果发现在加入马钱子碱（0.5mmol/L）瞬间至 20min 的时间内，HepG2 细胞膜电位（MP）在正常范围内窄幅波动，没有出现明显变化；在 4h 和 8h 内 HepG2 的 MP 没有发生明显变化，说明此时细胞膜结构和功能没有受到大的损害。同时也说明马钱子碱对 HepG2 的细胞膜电位（MP）的影响与细胞外环境的关系不是很大，而与作用时间有一定的关系。在 12h 后 MP 显著降低，细胞膜出现较强烈的去极化现象，提示马钱子碱在较长时间（>12h）时可能影响细胞膜某些离子通道或转运系统。细胞膜外两侧的不均衡分布的离子容易进出细胞，导致离子梯度减小，细胞 MP 便会随之迅速下降。

同时我们又考察了马钱子碱对 HepG2 细胞内游离钙离子浓度（$[Ca^{2+}]_i$）和线粒体电位（$\Delta\Psi m$）变化的影响，发现无论在瞬间还是在 4～12h 等不同时间段，都出现了细胞内的 $[Ca^{2+}]_i$ 急剧升高而 $\Delta\Psi m$ 剧烈下降的现象。

通过荧光显微镜和透视电镜观察马钱子碱对 HepG2 细胞膜的完整性及通透性的影响：从细胞超微结构和细胞形态学（图 4-47）的变化来看，经马钱子碱（0.5mmol/L）作用 24h 后，HepG2 胞体缩小，细胞核固缩伴随核碎裂，呈新月状或块状，边集附在核膜周边；线粒体内嵴肿胀消失，形成空泡；皱缩外突、出芽形成致密的凋亡小体等典型的细胞凋亡形态学变化，但细胞膜的通透性和完整性依然正常。48h 后，细胞膜的完整性依然正常，仅有部分细胞的细胞膜通透性异常增加，细胞开始产生坏死，但仍以凋亡为主。这可能是因为细胞在受到马钱子碱长时间作用时，会造成 HepG2 细胞膜损伤，通道和载体蛋白变性失去功能，细胞膜完整性遭到破坏，以至于细胞内正常的生理活动无法进行，随即死亡。

由于马钱子碱为一极性分子，不能直接进入细胞内部。根据以上的实验结果，可以说马钱子碱诱导 HepG2 细胞凋亡与其细胞膜通透性及 MP 没有太大的相关性，我们猜想在短时间马钱子碱引发 HepG2 细胞的早期凋亡事件中，可能马钱子碱是先结合细胞膜上的特定受体，通过细胞膜及细胞内的相关信号传导途径，使细胞内的 $[Ca^{2+}]_i$ 急剧升高和线粒体电位剧烈下降来启动细胞凋亡程序，而不是直接通过改变细胞膜电位，提高细胞膜通透性甚至是破坏细胞膜的完整性来实现的。是否还有其他作用机制，尚待进一步研究。

（三）马钱子碱对人肝癌细胞 HepG2 内游离钙离子时空分布变化的影响

大多数药物一般不能进入细胞，而是通过与胞膜上特异受体结合，引起细胞膜变化，通过膜上和胞浆的第二信使及信号传递系统，将信号传至胞核，引起基因及蛋白质变化，最终调节细胞功能，此过程称为信号传导通路。Ca^{2+} 作为肌醇磷脂代谢途径中重要的第二信使在细胞内信号传导、诱发一系列细胞功能中发挥重要作用。同时也是各条信号途径的枢纽，Ca^{2+} 还参与细胞 DNA 的合成，与细胞生长、增殖、分化及凋亡密不可分。

通常情况下，由于细胞内存在丰富的钙平衡系统，细胞内 $[Ca^{2+}]$ 约为 $10^{-7}mol/L$，仅为细胞外 $[Ca^{2+}]$ 的 1/1000。当受到外界刺激时，细胞内 $[Ca^{2+}]$ 会发生相应的变化。通常一过性的 $[Ca^{2+}]$ 升高可以传递信息，并可引发一系列有重要生理意义的生物学效应，而持久性的细胞内钙升高则会影响细胞内的生化环境，干扰细胞核和线粒体的正常活动，使细胞产生凋亡和坏死。非可兴奋性的细胞（如淋巴或肿瘤细胞）内的钙升高机制有以下两种：①通过 IP3 引起细胞内质网、线粒体中 Ca^{2+} 释放入细胞质；②通过 DG 或 cAMP 激活 APK 使钙通道磷酸化而变构开放，Ca^{2+} 内流。

过高的［Ca^{2+}］可以从细胞质和细胞核两个途径诱导细胞凋亡。

细胞质途径：①Ca^{2+}与钙调蛋白（CaM）结合，激活 DNaseⅡ，引起 DNA 的降解。②Szalai 等的研究显示［Ca^{2+}］$_i$持续升高促进膜上的线粒体膜通透性转运通道（mitochondrial permeability transition pore，MPTP）开放。线粒体膜电位下降，H^+跨膜梯度消失，导致线粒体电子传递链和氧化呼吸链脱偶联，ATP 生成发生障碍；线粒体基质高渗水肿，导致外膜断裂，使位于线粒体内膜的 CytC 释放，激活 Caspase 途径引发细胞凋亡。③Ca^{2+}浓集过负荷，可通过激活线粒体膜上一氧化氮合成酶产生一氧化氮而抑制呼吸链。

细胞核途径：当胞浆内［Ca^{2+}］$_i$增加后，①可进入细胞核与 ATP 一起作用于染色质，使原来折叠的很紧的染色质变得松散，暴露出水解部位，以便 DNase 水解，DNA 双链发生断裂。②激活 Ca^{2+}/Mg^{2+}依赖性的核酸内切酶（DNaseⅠ）将核小体间的 DNA 双链裂解为 180~200 或其倍数的 DNA 片断。目前认为，引起凋亡的 Ca^{2+}主要是细胞核内的 Ca^{2+}，而这一过程是通过增加核膜孔对 Ca^{2+}的通透性及 Ca^{2+}由核周钙池向核内转移而实现的。

现已明确，大多数细胞胞内［Ca^{2+}］$_i$升高可以诱导细胞凋亡。因此说［Ca^{2+}］$_i$是决定细胞凋亡的重要条件，也是人们在研究药物诱发肿瘤细胞凋亡中的一个重要的分子靶点。

我们在前期的实验中通过体外培养细胞发现马钱子碱在体外可以显著抑制人肝癌细胞 HepG2 的增殖并确定马钱子碱是通过诱导 HepG2 凋亡而发挥上述作用的。在此基础上，本节实验采用特异性荧光染料和激光共聚焦技术研究马钱子碱的诱导凋亡效应是否涉及诱生细胞内［Ca^{2+}］$_i$的改变，以探讨马钱子碱诱导 HepG2 凋亡效应的分子机制。

1. 实验材料

仪器：荧光显微镜（Olympus BX60，日本）CO_2生化培养箱（FORMA SCIENTIFIC，美国）。激光共聚焦扫描系统（LSM510，Carl ZEISS，德国）；激光共聚焦显微镜（Axiovert 100M，Carl ZEISS，德国）。

药品与试剂：马钱子碱（日本 NACALAI TESQUE. 公司，Lot：M9F5231）；Fluo-3/AM（Molecular Probes，美国）；RPMI1640（GIBCO，美国）；新生小牛血清（Hyclone，新西兰）（56℃水浴灭活 0.5h，−20℃保存）；3,3′-dihexyloxacarbocyanine iodide（DiOC6）购自美国 Molecular Probes 公司；胰酶（AMRESCO，美国）；BATPA/AM、Fluo−3/AM、3−（4,5−dimethylthiazol−2−yl）−2,5−diphenyl−2H−tetrazolium bromide（MTT）均购自美国 Sigma 公司；其他为国产试剂。

细胞株与细胞培养：人肝癌细胞株 HepG2，购自中科院上海细胞生物所，由本实验室传代培养。培养条件：RPMI1640 培养液加入 10%（V/V）新生小牛血清，双抗：青霉素、链霉素（100IU/ml），调 pH 7.2~7.4，经微孔滤膜（Φ 0.22 μm）过滤除菌。置于培养箱中 37℃、5% CO_2、饱和湿度条件下培养，隔日更换新鲜培养基，3~5 天传代 1 次。

2. 实验方法

（1）药物与荧光染料的处理 马钱子碱以 0.1mmol/L 磷酸盐缓冲液（PBS）（pH 7.4）配制成浓度为 10.0mmol/L 的储存液，经微孔滤膜（Φ 0.22 μm）过滤除菌后，于 −

20℃保存。Fluo－3/AM 用 D－Hanks 液配制和稀释。贮存浓度为 1mmol/L，分装后于－20℃保存。负载时分别用 D－Hanks 液稀释成 10 μmol/L。

（2）激光共聚焦技术（LSCM）检测马钱子碱对 HepG2 内 $[Ca^{2+}]_i$ 的影响。

①荧光染色的预处理：将处于对数生长期的 HepG2 细胞接种于预先放入经多聚赖氨酸处理过的小载玻片的 12 孔板中（0.2×10^4 个/ml），待细胞贴壁后，加入经药物处理。分别于 30s，4h，8h，12h 后进行各指标检测。②HepG2 细胞 $[Ca^{2+}]_i$ 的荧光染色测定：吸出 12 孔板各孔中的细胞培养液，用 D－Hanks 液洗 2～3 遍，加入 PBS（pH 7.4）1ml 和荧光染料 2 滴［Fluo－3/AM，37℃避光温育 20～60min，测定时将 Petri 皿用 D－Hanks 液洗去残余染料，上机检测。③马钱子碱对 HepG2 细胞 $[Ca^{2+}]_i$ 的瞬时动态变化的影响：将各荧光染料负载好的待测细胞置于激光共聚焦显微镜的载物台上（37℃），观察细胞的状态及负载情况，进行预扫描，并设置扫描条件。采用 Time Serice 程序，选择并固定一个细胞生长状态佳的视野，对其 XY 平面进行连续动态扫描（激发波长为 488nm，发射波长为 526nm），每个细胞样本均先连续扫描 1min，测定基础荧光强度，待基线平稳后，用微量加液器加入马钱子碱（0.5mmol/L）干预，以后每隔 20s 扫描 1 次。在 40 倍物镜下动态观察给药后 20～30min 内 HepG2 细胞内的 Fluo－3/AM 的相对荧光强度（relative fluorescence intensity, RFI）的时空变化情况，将扫描图像逐幅贮存；采用 LSM5.1－Image 分析程序，对所扫描的荧光图像进行分析，根据细胞内结合各荧光探针后其荧光的相对强度变化，得出反映细胞内 $[Ca^{2+}]_i$ 动态变化的曲线。自马钱子碱作用 HepG2 细胞开始，全程的实时观察均为同一目标细胞。选择 3～5 个生长状态良好的细胞，将细胞的荧光强度以时间曲线的形式记录下来。④马钱子碱在不同时间段内对 HepG2 细胞 $[Ca^{2+}]_i$ 的影响：荧光探针的负载和观察方法同上，细胞设正常组和药物处理组，给药组细胞中分别加入马钱子碱（0.5mmol/L），常规细胞培养。分别在 4、8、12h 后，置于 LSCM 下，快速测定 HepG2 细胞 $[Ca^{2+}]_i$ 的相对荧光强度。以正常细胞组作为 0h 段，比较经马钱子碱（0.5mmol/L）处理 4、8、12h 后，HepG2 细胞的 $[Ca^{2+}]_i$ 的变化。

（3）不同 Ca^{2+} 螯合剂对马钱子碱诱发的 HepG2 细胞内的相关细胞凋亡事件的影响。

HepG2 细胞预先用细胞内 Ca^{2+} 螯合剂 BATPA/AM（50μmol/L）和（或）细胞外 Ca^{2+} 螯合剂 EDTA（1.0mmol/L）处理 30min，经马钱子碱（0.50mmol/L）处理 12h 后，通过 MTT 法、比色法考察马钱子碱诱发的 HepG2 的细胞 $[Ca^{2+}]_i$ 的升高对其细胞活力、细胞内 Caspase－3 样蛋白酶活性。用 RPMI1640 培养液洗净，负载 DiOC6（150nmol/L），PI（1μg/ml）在上样分析前加入，用 FACS caliber 去评价 $[Ca^{2+}]_i$ 对细胞内线粒体膜电位（ΔΨm）的影响。每组实验重复 3 次。

（4）数据处理 所有数据以 $\bar{x} \pm s$ 表示，并经 EXCEL 处理。采用双样本 t 检验进行组间分析。以 $P < 0.05$ 作为显著性检验水准。采用 Carl Zeiss LSM510 数据及图像处理软件（版本 v2.3）HepG2 细胞 $[Ca^{2+}]_i$ 的瞬时动态变化的检测：随机选取视野中的 3～5 个细胞，对待测细胞的 $[Ca^{2+}]_i$ 荧光进行实时测量，以获得反映 HepG2 细

胞［Ca²⁺］ᵢ的瞬时动态变化的相对荧光值。采用独立样本 *t* 检验进行组内分析。在不同时间段内对 HepG2 细胞［Ca²⁺］ᵢ的检测：以正常细胞的荧光值为 100（%），测量得到反映经马钱子碱处理 4、8、12h 后的 HepG2 细胞的［Ca²⁺］ᵢ的相对荧光值。

3. 结果与讨论

利用特异荧光染料，激光共聚焦显微镜可敏感检测可贴壁黏附的活细胞中［Ca²⁺］ᵢ的动态变化：Fluo－3/AM 荧光探针是 Fluo－3 的乙酰甲基酯化形式，可穿过细胞膜进入细胞内，再被活细胞内的非特异酯酶水解释放出 Fluo－3，与细胞内的游离 Ca²⁺ 呈高度特异性结合，在 488nm 激光激发下产生黄绿色荧光，其荧光强度与细胞内游离钙的浓度成正比，荧光增强时表示细胞内［Ca²⁺］升高。

（1）马钱子碱在瞬间对人肝癌细胞株 HepG2 细胞内的游离钙离子浓度（［Ca²⁺］ᵢ）的影响　HepG2 细胞加入马钱子碱（0.50mmol/L）后，在 20min 内的瞬时反应中，［Ca²⁺］ᵢ荧光先出现短暂的上升，由基线水平（RFI 123.78 ± 23.91）轻度升高，110s 后达到峰值（RFI 136.60 ± 26.00）随后迅速下降，于 4min 后达到谷值（RFI 86.50 ± 21.71），然后再轻度回升，于 5min 后达到一个阶段性坪值 RFI 在 105.42 ± 29.69 至 110.18 ± 28.20 的范围内波动。持续 10min 后随即出现进行性下降，5min 后细胞的［Ca²⁺］ᵢ RFI 下降为 79.28 ± 34.51，相当于起始基线水平（RFI 123.78 ± 23.91）的 64.05%（两者相比，$P < 0.001$，$n = 8$），我们共计观察了 63min，至实验结束时，HepG2 细胞的［Ca²⁺］ᵢ RFI 为 56.86 ± 36.66 相当于起始基线水平的 45.30%（$P < 0.001$，$n = 8$）（图4－50）。

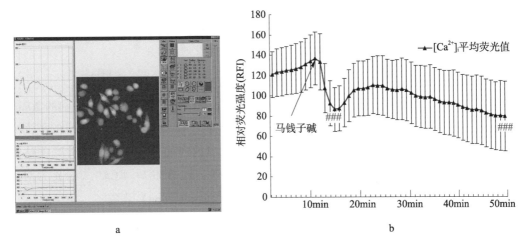

图4－50　马钱子碱（0.50mmol/L）对 HepG2 细胞中［Ca²⁺］ᵢ瞬时动态变化的影响

（2）马钱子碱在不同时段内对人肝癌细胞株 HepG2 细胞内的游离钙离子浓度（［Ca²⁺］ᵢ）的影响　马钱子碱（0.50mmol/L）作用于 HepG2 细胞 4h 后，与 0h 组细胞（空白组）的［Ca²⁺］ᵢ RFI 29.52 ± 11.700 相比，细胞内［Ca²⁺］ᵢ RFI 急剧上升，并达到峰值（116.92 ± 49.364），为 0h 的 396.07%，8、12h 后［Ca²⁺］ᵢ RFI 虽逐渐下降，但仍维持在较高水平为 79.35 ± 21.239（8h）和 61.00 ± 19.037（12h），分别相当于 0h 的 268.80% 和 206.64%（与 0h 相比，$P < 0.001$，$n = 8$）（图4－51、图4－52）。

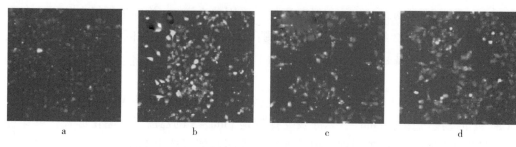

a   b   c   d

图 4-51 马钱子碱 (0.5mmol/L) 在 4、8、12h 时
对 HepG2 细胞内的 [Ca²⁺]ᵢ 变化的影响 (×200)

a. 未经处理的 HepG2 细胞 (0h); b. 经马钱子碱 (0.5mmol/L) 处理 4h 的 HepG2 细胞;
c. 经马钱子碱 (0.5mmol/L) 处理 8h 的 HepG2 细胞; d. 经马钱子碱 (0.5mmol/L) 处理 12h 的 HepG2 细胞

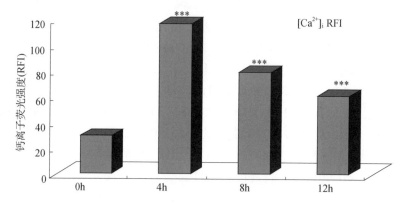

图 4-52 激光共聚焦技术分析马钱子碱在 4、8、12h 时
对 HepG2 细胞中 [Ca²⁺]ᵢ 时空变化的影响

[注: (Mean$\Delta\Psi$mRFI, $n=8$) 各组和 0h 组相比,***$P<0.001$ ([Ca²⁺]ᵢ RFI)]

综合分析两次实验结果: 在马钱子碱 (0.50mmol/L) 作用于 HepG2 细胞的 20min 时间内, 细胞内的 [Ca²⁺]ᵢ 先是轻度升高, 然后迅速下降, 接着在一个较窄的范围内波动 (维持 10min), 随后持续性下降。在 4h 后, 细胞内的 [Ca²⁺]ᵢ 急剧升高并达到峰值此后随时间推移逐渐降低, 但仍维持在较高水平: 8、12h 后 [Ca²⁺]ᵢ 分别为对照组的 268.80% 和 206.64%。产生了 "钙超载" (Ca²⁺ overloading) 现象。

(3) Ca²⁺ 参与了马钱子碱诱导的 HepG2 细胞凋亡的事件 为了确定 [Ca²⁺]ᵢ 升高的起源, 将 HepG2 细胞预先用细胞内 Ca²⁺ 螯合剂 BATPA/AM 处理 30min, 然后再将之放入分别含有马钱子碱 (0.50mmol/L) 和 (或) EDTA (0、1.0mmol/L) 的 RPMI1640 培养液孵育。结果发现, BATPA/AM 可以完全抑制马钱子碱诱发的 HepG2 细胞内 Caspase-3 样蛋白酶的活性和细胞凋亡活动, 而 EDTA 的这种抑制效果较差。此外, BATPA 还可以基本阻断马钱子碱诱发的 HepG2 细胞内线粒体膜的剧烈去极化。

在前面的研究中, 我们发现马钱子碱在体外是通过诱导人肝癌 HepG2 细胞凋亡的方式而实现抑制其增殖的作用的。结合以前本研究室曾观察到异马钱子碱能开放心肌细胞的三种钙通道, 我们选择 HepG2 细胞内 [Ca²⁺]ᵢ 的变化作为探讨马钱子碱诱导其凋亡作用分子机制的突破点。

本实验应用激光扫描共聚焦技术考察了马钱子碱对 HepG2 细胞内 $[Ca^{2+}]_i$ 的影响，设计分为两个部分：马钱子碱（0.50mmol/L）对人肝癌细胞 HepG2 内的 $[Ca^{2+}]_i$ 瞬时变化的影响以及 4～12h 不同时间段 $[Ca^{2+}]_i$ 变化的影响。

瞬时反应实验结果显示：加入马钱子碱（0.50mmol/L）的瞬间，细胞内的 $[Ca^{2+}]_i$ 明显升高，100s 后达到峰值，随即快速降低，达到谷底后又慢慢升高随后处于一个平台期窄幅波动，$[Ca^{2+}]_i$ 在维持 10min 后，继续下降。在 D-Hanks 液（无 Ca^{2+}）中，马钱子碱（0.50mmol/L）于 20min 内主要作用是使 HepG2 细胞内的 $[Ca^{2+}]_i$ 降低。

然而在含有 10% 新生小牛血清 RPMI1640 培养液中，马钱子碱（0.5mmol/L）在 4h 时却使其细胞内的 $[Ca^{2+}]_i$ 急剧降低并达到峰值，在 8～12h 内 HepG2 细胞内的 $[Ca^{2+}]_i$ 虽有所下降但仍维持在高位水平，产生钙超载现象。

另外同时观察了马钱子碱对 HepG2 线粒体跨膜电位（mitochondrial transmembrane potentials，$\Delta\Psi m$）和细胞膜电位（membrane potentials，MP）的影响，结果发现马钱子碱对 HepG2 的细胞膜影响不大，而主要影响细胞内 $[Ca^{2+}]_i$ 和 $\Delta\Psi m$。在 4～12h 内却使其 $\Delta\Psi m$ 急剧降低并维持在低位水平。为了确定细胞内 $[Ca^{2+}]_i$ 升高的起源，我们将 HepG2 细胞用 BATPA/AM 和 EDTA 预先处理，发现 BATPA/AM 可以完全抑制 brucine 诱发的 HepG2 细胞内 Caspase-3 样蛋白酶的活性和细胞凋亡活动，基本阻断马钱子碱诱发的 HepG2 细胞内线粒体膜的剧烈去极化。进一步说明，马钱子碱诱导 HepG2 的凋亡主要是通过引起细胞内钙储库的释放，造成细胞内的"钙超载现象"，同时说明这种钙超载现象也与细胞内线粒体电位的剧烈下降有密切关系。

马钱子碱在生理培养液中为一极性分子，无法进入细胞内部，只能通过结合细胞膜的相关受体，经过膜上和胞浆中的第二信使（如 Ca^{2+}、cAMP、IP_3 和蛋白酶 C）及信号传递系统，将信号传至胞核，引起基因及蛋白质变化，最终调节细胞生长、增殖、分化及凋亡等活动。

在短暂的时间内（20min），马钱子碱主要引起 HepG2 细胞内的 $[Ca^{2+}]_i$ 水平降低，这与我们原来预期的结果正好相反。那如何去解释这种反常的现象呢？我们认为在细胞膜功能正常的情况下，细胞内 $[Ca^{2+}]_i$ 的变化与细胞外液环境有直接关系，在瞬时反应的试验中，由于细胞外环境（D-Hanks 液）无 Ca^{2+}，马钱子碱引起 HepG2 细胞 $[Ca^{2+}]_i$ 的快速升高只能与细胞内线粒体和核糖体储备的 Ca^{2+} 释放有关。所以我们设想马钱子碱可能首先结合 HepG2 细胞膜上的受体，通过 G 蛋白介导，激活磷脂酶 C（phospholipase C，PLC），后者将磷脂酰肌醇二磷酸（phosphoidyl inositol 4, 5-biphosphate，PIP_2）水解为三磷酸肌醇（inositol 1, 4, 5-triphosphate，IP_3）和二酰甘油（diacylglycerol，DG）。IP_3 作用激活线粒体膜上的 IP_3 受体而释放出储备钙，而使胞内 $[Ca^{2+}]_i$ 升高；DG 通过激活蛋白激酶 C（PKC），使 cAMP 增加而激活 APK，后者通过磷酸化开放细胞膜上的 Ca^{2+} 通道。当线粒体内的 Ca^{2+} 流出时就会引起线粒体膜 $\Delta\Psi m$ 降低而产生超极化。胞内 $[Ca^{2+}]_i$ 的升高启动细胞内的钙稳定调节系统，这时线粒体内的 Ca^{2+} 外流减慢或停止，胞内 $[Ca^{2+}]_i$ 维持在一定范围上下波动。由于细胞外液（D-Hanks 液）没有 Ca^{2+}，胞内

Ca^{2+} 就会通过 DG 激活的 Ca^{2+} 通道持续流出膜外，当胞浆内的 $[Ca^{2+}]_i$ 降到一定程度时，线粒体的 Ca^{2+} 又会随之流向胞浆，但线粒体和核糖体的钙储备毕竟是有限的，随着 Ca^{2+} 的不断流出，细胞内的 $[Ca^{2+}]_i$ 持续下降。在 20min 的瞬时反应实验中会看到细胞内 $[Ca^{2+}]_i$ RFI 在一个较窄的范围内波动，维持 10min 后，接着持续性下降。

在瞬时反应实验中，我们原来猜想马钱子碱可能是通过升高细胞内 $[Ca^{2+}]_i$ 而诱导 HepG2 凋亡的。但实验现象与我们预期的结果不相符合，我们又考察了马钱子碱在不同时间段内对 HepG2 的 $[Ca^{2+}]_i$ 的影响。第二次实验的条件与第一次实验明显不同：马钱子碱在正常的细胞培养液中与 HepG2 细胞相接触，细胞的外环境中 $[Ca^{2+}]$ 和 $[Na^+]$ 远远高于细胞内的 $[Ca^{2+}]_i$ 和 $[Na^+]$，$[K^+]$ 的分布则与之相反；且与之相比作用时间很长。更接近于生物机体在服用马钱子碱后，肿瘤细胞的外环境中的马钱子碱对其生理活动、代谢和增殖的影响，实验结果更符合真实情况。

根据实验条件和结果，我们认为马钱子碱（0.5mmol/L）在短时间内（<8h）通过升高细胞内 $[Ca^{2+}]_i$ 而启动 HepG2 细胞凋亡程序的。理由如下：马钱子碱在 4h 和 8h 内对 HepG2 的细胞膜电位（MP）影响不大，说明细胞膜结构和功能没有变化。在此情况下，如前所述，马钱子碱结合膜上受体，通过 G 蛋白介导，激活磷脂酶 C（PLC）水解 PIP_2 生成 IP_3 和 DG，分别引起线粒体和核糖体内 Ca^{2+} 的释放和细胞外的 Ca^{2+} 的内流，从而使胞浆内的 $[Ca^{2+}]_i$ 急剧升高。过高的 $[Ca^{2+}]_i$ 会使细胞通过 Na^+/Ca^{2+} 交换或 $Ca^{2+}-ATP$ 酶将胞浆内的 Ca^{2+} 泵回线粒体，同时 $[Ca^{2+}]_i$ 的急剧升高又促进了线粒体膜通透性转运通道（mitochondrial permeability transition pore，MPTP）的开放，因此表现为 $\Delta\Psi m$ 的剧烈甚至是崩溃式的下降。导致线粒体中电子传递链与呼吸链解偶联，ATP 生成发生障碍；同时随着 MPTP 的开放，细胞色素 C 释放进入胞浆，结合凋亡蛋白酶激活因子 - 1（Apoptotic protease activating factor - 1，Apaf - 1）和 dATP，酶切 Caspase - 9 前体，并依次使其激活 Caspase - 3 等 Caspase 前体因子，通过级联和放大效应最终引起 Caspase - 3 激活，而 Caspase - 3 的底物是影响 DNA 修复的 Poly ADP polymerase（PRAP），最终诱导细胞凋亡。

上述假设基本与实验结果相符。有资料表明细胞在凋亡早期细胞内生物化学变化的表现就是 $[Ca^{2+}]_i$ 的快速、持续升高。达到最高浓度的时间为 30 ~ 90min，至少持续 2h。为了探讨马钱子碱引起 HepG2 $[Ca^{2+}]_i$ 的变化与其诱导 HepG2 细胞凋亡的因果关系和两者发生的先后顺序，我们进行 HepG2 细胞凋亡形态与细胞的 $[Ca^{2+}]_i$ 变化的对比研究。

在激光共聚焦显微镜下，我们看到经马钱子碱（0.5mmol/L）作用 4、8、12h 后，在保持细胞膜完整性的情况下，HepG2 细胞内的绿色 Ca^{2+} 荧光明显强于给药前的细胞，其中细胞核内的点状 Ca^{2+} 荧光的增强要远远大于胞浆内的片状 Ca^{2+} 荧光，尤以 4h 组为甚（图 4 - 51b）。然而经马钱子碱（0.5mmol/L）处理 12h 的 HepG2 细胞，细胞几乎没有明显的凋亡特征。这给了我们一个明确的提示：马钱子碱可能同时启动了细胞核和细胞质两种途径的凋亡程序，并以前者为主。同时也说明马钱子碱诱导 HepG2 细胞 $[Ca^{2+}]_i$ 明显升高的事件发生在其凋亡之前，换句话说，马钱子碱导致 HepG2 细胞 $[Ca^{2+}]_i$ 的显著升高可能是 HepG2 细胞发生凋亡的早期必经环节和重要原因。

（四）马钱子碱对人肝癌细胞 HepG2 线粒体的影响

细胞是生物机体的基本结构单位，而线粒体是细胞的重要组成部分，也是其能源工厂。线粒体的生理功能和状态直接影响细胞的正常活动和生存状态。现在发现，细胞凋亡有细胞核和胞质两个途径。越来越多的人正开始转向细胞质凋亡途径的研究。

而细胞质凋亡途径发生场所主要集中在线粒体中。线粒体是细胞凋亡调控网络中重要的细胞器，能通过多种方式介导细胞凋亡：①线粒体电子传递链和氧化呼吸链的偶联是细胞内 ATP 生成的重要条件。②线粒体是细胞活性氧（reactive oxygen species，ROS）的主要来源，而 ROS 是细胞凋亡的信使和效应分子。③线粒体内的细胞色素 C（cytochrome，CytC）、凋亡诱导因子（apoptosis inducing factor，AIF）等是细胞内的凋亡因子。④线粒体内膜上存在 Bcl－2 蛋白家族，直接影响线粒体通透性变化的能力，其中 Bcl－2 多位于 MPTP 孔处，可以阻止 MPTP 孔的开放，减少 CytC 的释放。

线粒体膜电位（$\Delta\Psi m$）是反映线粒体膜生理功能正常的重要指征，与膜上的线粒体膜通透性转运通道（MPTP）的开放状态密切相关。在细胞凋亡时发现有 $\Delta\Psi m$ 降低或消失，说明 MPTP 开放。原因是当 MPTP 开放到足以让 1500Da 的物质通过时，可导致各种离子自由进出线粒体，线粒体膜两侧的不均衡离子分布趋向平衡，H^+ 跨膜梯度消失，导致线粒体电子传递链和氧化呼吸链脱偶联，ATP 生成发生障碍；线粒体基质高渗，导致水肿，外膜断裂，使位于线粒体内膜的 CytC 释放，激活 Caspase 途径引发细胞凋亡。因此说 $\Delta\Psi m$ 的下降是早期细胞凋亡的标志，也是人们在研究药物诱发肿瘤细胞凋亡中细胞质途径的一个重要的分子靶点。

基于上述原因，我们选择细胞内线粒体跨膜电位（mitochondrial trans membrane potentials，$\Delta\Psi m$）的变化作为探讨马钱子碱对人肝癌细胞株 HepG2 作用分子机制的突破点。本文采用特异性荧光染料和激光共聚焦技术（laser scanning confocal microscopy，LSCM）研究马钱子碱的诱导凋亡效应是否涉及诱生细胞内 $\Delta\Psi m$ 的改变，以探讨马钱子碱诱导 HepG2 凋亡效应的分子机制。

1. 实验材料

仪器：相差倒置显微镜（Olympus IX50，日本）；CO_2 生化培养箱（FORMA SCIENTIFIC，美国）；透视电子显微镜（Philips，TENCAI－12，荷兰）；激光共聚焦显微镜系统（LSM 510，Carl ZEISS，Germany）；激光共聚焦显微镜（Axiovert 100M，Carl ZEISS，德国）；化学发光检测系统（Amersham harmacia Biotech，Bucking hamshire，英国）。

药品与试剂：马钱子碱（日本 NACALAI TESQUE. 公司，Lot：M9F5231）；Carbonylcyanide p － trifluoromethoxyphenylhydrazone（FCCP）、线粒体膜电位荧光探针 Rhodamine 123、GFP－tagged Annexin V（美国 Sigma 公司）；RPMI1640（美国 GIBCO 公司）；新生小牛血清（Hyclone，新西兰）（56℃水浴灭活 0.5h，－20℃保存）；胰酶（Trypsin，AMRESCO，美国），其他为国产试剂。鼠抗人单克隆抗体 Cytochromec（美国 Santa Cruz Biotech，美国）。

细胞株与细胞培养：人肝癌细胞株 HepG2，购自中科院上海细胞生物所，由本实验室传代培养。细胞培养条件：RPMI1640 培养液加入 10%（V/V）新生小牛血清，双抗：青霉素、链霉素（100IU/ml），调 pH 7.2～7.4，经微孔滤膜（Φ 0.22μm）过滤除菌，置于培养箱中 37℃、5% CO_2、饱和湿度条件下培养，隔日更换新鲜培养基，3~5 天传代 1 次。

2. 实验方法

（1）药物与荧光染料的处理　马钱子碱以 0.1mmol/L 磷酸盐缓冲液（PBS）（pH 7.4）配制成浓度为 10.0mmol/L 的储存液，经微孔滤膜（Φ0.22μm）过滤除菌后，于 -20℃保存。Rhodamine 123 用 D - Hanks 液配制和稀释。贮存浓度均为 1mmol/L，分装后于 -20℃保存。负载时用 D - Hanks 液稀释成 5μmol/L。

（2）激光共聚焦技术（LSCM）检测马钱子碱对 HepG2 内 ΔΨm 的影响　①荧光染色的预处理：将处于对数生长期的 HepG2 细胞接种于预先放入经多聚赖氨酸处理过的小载玻片的 12 孔板中（0.2×10^4 个/ml），待细胞贴壁后，加入经药物处理。分别于 30s，4h，8h，12h 后进行各指标检测。检测前吸出 12 孔板各孔中的细胞培养液，用 D - Hanks 液洗 2~3 遍，加入 PBS（pH 7.4）1ml 和 Rhodamine 123 荧光染液 2 滴，37℃避光温育 20~60min，保留染料，上机检测。②马钱子碱对 HepG2 细胞 ΔΨm 的瞬时动态变化的影响：将各荧光染料负载好的待测细胞置于激光共聚焦显微镜的载物台上（37℃），观察细胞的状态及负载情况，进行预扫描，并设置扫描条件。采用 Time Serice 程序，固定一个视野，选择 6~10 个生长状态佳、贴壁良好的细胞，对其 XY 平面进行连续动态扫描（激发波长为 488nm/发射波长为 526nm），每个细胞样本均先连续扫描 1min，测定基础荧光强度，待基线平稳后，用微量加液器加入马钱子碱（0.5mmol/L）干预，以后每隔 20s 扫描 1 次。在 40 倍物镜下动态观察给药后 20~30min 内 HepG2 细胞内的 Rhodamine 123 的相对荧光强度（ΔΨm relative fluorescence intensity，ΔΨm RFI）的时空变化情况，将扫描图像逐幅贮存；采用 LSM5.1 - Image 分析程序，对所扫描的荧光图像进行分析，根据细胞内结合各荧光探针后其荧光的相对强度变化，得出反映细胞内 ΔΨm 动态变化的曲线。自马钱子碱作用 HepG2 细胞开始，全程的实时观察均为同一目标细胞。选择 3~4 个生长状态良好的细胞，将细胞的荧光强度以时间曲线的形式记录下来。③马钱子碱在不同时间段内对 HepG2 细胞 ΔΨm 变化的影响：荧光探针的负载和观察方法同上，细胞设正常组和三个药物处理组，给药组细胞中加入马钱子碱（0.5mmol/L），常规细胞培养。分别在 4、8、12h 后，置于 LSCM 下，快速测定 HepG2 细胞 ΔΨm 的相对荧光强度。以正常细胞组作为 0h 段，比较经马钱子碱（0.5mmol/L）处理 4、8、12h 后，HepG2 细胞的 ΔΨm 的变化。④马钱子碱诱发细胞内的线粒体膜电位的去极化在其诱导 HepG2 细胞凋亡的作用：在本研究中，CsA（20nmol/L）在实验前 30min 加入，然后加入马钱子碱（0.5mmol/L）处理 36h，用 FACS caliber（DiOC6 染色）去检测 HepG2 细胞内线粒体膜电位（MMP）的变化，用流式细胞术（Annexin V/PI）去分析细胞活力的变化，用比色法评价细胞内的 Caspase - 3 样蛋白酶的活性。以研究线粒体膜电位在马钱子碱诱导 HepG2 细胞发生凋亡过程中的变化情况。每个实验组设 3 个样品，每组实验重复 3 次。

（3）马钱子碱对 HepG2 细胞的超微结构的影响　HepG2 细胞经马钱子碱（0.5mmol/L）作用 36h 后，收获细胞，按前面的方法处理后制片，在透视电镜下观察到其线粒体形态和结构的变化。

（4）流式细胞术测定细胞凋亡（Annexin V 和 PI 复染）　将经过药物处理过的细胞（8×10^5 cells）用冰冷的 PBS 液洗 3 次，重悬于 binding 缓冲液［10mmol/L 羟乙基哌嗪乙磺酸（Hepes）/NaOH，140mmol/LNaCl，2.5mmol/LCaCl$_2$］，然后和在冰上标记有 GFP 的 Annexin V（1:2000）孵育 15min，在上流式细胞仪之前加入 PI（1μg/ml）。绿色荧光蛋白（GFP）发出的荧光用 FL1 channel（530nm 滤光片）测定；PI 荧光用 FL3 channel（670nm 滤光片）测定，将双染的细胞排除。每个样品测定 5000 个细胞，数据用 CellQuest 软件进行分析（美国 Becton Dickinson）。

（5）采用 Western blot 测定 HepG2 细胞内线粒体细胞色素 C 的释放　将处于对数生长期的 HepG2 细胞（8×10^5 cells）植入至 12 孔细胞培养板中，待细胞贴壁融合至 60% 后，加马钱子碱（终浓度 0.5mmol/L）处理 4、8、12h，空白组加入同体积的 RP-MI1640。CsA 组预先加入 CsA（终浓度 20nmol/L）。将处理过的细胞用 PBS 洗 3 次，重悬于冰冷的匀浆液［250mmol/L 蔗糖，20mmol/L Hepes（用 KOH 调 pH 至 7.5），10mmol/L KCl，1.5mmol/L MgCl$_2$，1mmol/L EDTA，1mmol/L EGTA，1mmol/L 二硫苏糖醇（DTT），1mmol/L phenylmethylsulphonyl fluoride（PMSF），1μg/ml 抑酞酶，1μg/ml 亮肽酶素］，在冰上孵育 30min，再将细胞用 Dounce 玻璃匀浆器进行匀浆（30strokes），匀浆液先离心 30min（4℃ 下 100 000r/min），分离出上清液，再将其离心 30min（4℃ 下 100 000r/min），收集细胞质部分，提取总蛋白质，取 30μg 上样，采用聚丙烯酰胺凝胶电泳（15% SDS – PAGE）将蛋白质进行分离，再经电转移至聚偏氟乙烯（PVDF）膜上。接着，将膜上蛋白先与一抗封闭杂交，再与结合有辣根过氧化物酶的鼠抗人 IgG 二抗（细胞色素 C）和内标 GAPDH 单克隆二抗共同孵育，免疫复合物用化学发光法（Chemiluminescence system，ECL）检测。最后按照其余的步骤，进行免疫印迹实验。

（6）数据处理　采用 Carl Zeiss LSM510 软件（版本 v 2.3），所有数据均以 $\bar{x} \pm s$ 表示，数据经 EXCEL 处理。以 $P < 0.05$ 作为显著性检验水准。

HepG2 细胞 ΔΨm 的瞬时动态变化的检测：随机选取视野中的 8～10 个细胞，以未加处理因素前的细胞内荧光值为参考，对待测细胞进行实时测量，以获得反映 HepG2 细胞 ΔΨm 的瞬时动态变化的相对荧光值。采用独立样本 t 检验进行组内分析。

马钱子碱在不同时间段内对 HepG2 细胞 ΔΨm 影响的检测：以正常细胞的荧光值为参考，测量得到反映经马钱子碱处理 4、8、12h 后的 HepG2 细胞 ΔΨm 的相对荧光值。采用双样本 t 检验进行组间分析。

3. 结果与讨论

Rhodamine 123 染色后，胞浆和线粒体中均有荧光探针，在 488nm 激光激发下产生黄绿色荧光，但线粒体内荧光强度比胞浆的强，选择荧光强度较高区域的荧光强度变化表示线粒体膜电位的变化，其荧光强度与线粒体膜电位 ΔΨm 成负相关，荧光增强时，表示 ΔΨm 下降，线粒体膜发生去极化。

（1）马钱子碱在瞬间对人肝癌细胞 HepG2 的线粒体膜电位（ΔΨm）的影响　HepG2 细胞加入马钱子碱（0.5mmol/L）后，在 20min 内的瞬时反应中，HepG2 细胞的线粒体电位荧光（ΔΨm RFI）出现缓慢的下降，由基线水平（ΔΨm RFI 33.82 ± 5.31），于 20s 内迅速降到谷值（ΔΨm RFI 25.50 ± 3.73），然后又迅速轻度回升，于

40s 后达到一个阶段性坪值 $\Delta\Psi$m RFI 在 29.58 ± 3.80 至 31.07 ± 3.61 的范围内窄幅波动。持续 5min 后随即出现进行性下降，5min 后细胞的 $\Delta\Psi$m RFI 下降为 18.04 ± 2.37，相当于起始基线水平 $\Delta\Psi$m RFI 的 53.34%（两者相比，$P < 0.001$，$n = 8$）（图 4 - 53）。

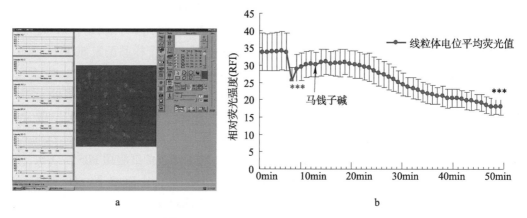

图 4 - 53 马钱子碱（0.5mmol/L）对 HepG2 细胞中 $\Delta\Psi$m 动态变化的影响（RFI，$\bar{x} \pm s$，$n = 8$）[在扫描第 5 张图片后，加入马钱子碱（0.5mmol/L）处理]

（2）马钱子碱在不同时段内对人肝癌细胞 HepG2 的线粒体膜电位（$\Delta\Psi$m）的影响 马钱子碱（0.5mmol/L）作用于 HepG2 细胞 4h 后，与 0h 组细胞（空白组）的 $\Delta\Psi$m RFI（70.07 ± 15.26）相比，细胞内 $\Delta\Psi$m RFI 急剧上升，并达到峰值（183.01 ± 21.24），为 0h 的 261.17%，8h 后 $\Delta\Psi$m RFI 有所下降（112.02 ± 21.80）为 0h 的 159.87%，12h 后又恢复至较高水平（$\Delta\Psi$m RFI 133.71 ± 36.730）为 0h 的 190.82%，（与 0h 相比，$P < 0.001$，$n = 8$）（图 4 - 54 和图 4 - 55）。

由于 $\Delta\Psi$m 与 RFI 呈负相关，实验结果说明在马钱子碱（0.5mmol/L）作用于 HepG2 细胞的 30min 时间内，细胞内的线粒体电位（$\Delta\Psi$m）随即出现一个波动：先是迅速升高，然后轻度下降。接着在一个较窄的范围内波动（维持 5min），随后持续性升高。但在 4h 后，细胞内的 $\Delta\Psi$m 急剧下降达到谷值，此后随时间推移有所升高，但仍维持在低位水平产生线粒体膜电位崩溃（$\Delta\Psi$m collapse）现象。

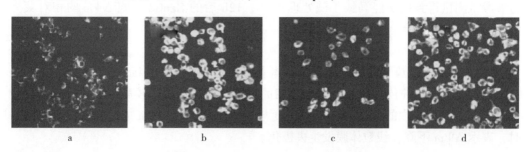

图 4 - 54 马钱子碱（0.5mmol/L）在 4、8、12h 时对 HepG2 细胞中线粒体电位 $\Delta\Psi$m 变化的影响（×200）

a. 未经处理的 HepG2 细胞（0h）；b. 经马钱子碱（0.5mmol/L）处理 4h 的 HepG2 细胞；

c. 经马钱子碱（0.5mmol/L）处理 8h 的 HepG2 细胞；d. 经马钱子碱（0.5mmol/L）处理 12h 的 HepG2 细胞

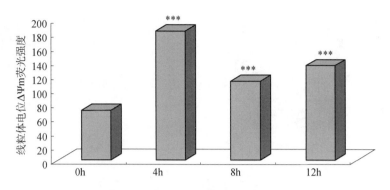

图 4-55 激光共聚焦技术分析马钱子碱

（0.5mmol/L）在 4、8、12h 时对 HepG2 细胞中线粒体电位 $\Delta\Psi$m

荧光强度变化的影响（Mean $\Delta\Psi$m RFI，$n=8$）

[注：各组和 0h 组相比，*** $P<0.001$（$\Delta\Psi$m RFI）]

（3）马钱子碱诱发细胞内的线粒体膜电位的去极化在其诱导 HepG2 细胞凋亡的作用　DiOC6 是通常用来测定细胞线粒体膜电位的荧光染料。环孢霉素 A（CsA）是一个活性很强免疫抑制剂，可以防止细胞内线粒体膜电位的剧烈下降。在本研究中，CsA 用来研究线粒体膜电位在马钱子碱诱导 HepG2 细胞发生凋亡过程中的变化情况。如图 4-56a 所示，CsA 可以显著抑制 HepG2 细胞内线粒体膜的剧烈去极化，但不能完全抑制 HepG2 细胞的死亡。然而，CsA 却可以显著抑制马钱子碱诱发 HepG2 细胞内的 Caspase-3 样蛋白酶的活性（图 4-56b）。

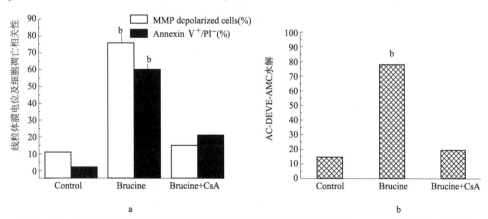

图 4-56　马钱子碱诱发细胞内的线粒体膜电位的去极化与其诱导 HepG2 细胞凋亡的关系

[注：环孢霉素 A（CsA，20nmol/L）在实验前 30min 加入，再用马钱子碱（0.5mmol/L）处理 HepG2 细胞 36h，图 4-56a 采用流式细胞术分析评价 CsA 对 HepG2 细胞内线粒体膜电位（MMP）（DiOC6 染色）和细胞活力（Annexin V/PI）的影响；图 4-56b CsA 对 HepG2 经马钱子碱处理后其细胞内 caspase-3 样蛋白酶的活性的影响。每个实验组设 3 个样品，每组实验重复 3 次。与空白对照组相比，** $P<0.01$]

（4）马钱子碱对 HepG2 细胞的超微结构的影响　HepG2 细胞经马钱子碱（0.5mmol/L）作用 36h 后，在透视电镜下，线粒体形态发生肿胀，其内膜的嵴消失，出现空泡化等形态结构的变化（图 4-57）。

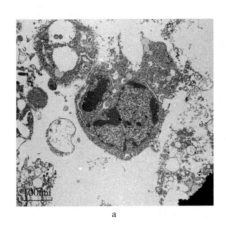 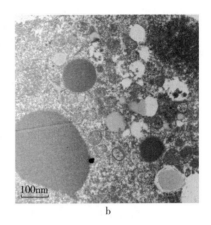

a   b

图 4 - 57   透视电镜下所观察到的马钱子碱（0.5mmol/L）

作用于 HepG2 细胞 36h 后其线粒体形态和结构的变化

a. 放大倍数 ×10500；b. 放大倍数 ×105 000

（5）马钱子碱诱发 HepG2 细胞内的线粒体释放细胞色素 C 的影响　HepG2 细胞经马钱子碱（0.5mmol/L）作用 4、8、12h 后，可以看到胞浆内细胞色素 C 的释放量明显增加，在 CsA（20nmol/L）事先干预下，4h 后胞浆内细胞色素 C 的释放量显著减少（图 4 - 58）。CsA 可以阻止线粒体膜电位的下降，结果说明线粒体释放细胞色素 C 的数量内明显与线粒体膜电位有关，随着线粒体膜电位的下降被 CsA 阻止，胞浆内细胞色素 C 的释放量显著减少。同时也说明马钱子碱通过降低线粒体的膜电位，使线粒体膜的通透性增加而释放细胞色素 C 引发细胞凋亡的。

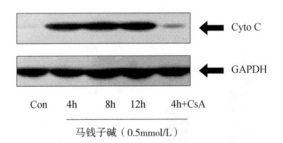

Cyto C

GAPDH

Con   4h   8h   12h   4h+CsA

马钱子碱（0.5mmol/L）

图 4 - 58   马钱子碱诱发 HepG2 细胞内线粒体的释放

与其诱导线粒体膜电位的去极化的关系

HepG2 经马钱子碱（终浓度 0.5nmol/L）处理 4、8、12h 后，用免疫印迹法测定胞浆内细胞色素 C 的释放量，空白组加入同体积的 RPMI1640。环孢霉素 A 组在实验前预先加入 CsA（终浓度 20nmol/L），再用马钱子碱（0.50mmol/L）处理 HepG2 细胞 4h。

本实验应用激光扫描共聚焦技术考察了马钱子碱对人肝癌细胞 HepG2 $\Delta\Psi m$ 的影响，实验设计分为两个部分：马钱子碱对人肝癌细胞 HepG2 内的 $\Delta\Psi m$ 瞬时动态变化的影响以及 4 ~ 12h 不同时间段 $\Delta\Psi m$ 变化的影响。

瞬时反应实验结果显示：加入马钱子碱（0.5mmol/L）的瞬间，细胞内的 $\Delta\Psi m$ 明显升高，线粒体膜出现了超极化变化。110s 后，有所降低，随后处于一个平台期窄幅波动，$\Delta\Psi m$ 在维持 4min 后，继续下降。在 D - Hanks 液（无 Ca^{2+}）中，马钱子碱（0.5mmol/L）于 20min 内主要作用是使 $\Delta\Psi m$ 升高。

另外观察了马钱子碱对 HepG2 细胞 $[Ca^{2+}]_i$ 和细胞膜电位的影响，结果为在加药瞬间，HepG2 的 $[Ca^{2+}]_i$ 快速升高，MP 变化不大，在 4~12h 内却使其细胞内的 $[Ca^{2+}]_i$ 急剧升高并维持在高位水平，而 MP 变化不大，在 12h 后有所降低，细胞膜出现一定去极化现象，但仍保持完整。说明马钱子碱短期内对 HepG2 的细胞膜影响不大，而主要影响细胞内 $[Ca^{2+}]_i$ 和 $\Delta\Psi m$。

在短暂的时间内（20min），马钱子碱主要引起的是 HepG2 细胞内的 $\Delta\Psi m$ 的升高（线粒体膜超极化）。这与我们原来预期的结果正好相反。那如何去解释这种反常的现象呢？

马钱子碱在生理培养液中为一极性分子，无法进入细胞内部，只能通过结合细胞膜的相关受体，经过膜上和胞浆中的第二信使（Ca^{2+}、cAMP、IP_3 和蛋白酶 C）及信号传递系统，将信号传至胞核，引起基因及蛋白质变化，最终调节细胞生长、增殖、分化及凋亡等活动。引起细胞膜中的离子通道或载体等信号传导系统影响细胞内部的生理反应。

认为在细胞膜功能正常的情况下，$\Delta\Psi m$ 的变化与细胞内 $[Ca^{2+}]_i$ 有直接的关系，分析如下。

在瞬时反应的试验中，由于细胞外环境（D - Hanks 液）无 Ca^{2+}，马钱子碱引起 HepG2 细胞 $[Ca^{2+}]_i$ 的快速升高与细胞内线粒体和核糖体的 Ca^{2+} 释放有关。所以我们设想马钱子碱可能首先结合 HepG2 细胞膜上的受体，通过 G 蛋白介导，激活磷脂酶 C（phospholipase C，PLC），将磷脂酰肌醇二磷酸（phosphoidyl inositol 4, 5 - biphosphate，PIP_2）水解为三磷酸肌醇（inositol 1, 4, 5 - triphosphate，IP_3）和二酰甘油（diacylg-lycerol，DG）。IP_3 作用激活线粒体膜上的 IP_3 受体而释放出储备钙，使胞内 $[Ca^{2+}]_i$ 升高；DG 通过激活蛋白激酶 C（PKC），使 cAMP 增加而激活 APK，后者通过磷酸化开放细胞膜上的 Ca^{2+} 通道。当线粒体内的 Ca^{2+} 流出时就会引起线粒体膜 $\Delta\Psi m$ 降低而产生超极化。胞内 $[Ca^{2+}]_i$ 的升高启动细胞内的钙稳定调节系统，这时线粒体内的 Ca^{2+} 外流减慢或停止，$\Delta\Psi m$ 维持在一定范围上下波动。由于细胞外液（D - Hanks 液）没有 Ca^{2+}，胞内 Ca^{2+} 就会通过 DG 激活的 Ca^{2+} 通道持续流出膜外，当胞浆内的 $[Ca^{2+}]_i$ 降到一定程度时，线粒体的 Ca^{2+} 又会随之流向胞浆，所以在 20min 的瞬时反应中会看到细胞内 $\Delta\Psi m$ RFI 在一个较窄的范围内波动，维持 4min 后，由于 Ca^{2+} 的释放持续性下降（$\Delta\Psi m$ 持续升高）。杨勤建等发现化痰散结方（主要含马钱子碱）可以显著升高人肺癌 SPCA1 细胞内 cAMP 的浓度而对 cGMP 无显著影响，本研究室等通过膜片钳技术也得出异马钱子碱能开放心肌细胞的三种钙离子通道。又考察了马钱子碱在不同的细胞外环境以及不同时间段内对 HepG2 的 $\Delta\Psi m$ 的影响。这次实验的条件与前次实验明显不同，但基本接近正常的生理环境：马钱子碱在正常的细胞培养液中与 HepG2 细胞相接触，细胞的外环境中 $[Ca^{2+}]$ 和 $[Na^+]$，远远高于细胞内的 $[Ca^{2+}]_i$ 和 $[Na^+]_i$，$[K^+]$ 的分布则与之相反，且与之相比作用时间更长，更接近于生物机体在服用马钱子碱后，肿瘤细胞外环境中的马钱子碱对其生理活动、代谢和增殖的影响，因此实验结果更符合真实情况。然而在含有 10% 新生小牛血清 RPMI1640 培养液中，马钱子碱

（0.5mmol/L）在 4h 时却使其细胞内的 $\Delta\Psi m$ 急剧降低并达到谷值，在 $8 \sim 12h$ 内 HepG2 细胞内的 $\Delta\Psi m$ 虽有所回升但仍维持在低位水平，产生线粒体膜电位崩溃（$\Delta\Psi m$ collapse）现象。

根据实验条件和结果，认为马钱子碱（0.5mmol/L）是在短时间内（<8h）通过降低线粒体电位 $\Delta\Psi m$ 启动细胞凋亡程序的。理由如下：马钱子碱在 4h 和 8h 内对 HepG2 的细胞膜电位（MP）影响不大，说明细胞膜结构和功能没有变化。在此情况下，如前所述，马钱子碱结合膜上受体，通过 G 蛋白介导，激活磷脂酶 C（PLC）水解 PIP_2 生成 IP_3 和 DG，分别引起线粒体和核糖体内 Ca^{2+} 的释放和细胞外 Ca^{2+} 的内流，从而使胞浆内的 $[Ca^{2+}]_i$ 急剧升高。过高的 $[Ca^{2+}]_i$ 会使细胞通过 Na^+/Ca^{2+} 交换或 $Ca^{2+} - ATP$ 酶将胞浆内的 Ca^{2+} 泵回线粒体，同时 $[Ca^{2+}]_i$ 的急剧升高又促进了线粒体膜 MPTP 的开放，因此表现为 $\Delta\Psi m$ 的剧烈甚至是崩溃式的下降。导致线粒体中电子传递链与呼吸链解偶联，ATP 生成发生障碍；同时随着 MPTP 的开放，细胞色素 C 释放进入胞浆，结合凋亡蛋白酶激活因子 - 1（Apoptotic protease activating factor - 1，Apaf - 1）和 dATP，酶切 Caspase -9 前体，并依次使其激活 Caspase -3，5，7 等 Caspase 前体因子，通过级联和放大效应最终引起 Caspase -3 激活而引发凋亡反应［我们已在 western - blotting 试验中发现马钱子碱（0.5mmol/L）显著引起 HepG2 细胞内的 Caspase -3 蛋白的表达］。

上述假设基本与实验结果相符。为了探讨马钱子碱引起 HepG2 线粒体电位的变化与其诱导 HepG2 细胞凋亡的因果关系和两者发生的先后顺序，我们进行 HepG2 细胞凋亡与细胞的 $\Delta\Psi m$ 变化两组事件发生先后顺序的对比研究。

在激光共聚焦显微镜下，我们还可看到经马钱子碱（0.5mmol/L）作用 4、8、12h 后，在保持细胞膜完整性的情况下，HepG2 细胞质内的绿色 $\Delta\Psi m$ 荧光明显强于给药前，尤以 4h 组为甚（图 4 - 54b）。然而经马钱子碱（0.5mmol/L）处理 12h 的 HepG2 细胞，在荧光显微镜下几乎没有观察到凋亡形态明显的细胞，24h 后才见到少数凋亡形态的细胞。经流式细胞术分析同时测定了经马钱子碱（0.5mmol/L）处理 24h 的 HepG2 细胞，其凋亡率为 9.28%，而在 48h 后其凋亡率为 42.76%。在透视电镜下，由马钱子碱诱导凋亡的 HepG2 细胞的超微结构显示出线粒体发生肿胀、空泡化，内嵴消失等变化（图 4 -55）。这给了我们一个明确的提示：马钱子碱（0.5mmol/L）在 4h 时就能显著降低 HepG2 细胞质中线粒体的 $\Delta\Psi m$，同时线粒体向胞浆内释放的细胞色素 C 也急剧增加（图 4 -58）。这些事件发生在 HepG2 凋亡之前，说明马钱子碱可能启动了 HepG2 细胞线粒体途径的凋亡程序。

4. 小结

以肝癌细胞 HepG2 为体外模型，分别考察了马钱子碱对 HepG2 细胞膜、线粒体以及细胞内的细胞色素 C 和游离钙离子的浓度等的影响，以探讨马钱子碱诱导 HepG2 细胞凋亡的相关机制，发现以下结果。

（1）马钱子碱对 HepG2 细胞膜的影响 ①马钱子碱对 HepG2 细胞膜完整性、通透性的影响：马钱子碱（0.5mmol/L）作用于 HepG2 细胞 12h 后，通过荧光显微镜和透视电镜观察到 HepG2 细胞出现的细胞早期凋亡形态，但其细胞膜依然保持十分完整，细胞膜的通透性没有明显改变。48h 后，有部分细胞的细胞膜通透性明显增加，细胞开始产生坏死，但仍以凋亡为主。②马钱子碱对 HepG2 细胞膜电位的影响：将特异性荧光探针 Di－4－ANEPPS 标记细胞膜电位（MP），马钱子碱（0.5mmol/L）无论在瞬间还是在短期（8h）内对 HepG2 的 MP 没有明显的影响，细胞膜出现了缓慢超极化变化，但此作用极微弱。4h 和两个时间段内 HepG2 的 MP 有所降低；但幅度较小，无显著性差异。在 12h 后使其细胞的 MP 明显降低，细胞膜出现较强烈的去极化现象。

（2）马钱子碱对 HepG2 细胞的线粒体的影响 ①马钱子碱对 HepG2 细胞的线粒体电位的影响：采用荧光探针 Rhodamine 123 和 DiOC6 标记细胞线粒体膜电位（$\Delta\Psi m$），通过激光共聚焦技术检测马钱子碱（0.5mmol/L）诱导 HepG2 细胞内 $\Delta\Psi m$ 的变化，结果发现在瞬时反应中 0.5mmol/L 的马钱子碱先是使 HepG2 细胞的 $\Delta\Psi m$ 有所升高，但在 4h 可使细胞内 $\Delta\Psi m$ 显著下降并达到谷值，8h 和 12h 后，$\Delta\Psi m$ 有所升高，但仍维持较低水平。②马钱子碱对 HepG2 细胞的线粒体超微结构的影响：HepG2 细胞经马钱子碱（0.5mmol/L）作用 36h 后，在透视电镜下，线粒体形态发生肿胀，其内膜的嵴消失，出现空泡化等形态结构的变化。③马钱子碱对 HepG2 细胞的线粒体释放细胞色素 C 的影响：HepG2 细胞经马钱子碱（0.5mmol/L）作用 4、8、12h 后，胞浆内细胞色素 C 的释放量明显增加。CsA（20nmol/L）可以阻遏马钱子碱引起的线粒体膜电位的下降，进而抑制相伴发生的线粒体向胞浆内释放细胞色素 C 的量。结果说明线粒体释放细胞色素 C 的数量内明显与线粒体膜电位有关，同时也说明马钱子碱通过降低线粒体的膜电位，使线粒体膜的通透性增加而释放细胞色素 C 引发细胞凋亡的。

（3）马钱子碱对 HepG2 细胞内游离钙离子浓度的影响 采用特异性荧光探针 Fluo－3/AM 标记细胞内的 Ca^{2+}，通过激光共聚焦技术检测马钱子碱对 HepG2 细胞内的游离钙离子浓度（$[Ca^{2+}]_i$）的影响，结果发现：在瞬时反应中马钱子碱（0.5mmol/L）先是使 HepG2 细胞 $[Ca^{2+}]_i$ 快速升高而后有所下降，但在 4h 后可使细胞内 $[Ca^{2+}]_i$ 尤其是细胞核内的 $[Ca^{2+}]_i$ 显著升高并达到峰值，8h 和 12h 后，$[Ca^{2+}]_i$ 有所下降，但仍维持较高水平。结果说明马钱子碱可能是通过开启细胞膜上的 Ca^{2+} 通道和动员细胞内的钙储库使细胞质尤其是细胞核内的游离钙离子浓度显著升高，该事件是马钱子碱诱导 HepG2 细胞凋亡的关键环节。为了确定细胞内 $[Ca^{2+}]_i$ 升高的起源，我们将 HepG2 细胞用不同的 Ca^{2+} 螯合剂进行预处理，结果显示细胞内 Ca^{2+} 螯合剂 BATPA/AM 可以完全抑制马钱子碱诱发的 HepG2 细胞内 Caspase－3 样蛋白酶的活性和细胞凋亡活动。而细胞外 Ca^{2+} 螯合剂 EDTA 的这种抑制效果较差。说明马钱子碱主要是通过动员细胞内的钙储库使细胞内尤其是细胞核内的游离钙离子浓度显著升高，造成细胞的"钙超载现象"而启动凋亡程序的，同时这种钙超载现象也与细胞内线粒体电位的剧烈下降有密切关系。

（五）马钱子碱对 HepG2 细胞的凋亡基因表达谱变化的影响

本课题所采用的基因表达谱芯片来源为美国 SuperArray 公司提供的 GEArrayTMQ 凋亡特异性基因检测试剂盒，这种基因芯片中含有 96 条特异性的肿瘤细胞凋亡相关基因，包括：①与信号传递有关基因；②细胞周期相关基因（细胞周期素等）；③凋亡相关基因；④DNA 结合蛋白、DNA 切割因子、转录起始因子等；⑤线粒体相关蛋白。通过研究这些基因经药物处理后在表达的量的方面差异，就能够寻找到它们之间既相互协调作用又相互制约的规律。

本研究所进行的差异基因表达谱研究，避免了以往研究中只局限于某些少数基因甚至是一个基因的弊端，同时与其他研究中所采用的含有12 800条基因的cDNA芯片相比，更具有针对性和可靠性，不失为一个简便、高效和相对系统完整的基因组群的研究手段。

1. 实验材料

细胞株：人肝癌细胞株HepG2购自中科院上海细胞所。

药品：马钱子碱（日本NACALAI TESQUE.公司，Lot：M9F5231）；阳性药物顺铂（Cisplatin，CDDP）注射粉针剂（20mg/支，齐鲁制药厂，批号：0310035）。

基因芯片：Oligo GEArray®小通量人细胞凋亡特异性cDNA芯片（购自美国Super-Array Bioscience，HybTube Format Cat. No. O/EHS - 012）。芯片中包含涉及细胞凋亡的112个基因点位，其中有肿瘤坏死因子及受体，基因Bcl - 2家族、Caspases家族，以及IAP、TRAF、CARD、DD基因家族、CIDE域家族，还有涉及到p53及DNA损伤反应通路的基因、抗凋亡基因等。

2. 方法

（1）细胞培养和处理　HepG2细胞按前面所述的方法培养，待细胞生长融合至培养瓶表面积的70%～80%时加入马钱子碱（0.5mmol/L）分别处理6h和12h，CDDP（10μg/ml）处理6h。

（2）RNA抽提　试剂和材料：TRIZOL®试剂，三氯甲烷，异丙醇，75%乙醇（以DEPC处理的水配制），无RNA酶的水，无RNA酶的糖原。

①细胞匀浆：HepG2细胞经马钱子碱（0.5mmol/L）处理6h和12h后，直接在3.5cm直径的培养盘中加入1ml TRIZOL试剂裂解细胞，裂解时用枪吸打几次。加入TRIZOL试剂的量取决于培养盘的面积（每10cm^{2}加1ml）。

②两相分离：匀浆后样品于15～30℃孵育5min，以便核酸蛋白复合体完全解离。每1ml TRIZOL试剂匀浆的样品中加入0.2ml三氯甲烷，密闭。手动剧烈振荡管体15s后，15～30℃孵育2～3min。4℃下12 000r/min离心15min。离心后混合液体将分为下层的红色酚三氯甲烷相，中间层和上层的无色水相。RNA全部被分配于水相中。水相的体积大约是匀浆时加入TRIZOL试剂的60%。

③RNA沉淀：将水相转移到新离心管中。水相与异丙醇混合以沉淀其中的RNA，加入异丙醇的量为每个样品匀浆时加入1ml TRIZOL试剂即加0.5ml异丙醇。混匀后在15～30℃孵育10min，于4℃ 12 000r/min离心10min。此时离心前不可见的RNA沉淀将在管底部和侧壁上形成胶状沉淀块。

④RNA清洗：移去上清液，每1ml TRIZOL试剂匀浆的样品中加入1ml的75%乙醇，清洗RNA沉淀。振荡后，4℃ 7500r/min离心5min。

⑤重新溶解RNA沉淀：去除乙醇溶液，空气中干燥RNA沉淀5～10min，切勿真空离心干燥。注意RNA沉淀不要完全干燥，否则将大大降低RNA的可溶性。部分溶解的RNA样品A_{260}/A_{280}比值将小于1.6。溶解RNA时，先加入无RNA酶的水，用枪反复吹打几次，然后55～60℃孵育10min。获得的RNA溶液保存于 - 70℃。

（3）紫外吸收测定法检测提取的 RNA 质量　试剂和材料：TE：10mmol/L Tris - HCl，pH 8.0；1mmol/L EDTA；0.4mol/L MOPS，pH 7.0；0.1mol 乙酸钠；0.01mol/L EDTA；甲醛；甲醛上样染液（ambion）；溴化乙锭（ethidium bromide，EB）；琼脂糖。

取少量液体用 TE 稀释（1:100 稀释）后，读取其在分光光度计260nm 和280nm 处的吸收值，可以测定 RNA 溶液浓度和纯度。用来稀释的 TE 不需要经过无 RNA 酶处理，因为 RNA 的微量降解不会明显影响分光光度计的读值。测量前需先用稀释用的 TE 溶液将分光光度计调零。

①浓度测定：A_{260} 下读值为 1 表示 40μgRNA/ml。样品 RNA 浓度（μg/ml）计算公式为：A_{260} × 稀释倍数 × 40μg/ml。具体计算如下。

RNA 溶于 40μl DEPC 水中，取 5μl，1:100 稀释至495μl 的 TE 中，测得 A_{260} = 0.21。RNA 浓度 = 0.21 × 100 × 40μg/ml = 840μg/ml 或 0.84μg/μl。

取 5μl 用来测量以后，剩余样品 RNA 为 35μl，剩余 RNA 总量为：35μl × 0.84μg/μl = 29.4μg。

②纯度检测：RNA 溶液的 A_{260}/A_{280} 的比值是一种 RNA 纯度检测方法，比值范围1.8 ~ 2.1。（注：即使比值超出这个范围，RNA 样品也一样可以用于一些普通实验中如 Northern 杂交，RT - PCR 和 RNA 酶保护实验），如表 4 - 63 所示，提取的 RNA 纯度符合要求。

表 4 - 63　RND 纯度检测表

样品	A_{260}	A_{280}	A_{260}/A_{280}	RNA 浓度（μg/μl）
空白	0.206	0.18	1.76	1.65
对照	0.249	0.131	1.91	1.99
马钱子碱	0.231	0.127	1.82	1.85

③变性琼脂糖凝胶电泳：制胶：1g 琼脂糖溶于 72ml 水中，冷却至60℃，10ml 的10 × MOPS 电泳缓冲液（0.4mmol/L MOPS，pH 7.0；0.1mmol/L 乙酸钠；0.01mmol/L EDTA）和 18ml 的 37% 甲醛溶液（12.3mmol/L）。灌制凝胶板（1.4%），预留加样孔使其至少可以容纳 25μl 的溶液。胶凝后取下梳子，将凝胶板放入电泳槽内，加足量的1 × MOPS 电泳缓冲液使其能覆盖胶面几个毫米。

准备 RNA 样品：取 3μg RNA，加 3 倍体积的甲醛上样染液，加 EB 于甲醛上样染液中至终浓度为 10μg/ml。加热至70℃孵育 15min 使样品变性。

电泳：上样于胶孔中，5 ~ 6V/cm 电压下电泳至溴酚蓝指示剂显示跑胶距离至少 2 ~ 3cm。

紫外透射光下观察并拍照 28S 和 18S 核糖体 RNA 的谱带亮且浓（其大小决定于用于抽提 RNA 的物种类型），上面一条带的密度大约是下面一条带的 2 倍。还有可能观察到一个更小稍微扩散的带，它由低分子量的 RNA（tRNA 和 5S 核糖体 RNA）组成。在 18S 和 28S 核糖体带之间一般可以看到一片弥散的 EB 染色物质，可能是由 mRNA 和其他异型 RNA 组成。RNA 制备过程中如果出现 DNA 污染，将会在 28S 核糖体 RNA 带的上面出现，即更高分子量的弥散迁移物质或者带。RNA 的降解表现为核糖体 RNA 带的弥散（图 4 - 59）。

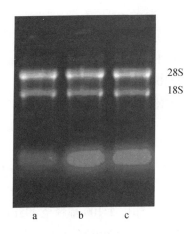

图 4 - 59　RNA 琼脂凝胶电泳图 （1.4%）

a. 空白组；b. 顺铂处理组；c. 马钱子碱处理组

（4）探针合成　试剂和材料：无 RNA 酶的 H_2O；10 × RT 缓冲液 （SuperArray Bioscience，Catalog Number L - 04）；RNA 酶抑制剂，RNase Inhibitor （Promega，Cat No. N2511）；MMLV 逆转录酶，MMLV Reverse Transcriptase （Promega Cat. No. M1701）；缓冲液 A （SuperArray Bioscience，Catalog Number L - 04）；生物素标记 dUTP，Biotin - 16 - dUTP （Roche Cat. No. 1 - 093 - 070）；DTT；dNTP 混合液 （dATP、dCTP、dGTP 和 0.5mmol/L dTTP 各 5mmol/L）。

①配制缓冲液 BN：取 50μl 10 × RT 缓冲液，1μl 1mol/L DTT 和 50μl 的 dNTP 混合液，混匀，保存于 - 20℃。

②配制退火混合液：每个总 RNA 样品配制于一个灭菌 PCR 管中，比例如下。

Total RNA	5.0μg
Buffer A	3μl
RNase - free H_2O	to 10μl final volume

用枪将上述溶液轻轻吸打，混合均匀，离心至管底。混合液放于 70℃ 水浴孵育 3min，随后放在 42℃ 水浴中孵育 2min。

③配制 RT 混合液：当退火混合液 70℃ 孵育时，按表 4 - 64 配制 RT 混合液。

表 4 - 64　RT 混合液配伍表 （μl）

BT 混合液	1 张芯片	2 张芯片	4 张芯片
缓冲液 BN	4	8	16
Biotin - 16 - dUTP	2	4	8
无 RNA 酶的 H_2O	2	4	8
RNase Inhibitor	1	2	4
MMLV Reverse Transcriptase	1	2	4
总体积	10	20	40

在 RT 混合液 42℃ 孵育 1min，然后进行下一步骤。

④RT 反应：每张芯片探针制备，加 10μl 预热的 RT 混合液到 10μl 退火混合液中，用枪轻轻吸打混匀，继续在 42℃ 孵育 90min。

⑤探针变性：反应得到的 cDNA 探针于 94℃ 加热 5min，然后迅速放入冰中。此 cDNA 探针即可用于杂交。

（5）芯片杂交　试剂和材料：GEAhyb 杂交液（SuperArray Bioscience）；sheared salmon sperm DNA（Invitrogen Life Technologies，Catalog Number 15632 – 011）；20 × SSC（900ml H_2O 中溶解 175.3g 的 NaCl 和 88.2g 的二水柠檬酸钠，用 1mol/L 的 HCl 调节 pH 到 7.0，加水至 1L）；20%SDS（1L H_2O 中溶解 200g 十二烷基磺酸钠）。

①预杂交：在杂交管中加入 5ml 的灭菌水将芯片膜润湿，在下一步中配制 GEAprehyb 时杂交管保持倒放。加入 60℃ GEAhyb 杂交液（配制 GEAprehyb：在预热的 GEAhyb 杂交液中加入热变性的 sheared salmon sperm DNA 至终浓度为 100μg/ml。每张芯片准备 3ml 的 GEAprehyb。将 GEAprehyb 溶液放于 60℃ 待用），然后将试剂瓶上下颠倒几次使组分完全溶解。加热 sheared salmon sperm DNA 至 100℃，5min 后立刻放至冰中冷却。弃去杂交管中的水，2ml GEAprehyb 溶液，轻轻转动几秒。旋紧杂交管管盖放在杂交仪中。预杂交 1.5h（60℃，转速 6r/min）。

②杂交：配制 GEAhyb 混合液：变性的 cDNA 探针全部加入 0.75ml 预热的 GEAprehyb 中，混匀，放在 60℃ 待用。弃去杂交管中的 GEAprehyb 溶液，加入含探针的 GEAhyb 混合液至杂交管中，杂交过夜（60℃，转速 6r/min）。

③洗膜：a. 配制洗液：洗液 1：2 × SSC，1% SDS（每升含 100ml 20 × SSC 和 50ml 20% SDS）；洗液 2：0.1 × SSC，0.5% SDS（每升含 5ml 20 × SSC 和 25ml 20% SDS）每杂交管各配制 10ml，60℃ 温浴。b. 将杂交管中的 GEAhyb 混合液倒进一个新管中保存，用洗液 1 洗膜两次，每次加 5ml 洗液 1，60℃ 30 ~ 40r/min 旋转 15min。c. 用洗液 2 洗膜两次，每次加 5ml 洗液 2，60℃ 30 ~ 40r/min 旋转 15min。

（6）化学发光检测

方法一：用于化学发光检测的 RT 标记法。

试剂和材料：化学发光检测试剂盒 Chemiluminescent Detection Kit（SuperArray Bioscience，Catalog Number D – 01）；GEA 封闭液 Q；5 × 缓冲液 F；链亲和素偶联的碱性磷酸酶（AP）；缓冲液 G；CDP – Star 化学发光底物。

①膜封闭：最后一次洗膜后，弃去洗液，立刻加入 1.5ml GEAb 封闭液 Q，在杂交仪中 30 ~ 40r/min 孵育 40min。

②加入链亲和素偶联的碱性磷酸酶（AP）配制 1 × 缓冲液 F：用水将 5 × 缓冲液 F 稀释 5 倍（每杂交管准备 18ml 的 1 × 缓冲液 F）。配制结合混合液：AP：1 × 缓冲液 F（1:7500）混合（每杂交管配制 2ml 结合缓冲液）。弃去杂交管中的 GEA 封闭液 Q，加入 2ml 结合缓冲液，在杂交仪中轻轻摇动孵育 10min。

③洗膜：洗膜 4 次：加入 4ml 的 1 × 缓冲液 F 温和振荡 5min，弃去 1 × 缓冲液 F。加入 3ml 缓冲液 G 温和振荡；倒掉，再用 3ml 缓冲液 G 重复洗一次。

④检测：加入 1.0ml CDP – Star 化学发光底物至杂交管中，室温孵育 2min。取出膜，放在一张滤纸上以去除多余的 CDP – Star 溶液，然后用干净的塑料膜两面包住，驱

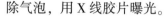

除气泡，用 X 线胶片曝光。

方法二：用于化学法检测的 AMPOLABELING – LPR 标记法。

试剂和材料：RT 引物（P）、无 RNA 酶的 H_2O、缓冲液 AF、LPR 缓冲液（L）、DNA 聚合酶（LE）（SuperArrayBioscience，Catalog Number L – 03）；10 × RT 缓冲液（SuperArray Bioscience，Catalog Number L – 04）；RNA 酶抑制剂，RNase Inhibitor（Promega，Cat No. N2511）；MMLV 逆转录酶，MMLV Reverse Transcriptase（Promega Cat. No. M1701）；生物素标记 dUTP，Biotin – 16 – dUTP（Roche Cat. No. 1 – 093 – 070）；DTT；dNTP 混合液（dATP、dCTP、dGTP 和 0.5mmol/L dTTP 各 5mmol/L）。

①配制缓冲液 BN：取 50μl 10 × RT 缓冲液，1μl 1mol/L DTT 和 50μl 的 dNTP 混合液，混匀，保存于 – 20℃。

②配制退火混合液：每个总 RNA 样品如下比例配制于一个灭菌 PCR 管中。

Total RNA	5.0μg
RT Primer（P）	1μl
RNase – free H_2O	Adjust the final volume to 10μl

用枪轻轻吸打混匀，离心于管底部。70℃孵育 3min，冷却至 37℃孵育 10min。

③配制 RT 混合液：当退火混合液 37℃孵育时即可按表 4 – 65 配制 RT 混合液。

表 4 – 65　RT 混合液配伍表（μl）

BT 混合液	1 张芯片	2 张芯片	4 张芯片
缓冲液 BN	4	8	16
无 RNA 酶的 H_2O	4	8	16
RNase Inhibitor	1	2	4
MMLV Reverse Transcriptase	1	2	4
总体积	10	20	40

RT 混合液 37℃孵育 1min，进行下一步骤。

④RT 反应：每张芯片实验探针制备，需要加 10μl RT 混合液到 10μl 退火混合液中，枪轻轻吸打混匀，继续在 37℃孵育 25min，加热至 85℃孵育 5min 水解 RNA 并使逆转录酶失活。然后将反应后的溶液放在冰中至下一步开始。

⑤配制 LPR 混合液：每个芯片实验需要按表 4 – 66 比例配制于一灭菌 PCR 管中。

表 4 – 66　LRT 混合液配伍表（μl）

LPR 混合液	1 张芯片	2 张芯片	4 张芯片
缓冲液 L	18	36	72
缓冲液 AF	9	18	36
Biotin – 16 – dUTP	2	4	8
DNA 聚合酶（LE）	1	2	4
总体积	30	60	120

⑥线性聚合酶反应（linear polymerase reaction，LPR）：每张芯片的探针制备，加 30μl 的 LPR 混合液到每个 RT 反应液中并轻轻吸打混匀，LPR 反应的循环如下：85℃，

5min；然后进行 30 个循环（85℃、1min，50℃、1min，72℃、1min）；最后 72℃，5min 结束反应。

⑦探针变性：LPR 反应液 94℃孵育 2min 以变性 cDNA 探针，然后迅速放入冰中冷却。此 cDNA 探针即可用于杂交。

（7）图像采集和数据分析

①图像和数据采集：X 线胶片曝光后，将胶片上的图像用扫描仪扫描并转换为灰度 tiff 格式的图片文件保存。运行 ScanAlyze 软件，将灰度 tiff 格式图片的点阵转化为数字型数据，将此原始数据储存为 Microsoft Excel 文件。

②数据分析：使用芯片配套软件 GEArray Analyzer 对原始数据进行去背景计算以及比较运算。每张芯片都点有负对照（pUC 18DNA 和空白）的管家基因，包括 β-actin、GAPDH、Cyclophilin A 和核糖体蛋白 L13a。原始数据将首先被减掉背景最小值，继而用管家基因来进行校正，校正后的数据用来进行样品间基因转录的相对丰度分析。

3. 结果与讨论

（1）HepG2 细胞经马钱子碱（0.5mmol/L）和顺铂（10μg/ml）分别处理 6h 的基因表达图谱的变化（图 6 - 60）。

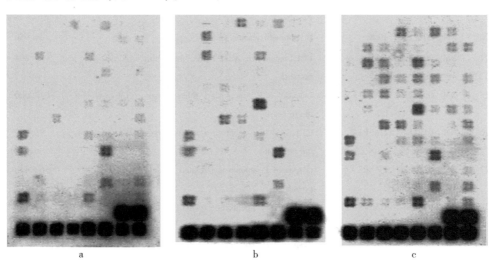

图 4 - 60　HepG2 细胞经马钱子碱（0.5mmol/L）和顺铂（10μg/ml）
分别处理 6h 的基因表达图谱的变化

a. 空白对照组；b. 阳性药组（顺铂，10μg/ml）；c. 马钱子碱组（0.5mmol/L）

HepG2 细胞经马钱子碱（0.5mmol/L）和阳性药顺铂（10μg/ml）分别处理 6h 的基因表达水平变化的分析结果：由表 4 - 67 可知，阳性药顺铂（顺铂 10μg/ml）作用于 HepG2 细胞 6h 后，明显上调的凋亡相关基因有 38 条：APAF1、ASC、ATM、BAD、BAK1、BCL10、BCL2A1、BCL2L1、BCL2L11、BCL2L2、BIK、BIRC4、BIRC5、BIRC6、BLK、BNIP3、CASP13、CASP14、CASP2、CASP3、CASP4、CASP8、CASP8AP2、CASP9、CFLAR、CHEK1、DFFA、DFFB、FADD、GADD45A、LTBR、MCL1、MDM2、RIPK1、RIPK2、TNF、TNFRSF10D、TNFRSF25。

表4-67 阳性药顺铂 (10μg/ml) 使 HepG2 细胞明显上调的凋亡相关基因

(Exp. 2/Exp. 1≥2, OR = N/A)

序号	基因库	特征分子	类型	基因名称	表达号
1	NM_001160	APAF1	Apoptotic protease activating factor	Apaf-1	N/A
2	NM_013258	ASC	Apoptotic associated speck like protein containing a CARD	Asc	3.802
3	NM_000051	ATM	Ataxia telangiectasia mutated	ATM	3.775
4	NM_004322	BAD	BCL2-antagonist of cell death	Bad	2.117
5	NM_001188	BAK1	BCL2-antagonist/killer 1	Bak	2.136
9	NM_004049	BCL2AL1	BCL2-related protein A1	BFL1	44.390
10	NM_138578	BCL2L1	BCL2-like1	Bcl-x	2.027
11	NM_006538	BCL2L11	BCL2-like11 (apoptosis facilitator)	BimL	3.388
12	NM_004050	BCL2L2	BCL2-like2	Bcl-w	10.450
13	NM_001197	BIK	BCL2-interaction killer (apoptosis-inducing)	Bik	4.099
17	NM_001167	BIRC4	Baculoviral IAP repeat-containing 4	XIAP/API3	6.106
18	NM_001168	BIRC5	Baculoviral IAP repeat-containing 5 (surivivin)	Survivin/API4	2.570
19	NM_016252	BIRC6	Baculoviral IAP repeat-containing 6 (apollon)	Apollon/Bruce	12.050
20	NM_001715	BLK	B lymphodi tyrosine kinase	Bik	30.980
21	NM_004052	BNIP3	BCL2/adenovirus E1B 19kDa interacting protein3	Nip3	2.891
25	NM_003723	CASP13	Caspase-13, apoptosis-related cysteine protease	Caspase-13	17.000
26	NM_012114	CASP14	Caspase-14, apoptosis-related cysteine protease	Caspase-14	98.920
27	NM_032982	CASP2	Caspase-2, apoptosis-related cysteine protease	ICH1	62.430
28	NM_004346	CASP3	Caspase-3, apoptosis-related cysteine protease	CPP32	17.660
29	NM_001225	CASP4	Caspase-4, apoptosis-related cysteine protease	ICH-2	4.373
33	NM_001228	CASP8	Caspase-8, apoptosis-related cysteine protease	FLICE	17.390
34	NM_012115	CASP8AP2	CASP8 associated protein2	Flash	23.660
35	NM_001229	CASP9	Caspase-9, apoptosis-related cysteine protease	MCH6/APAF3	28.250
36	NM_003879	CFLAR	CASP8 and FADD-like apoptosis regulator	CASPER/FLIP	11.250
37	NM_001274	CHEK1	CHK1 checkpoint homolog (S. pombe)	Chk1	5.079
42	NM_004401	DFFA	DNA fragmentation factor, 45kDa, alpha polypetide	DFFA	5.839
43	NM_004402	DFFB	DNA fragmentation factor, 40kDa, beta polypetide (caspase-activated DNase)	DFF40/CPAN	3.821

续表

序号	基因库	特征分子	类型	基因名称	表达号
44	NM_ 003824	FADD	Fas（TNFRSF6）– associated via death domain	FADD	4. 828
45	NM_ 001924	GADD45A	Growth arrest and DNA – damage – inducible, alpha	GADD45	4. 499
51	NM_ 002342	LTBR	Lymphotoxin beta receptor（TNFR superfamily, member 3）	LTbR	3. 000
52	NM_ 021960	MCL1	Myeloid cell leukemia sequence 1（BCL2 – related）	MCL – 1	3. 904
53	NM_ 002392	MDM2	Mdm2, transformed 3T3 cell double minute2, p53 bining protein（mouse）	Mdm2	3. 435
59	NM_ 003804	RIPK1	Receptor（TNFRSF）– interacting serine – threonine kinse1	RIP	2. 369
60	NM_ 003821	RIPK2	Receptor – interacting serine – threonine kinase2	Cardiac/Rip2	2. 804
63	NM_ 000549	TNF	Tumor necrosis factor（TNF superfamily, member2	TNFA	4. 605
67	NM_ 003840	TNFRSF10D	Tumor necrosis factor receptor superfamily, member 0d, decoy with truncated death domain	TRAIL – R4/DcR2	2. 705
68	NM_ 003790	TNFRSF25	Tumor necrosis factor receptor superfamily, member5	DR3/Apo3	2. 805

由表 4 – 68 可知，马钱子碱（0.5mmol/L）作用于 HepG2 细胞6h 后，明显上调的凋亡相关基因有 27 条：APAF1、ASC、ATM、BCL2A1、BCL2L2、BIRC5、BIRC6、BLK、CASP13、CASP14、CASP2、CASP3、CASP8AP2、CASP9、CFLAR、CHEK1、DAPK2、DFFA、DFFB、FADD、GADD45A、LTA、LTB、MCL1、CHEK2、TNF、TNFRSF10C。

表 4 – 68 马钱子碱（0.5mmol/L，6h）使 HepG2 细胞明显上调的凋亡
相关基因（Exp. 2/Exp. 1 ≥ 2，OR = N/A）

序号	基因库	特征分子	类型	基因名称	表达号
1	NM_ 001160	APAF1	Apoptotic protease activating factor	Apaf – 1	N/A
2	NM_ 013258	ASC	Apoptotic – associated speck – like protein containing a CARD	Asc	6. 277
3	NM_ 000051	ATM	Ataxia telangiectasia mutated（includes complementation group A, C and D）	ATM	2. 610
9	NM_ 004049	BCL2AL1	BCL2 – related protein A1	BFL1	55. 660
12	NM_ 004050	BCL2L2	BCL2 – like2	Bcl – w	3. 692
18	NM_ 001168	BIRC5	Baculoviral IAP repeat – containing 5（surivivin）	Survivin/API4	2. 417

续表

序号	基因库	特征分子	类型	基因名称	表达号
19	NM_016252	BIRC6	Baculoviral IAP repeat – containing 6（apollon）	Apollon/Bruce	2.638
20	NM_001715	BLK	B lymphodi tyrosine kinase	Bik	3.387
25	NM_003723	CASP13	Caspase – 13，apoptosis – related cysteine protease	Caspase – 13	4.762
26	NM_012114	CASP14	Caspase – 14，apoptosis – related cysteine protease	Caspase – 14	1.259
27	NM_032982	CASP2	Caspase – 2，apoptosis – related cysteine protease	ICH1	9.052
28	NM_004346	CASP3	Caspase – 3，apoptosis – related cysteine protease	CPP32	4.247
34	NM_012115	CASP8AP2	Caspase – 19，apoptosis – related cysteine protease	Flash	10.240
35	NM_001229	CASP9	CASP8 and FADD – like apoptosis regulator	MCH6/APAF3	11.890
41	NM_014326	DAPK2	Death – associated protein2	DAP – kinase 2	4.951
42	NM_004401	DFFA	DNA fragmentation factor, 45kDa, alpha polypetide	DFFA	4.440
43	NM_004402	DFFB	DNA fragmentation factor, 40kDa, beta polypetide（caspase – activated DNase）	DFF40/CPAN	4.398
44	NM_003824	FADD	Fas（TNFRSF6）– associated via death domain	FADD	5.328
45	NM_001924	GADD45A	Growth arrest and DNA – damage – inducible, alpha	GADD45	3.871
49	NM_000595	LTA	Lymphotoxin alpha（TNF superfamily, member1）	TNFB/LT	2.543
50	NM_002341	LTB	Lymphotoxin alpha（TNF superfamily, member3）	LT – b	2.710
52	NM_021960	MCL1	Myeloid cell leukemia sequence 1（BCL2 – related）	MCL – 1	2.118
58	NM_007194	CHEK2	CHK2 checkpoint homolog（S. pombe）	CHK2/RAD53	2.123
63	NM_000549	TNF	Tumor necrosis factor receptor（TNF superfamily, member2）	TNFA	3.620
66	NM_003841	TNFRSF10D	Tumor necrosis factor receptor superfamily, member10c, decoy without anintracellular domain	TRAIL – R3/DcR2	– 2.823

由表 4 – 69 可知，阳性药顺铂（10μg/ml）作用于 HepG2 细胞 6h 后，明显下调的凋亡相关基因有 6 条：LTA、LTB、TNFRSF5、TNFSF13、TNFSF14、TRAF5。

表 4 – 69　阳性药顺铂（10μg/ml，6h）使 HepG2 细胞明显上调的凋亡
相关基因（Exp. 2∕Exp. 1≤0.5，AND≥0）

序号	基因库	特征分子	类型	基因名称	表达号
49	NM_ 000595	LTA	Lymphotoxin alpha（TNF superfamily，member1）	TNFB∕LT	0.210
50	NM_ 002341	LTB	Lymphotoxin alpha（TNF superfamily，member3）	LT – b	0.000
73	NM_ 001250	TNFRSF5	Tumor necrosis factor receptor superfamily，member5	CD40	0.395
81	NM_ 003808	TNFSF13	Tumor necrosis factor（ligand）superfamily，member13	April	0.194
82	NM_ 003807	TNFSF14	Homo sapiens tumor necrosis factor superfamily member LIGHT mRNA	HVEM – L	0.323
94	NM_ 004619	TRAF5	TNF receptor – associated factor 5	TRAF5	0.491

由表 4 – 70 可知，马钱子碱（0.5mmol∕L）作用于 HepG2 细胞 6h 后，明显下调的
凋亡相关基因有 29 条：BCL2、BIRC3、CASP1、CASP10、CASP5、CASP6、CASP7、
CIDEA、CIDEB、BFAR、MYD88、CARD4、NOL3、TANK、TNFRSF10A、TNFRSF1B、
TNFRSF4、TNFSF10、TNFSF11、TNFSF12、TNFSF13、TNFSF14、TNFSF6、TNFSF7、
TNFSF8、TNFSF9、TRAF5、TRAF6、TRIP。

表 4 – 70　马钱子碱（0.5mmol∕L，6h）使 HepG2 细胞明显上调的凋亡
相关基因（Exp. 2∕Exp. 1≤0.5，AND≥0）

序号	基因库	特征分子	类型	基因名称	表达号
8	NM_ 000633	BCL2	B – cell CLL∕lymphoma 2	Bcl – 2	0.359
16	NM_ 001165	BIRC3	Baculoviral IAP repeat – containing 3	MIHC∕clAP2	0.212
23	NM_ 033292	CASP1	Caspase – 1，apoptosis – related cysteine protease（interleukin 1，beta，convertase）	ICE	0.010
24	NM_ 001230	CASP10	Caspase – 10，apoptosis – related cysteine protease	MCH4∕FLICE2	0.001
30	NM_ 004347	CASP5	Caspase – 5，apoptosis – related cysteine protease	Caspase – 5	0.126
31	NM_ 032992	CASP6	Caspase – 6，apoptosis – related cysteine protease	Mch2	0.003
32	NM_ 001227	CASP7	Caspase – 7，apoptosis – related cysteine protease	Mch3	0.007
38	NM_ 001279	CIDEA	Cell death – inducing DFFA – like effector a	CIDE – Λ	0.036
39	NM_ 014430	CIDEB	Cell death – inducing DFFA – like effector b	CIDE – B	0.014
48	NM_ 016561	BFAR	Bifunctional apoptosis regullator	Bar	0.019
54	NM_ 002468	MYD88	Myeloid differentiation primary response gene（88）	MyD88	0.043

序号	基因库	特征分子	类型	基因名称	表达号
55	NM_ 006092	CARD4	Caspase recruitment domain family, member4	Nod/CARD4	0. 021
56	NM_ 003946	NOL3	Nucleolar protein 3 (apoptosis repressor with CARD domain)	Nop30	0. 254
62	NM_ 004180	TANK	TRAF family member – associated NFKB activator	I – TRAF	0. 124
64	NM_ 003844	TNFRSF10A	Tomor necrosis factor (ligand) super-family, member10a	TRAIL – R/DR4	0. 120
71	NM_ 001066	TNFRSF1B	Tomor necrosis factor (ligand) super-family, member1B	TNFR2/p75	0. 050
72	NM_ 003327	TNFRSF4	H. sapiens mRNA for OX40 homologue	OX40	0. 000
78	NM_ 003810	TNFSF10	Tomor necrosis factor (ligand) super-family, member10	TRAIL	0. 070
79	NM_ 003701	TNFSF11	Tomor necrosis factor (ligand) super-family, member11	TRANCE	0. 007
80	NM_ 003809	TNFSF12	Tomor necrosis factor (ligand) super-family, member12	TNFSF12/APO3L	0. 000
81	NM_ 003808	TNFSF13	Tomor necrosis factor (ligand) super-family, member13	April	0. 006
82	NM_ 003807	TNFSF14	Homo sapiens TNF superfamily member LIGHT mRNA	HVEM – L	0. 044
85	NM_ 000639	TNFSF6	Tomor necrosis factor (ligand) super-family, member6	Fas ligand	0. 396
86	NM_ 001252	TNFSF7	Tomor necrosis factor (ligand) super-family, member7	CD27L/CD70	0. 441
87	NM_ 001244	TNFSF8	Tomor necrosis factor (ligand) super-family, member8	CD30L/CD153	0. 025
88	NM_ 003811	TNFSF9	Tomor necrosis factor (ligand) super-family, member9	4 – 1BB – L	0. 006
94	NM_ 004619	TRAF5	TNF receptor – associated factor 5	TRAF5	0. 466
95	NM_ 004620	TRAF6	TNF receptor – associated factor 6	TRAF6	0. 412
96	NM_ 005879	TRIP	TRAF interacting protein	Trip	0. 266

HepG2 细胞经马钱子碱 (0.5mmol/L) 和阳性药顺铂 (10μg/ml) 分别处理 6h 的基因表达水平变化的综合分析结果：①HepG2 细胞明显上调的凋亡相关基因：阳性药顺铂 (10μg/ml，6h) 组上调基因 38 条：APAF1、ASC、ATM、BAD、BAK1、BCL10、BCL2A1、BCL2L1、BCL2L11、BCL2L2、BIK、BIRC4、BIRC5、BIRC6、BLK、BNIP3、

CASP13、CASP14、CASP2、CASP3、CASP4、CASP8、CASP8AP2、CASP9、CFLAR、CHEK1、DFFA、DFFB、FADD、GADD45A、LTBR、MCL1、MDM2、RIPK1、RIPK2、TNF、TNFRSF10D、TNFRSF25；马钱子碱（0.5mmol/L，6h）组上调基因 27 条：APAF1、ASC、ATM、BCL2A1、BCL2L2、BIRC5、BIRC6、BLK、CASP13、CASP14、CASP2、CASP3、CASP8AP2、CASP9、CFLAR、CHEK1、DAPK2、DFFA、DFFB、FADD、GADD45A、LTA、LTB、MCL1、CHEK2、TNF、TNFRSF10C。②HepG2 细胞明显下调的凋亡相关基因：顺铂（10μg/ml，6h）组下调基因 6 条：LTA、LTB、TNFRSF5、TNFSF13、TNFSF14、TRAF5；马钱子碱（0.5mmol/L，6 h）组下调基因 29 条：BCL2、BIRC3、CASP1、CASP10、CASP5、CASP6、CASP7、CIDEA、CIDEB、BFAR、MYD88、CARD4、NOL3、TANK、TNFRSF10A、TNFRSF1B、TNFRSF4、TNFSF10、TNFSF11、TNFSF12、TNFSF13、TNFSF14、TNFSF6、TNFSF7、TNFSF8、TNFSF9、TRAF5、TRAF6、TRIP。

从上述实验结果可容易看出，经顺铂（10μg/ml）作用 6h 后，HepG2 细胞凋亡相关基因出现明显上调的有 38 条：APAF1 激活，ASC，ATM，Bcl-2 家族基因的凋亡基因 BAD、BAK1、BIK、BLK 出现上调，Caspases 通路中的 Caspase-2，3，4，8，9，13，14 以及 Caspase-8 相关蛋白 CASP8AP2 均出现了大幅上调，与细胞周期相关的 CHEK1 蛋白表达上调；DNA 链切割因子 DFFA、DFFB、GADD45A；淋巴毒素因子受体 LTBR；CFLAR、RIPK1、RIPK2；MDM2，肿瘤坏死因子 TNF；FADD、肿瘤坏死因子受体超家族因子 TNFRSF10D，25 出现明显上调。出现下调的有 6 条：淋巴毒素因子 LTA、LTB；肿瘤坏死因子超家族因子 TNFSF13，14 及其受体超家族因子 TNFRSF5；TRAF5。说明顺铂可以同时通过细胞内（线粒体路径）和细胞外（肿瘤坏死因子路径）两条凋亡信号传导通路诱导 HepG2 凋亡。

马钱子碱组也出现了类似的情况，经马钱子碱（0.5mmol/L）作用 6h 后，HepG2 细胞凋亡相关基因出现明显上调的有 27 条：APAF1 激活，ASC、ATM、Bcl-2 家族基因的凋亡基因 BLK 出现上调，Caspases 通路中的 Caspase-2，3，9，13，14 以及 Caspase-8 相关蛋白 CASP8AP2 均出现了大幅上调，与细胞周期相关的 CHEK1、CHEK2 蛋白表达上调；DNA 链切割因子 DFFA、DFFB、GADD45A；淋巴毒素因子及其受体 LTA、LTB；DAPK2，CFLAR，肿瘤坏死因子 TNF；FADD，肿瘤坏死因子受体超家族因子 TNFRSF 10C 出现上调，与阳性对照组相比幅度明显减小。值得注意的是表现为肿瘤坏死因子通路的重要特征的 Caspase-8 的表达水平没有明显变化，p53 蛋白表达也未见增加，说明经马钱子碱（0.5mmol/L）作用 6h 后，HepG2 细胞的凋亡主要是与线粒体通道有关系，而与肿瘤坏死因子通路和 p53 通路关系不大。

出现明显下调的基因有 29 条：主要有 Bcl-2，Caspases 通路中的 CASP1，5，6，7，10，DNA 链切割因子 CIDEA、CIDEB；凋亡抑制蛋白 XIAP 蛋白因子家族 BFAR，MYD88，CARD4，NOL3，TANK；肿瘤坏死因子受体超家族因子 TNFRSF1B，4，10A；以及肿瘤坏死因子超家族因子 TNFSF6，7，8，9，11，12，13，14；TRAF5、TRAF6，TRIP。

Bcl-2 表达显著下调伴随着 BAX 表达显著上调（EXP.2/EXP.1 1.9）以及多条肿

瘤坏死因子超家族因子及其受体超家族因子下调。进一步说明马钱子碱（0.5mmol/L）作用 HepG2 细胞 6h，所产生的凋亡主要是通过线粒体通路（Bcl－2/Bax 显著下降），而与肿瘤坏死因子通路关系不大。

本实验还发现一些意外的现象，HepG2 经顺铂（10μg/ml）作用 6h 后，一些具有抗凋亡功能的基因：如部分 Bcl－2 家族成员 BCL10、BCL2A1、BCL2L1、BCL2L11、BCL2L2、BLK、MCL1；MDM2 和 BIRC4、BIRC5、BIRC6 等抗凋亡基因出现上调，说明细胞对于凋亡刺激会产生一种特有的自我保护的机制和活动，表现为启动某些抗凋亡基因。HepG2 细胞经马钱子碱（0.5mmol/L）作用 6h 后，仅有 BCL2A1、BCL2L2、BLK、MCL1、BIRC5、BIRC6 出现上调，而凋亡抑制基因，如凋亡抑制蛋白 XIAP 蛋白因子家族 BFAR、MYD88、CARD4、NOL3、TANK 下调，说明在此情况下马钱子碱诱导 HepG2 细胞凋亡是温和的。

（2）HepG2 细胞经马钱子碱（0.5mmol/L）处理 12h 的基因表达的变化（图 4－61）。

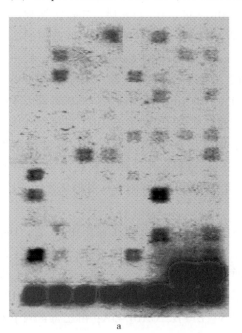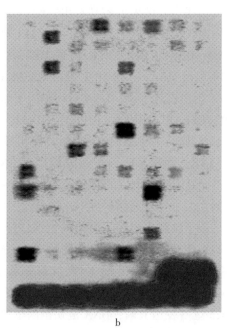

图 4－61　HepG2 细胞经马钱子碱（0.5mmol/L）处理 12h 的基因表达图谱的变化
a. 空白对照组；b. 马钱子碱组（0.5mmol/L，12h）

HepG2 细胞经马钱子碱（0.5mmol/L）处理 12h 后表达明显上调的基因：由表 4－71 可知，马钱子碱（0.5mmol/L）作用于 HepG2 细胞 12h 后，明显上调的凋亡相关基因有 50 条：APAF1、ASC、ATM、BAD、BAK1、BCL10、BCL2A1、BCL2L1、BCL2L11、BCL2L2、BIK、BIRC1、BIRC4、BIRC5、BIRC6、BLK、BNIP3、CASP13、CASP14、CASP2、CASP3、CASP4、CASP8、CASP8AP2、CASP9、CFLAR、CHEK1、DAPK2、DFFA、DFFB、FADD、GADD45A、LTA、LTB、LTBR、MCL1、MDM2、CHEK2、RIPK1、RIPK2、TNFRSF25、TNF、TNFRSF10B、TNFRSF10C、TNFRSF10D、TNFRSF5、TNFRSF6、TNFRSF7、TNFRSF8、TNFSF5。

表 4－71　马钱子碱（0.5mmol/L，12h）使 HepG2 细胞明显上调的凋亡相关基因（Exp. 2/Exp. 1≥2，OR＝N/A）

序号	基因库	特征分子	类型	基因名称	表达号
1	NM_ 001160	APAF1	Apoptotic protease activating factor	Apaf－1	N/A
2	NM_ 013258	ASC	Apoptosis－associated speck－like protein Containing a CARD	Asc	19.610
3	NM_ 000051	ATM	Ataxia telangiectasia mutated（includes Complementation groups A，C and D）	ATM	9.425
4	NM_ 004322	BAD	BCL2－antagonist of cell death	Bad	2.640
5	NM_ 001188	BAK1	BCL2－antagonist/killer 1	Bak	3.412
7	NM_ 003921	BCL10	B－cell CLL/lymphoma 10	Bcl－10/ HuE10	2.497
9	NM_ 004049	BCL2A1	BCL2－like 11（apoptosis facilitator）	BFL1	428.000
10	NM_ 138578	BCL2L1	BCL2－like1	Bcl－x	3.412
11	NM_ 006538	BCL2L11	BCL2－like11（apoptosis－inducing）	BimL	4.519
12	NM_ 004050	BCL2L2	BCL2－like2	Bcl－w	11.520
13	NM_ 001197	BIK	BCL2－interacting killer（apoptosis－inducing）	Bik	6.104
14	NM_ 004536	BIRC1	Baculoviral IAP repeat－containing 1	NAIP	2.305
17	NM_ 001167	BIRC4	Baculoviral IAP repeat－containing4	XIAP/API3	16.590
18	NM_ 001168	BIRC5	Baculoviral IAP repeat－containing 5（survivin）	Survivin/ API4	3.070
19	NM_ 016252	BIRC6	Baculoviral IAP repeat－containing 6（apollon）	Apollon/ Bruce	8.890
20	NM_ 001715	BLK	B lymphoid tyrosine kinase	Blk	31.990
21	NM_ 004052	BNIP3	BCL2/adenovirus E1B 19kDa interacting protein 3	Nip3	2.261
25	NM_ 003723	CASP13	Caspase－13，apoptosis－related cysteine protease	Caspase－13	40.190
26	NM－012114	CASP14	Caspase－14，apoptosis－related cysteine protease	Caspase－14	137.100
27	NM_ 032982	CASP2	Caspase－2，apoptosis－related cysteine protease（neural precursor cell expressed，developmentally down－regulated 2）	ICH1	39.800
28	NM_ 004346	CASP3	Caspase－3，apoptosis－related cysteinc protease	CPP32	18.490
29	NM_ 001225	CASP4	Caspase－4，apoptosis－related cysteine protease	ICH－2	3.284
33	NM_ 001228	CASP8	Caspase－8，apoptosis－related cysteine protease	FLICE	32.500
34	NM_ 012115	CASP8AP2	CASP8 associated protein 2	Flash	29.580

续表

序号	基因库	特征分子	类型	基因名称	表达号
35	NM_001229	CASP9	Caspase – 9，apoptosis – related cysteine protease	MCH6/ APAF3	30.150
36	NM_003879	CFLAR	CASP8 and FADD – like apoptosis regulator	CASPER/ FLIP	16.970
37	NM_001274	CHEK1	CHK1 checkpoint homolog（S. pombe）	Chk1	5.426
41	NM_014326	DAPK2	Death – associated protein kinase 2	DAP – kinase 2	– 15.710
42	NM_004401	DFFA	DNA fragmentation factor，45kDa，alpha polypeptide	DFFA	11.760
43	NM_004402	DFFB	DNA fragmentation factor，45kDa，alpha polypeptide（caspase – activated DNase）	DFF40/CPAN	12.600
44	NM_003824	FADD	Fas（TNFRSF6）– associated via death domain	FADD	11.819
45	NM_001924	GADD45A	Growth arrest and DNA – damage – include，alpha	GADD45	5.287
49	NM_000595	LTA	Lymphotoxin alpha（TNF superfamily，member 1）	TNFB/LT	8.027
50	NM_002341	LTB	Lymphotoxin beta（TNF superfamily，member 3）	LT – b	11.340
51	NM_002342	LTBR	Lymphotoxin beta receptor（TNF superfamily，member3）	LTbR	2.957
52	NM_021960	MCL1	Myeloid cell leukemia sequence 1（BCL2 – related）	MCL – 1	4.353
53	NM_002392	MDM2	Mdm2，transformed 3T3 cell double minute 2，p53binding protein（mouse）	Mdm2	3.911
58	NM_007194	CHEK2	CHK2 checkpoint homolog（S. pombe）	CHK2/ RAD53	7.541
59	NM_003804	RIPK1	Receptor（TNFRSF）– interacting serine – threonine kinase 1	RIP	6.936
60	NM_003821	RIPK2	Receptor – interacting serine – threonine kinase 2	Cardia/Rip2	3.565
63	NM_000594	TNF	Tumor necrosis factor（TNF superfamily，member 2）	TNFA	6.399
65	NM_003842	TNFRSF10B	Tumor necrosis factor receptor superfamily member 10b	KILLER/ DR5/ TRAILR2	2.027
66	NM_003841	TNFRSF 10C	Tumor necrosis factor receptor superfamilymember 10c，decoy without an intracellular domain	TRAIL – R3/ DcR1	6.931
67	NM_003840	TNFRSF10D	Tumor necrosis factor receptor superfamilymember 10d，decoy without an intracellular domain	TRAIL – R4/ DcR2	4.026

续表

序号	基因库	特征分子	类型	基因名称	表达号
68	NM_003790	TNFRSF25	Tumor necrosis factor receptor superfamily, member 25	DR3/Apo3	4.452
73	NM_001250	TNFRSF5	Tumor necrosis factor receptor superfamily, member 5	CD40Fas/Apo-1	2.529
74	NM_000043	TNFRSF6	Tumor necrosis factor receptor superfamily, member 6	CD95	3.471
75	NM_001242	TNFRSF7	Tumor necrosis factor receptor superfamily member 7	CD27	3.324
76	NM_001243	TNFRSF8	Tumor necrosis factor receptor superfamily member 8	CD30	2.431
84	NM_000074	TNFSF5	Tumor necrosis factor (ligand) superfamily member 5 (hyper-lgM syndrome)	CD40L/CD154/TRAP	2.070

HepG2 细胞经马钱子碱（0.5mmol/L）处理 12h 后表达水平显著下调的基因：由表 4-72 可知，马钱子碱（0.5mmol/L）作用于 HepG2 细胞 12h 后，明显下调的凋亡相关基因有 5 条：TNFRSF4、TNFSF11、TNFSF12、TNFSF8、TNFSF9。

表 4-72 马钱子碱（0.5mmol/L，12h）使 HepG2 细胞明显上调的凋亡相关基因（Exp.2/Exp.1≤0.5，AND≥0）

序号	基因库	特征分子	类型	基因名称	表达号
72	NM_003327	TNFRSF4	H. sapiens mRNA for OX40 homologue	OX40	0.289
79	NM_003701	TNFSF11	Tumor necrosis factor (ligand) superfamily, member 11	TRANCE	0.405
80	NM_003809	TNFSF12	Tumor necrosis factor (ligand) superfamily, member 12	TNFSF12/APO3L	0.000
87	NM_001244	TNFSF8	Tumor necrosis factor (ligand) superfamily, member 8	CD30L/CD153	0.188
88	NM_003811	TNFSF9	Tumor necrosis factor (ligand) superfamily, member 9	4-1BB-L	0.171

HepG2 细胞经马钱子碱（0.5mmol/L）处理 12h 的基因表达水平变化的综合分析结果：从表 4-71 和表 4-72 可以看出，经马钱子碱（0.5mmol/L）作用 12h 后，HepG2 细胞凋亡相关基因出现明显上调的有 50 条：APAF1 激活，ASC，ATM，Bcl-2 家族基因的凋亡基因 BAD、BAK1、BIK、BLK 出现上调，Caspases 通路中的 Caspase-2，3，4，8，9，13，14 以及 Caspase-8 相关蛋白均出现了大幅上调，与细胞周期相关的 CHEK1、CHEK2 蛋白表达上调。DNA 链切割因子 DFFA、DFFB、GADD45A；淋巴毒素因子及其受体 LTA、LTB、LTBR；DAPK2、CFLAR、RIPK1、RIPK2；MDM2、肿瘤坏死因子 TNF；FADD、肿瘤坏死因子超家族因子 TNFSF5 及其受体超家族因子 TNFRSF 5，6，7，8，10B，10C，10D，25 出现明显上调。Caspase-8 的表达水平显著上调，

肿瘤坏死因子 TNF；FADD、大部分肿瘤坏死因子超家族因子及其受体超家族因子出现明显上调，说明在 12 h 后，肿瘤坏死因子通路也部分参与了马钱子碱诱导 HepG2 细胞凋亡的过程。出现下调的基因主要是少数的几条肿瘤坏死因子超家族因子如 TNFSF8，9，11，12 及其受体超家族因子 TNFRSF4。看来肿瘤坏死因子对于细胞凋亡的作用则显得非常复杂，很难能用一种细胞因子或通道解释清楚。

综合分析，马钱子碱（0.5mmol/L）使 HepG2 细胞明显上调的凋亡相关基因：①作用 6 h 后明显上调的基因有 27 条：APAF1、ASC、ATM、BCL2A1、BCL2L2、BIRC5、BIRC6、BLK、CASP13、CASP14、CASP2、CASP3、CASP8AP2、CASP9、CFLAR、CHEK1、DAPK2、DFFA、DFFB、FADD、GADD45A、LTA、LTB、MCL1、CHEK2、TNF、TNFRSF10C（第一次）。②作用 12h 后明显上调的基因有 50 条：APAF1、ASC、ATM、**BAD**、**BAK1**、**BCL10**、BCL2A1、**BCL2L1**、**BCL2L11**、BCL2L2、**BIK**、**BIRC1**、**BIRC4**、BIRC5、BIRC6、BLK、**BNIP3**、CASP13、CASP14、CASP2、CASP3、**CASP4**、**CASP8**、CASP8AP2、CASP9、CFLAR、CHEK1、DAPK2、DFFA、DFFB、FADD、GADD45A、LTA、LTB、**LTBR**、MCL1、**MDM2**、CHEK2、**RIPK1**、**RIPK2**、TNF、**TNFRSF10B**、TNFRSF10C、**TNFRSF10D**、**TNFRSF25**、**TNFRSF5**、TN-FRSF6、**TNFRSF7**、**TNFRSF8**、**TNFSF5**（第二次）。

（注：标有粗字体的基因为作用6h内没有明显变化，在经过12h后而显著上调的基因。）

两次实验均显著上调的基因有：Caspases 家族成员 Caspase - 2，3，9，13，14；DNA 双链切割因子 DFFA、DFFB、GADD45A，细胞周期相关因子 CHEK1，2；细胞凋亡相关因子 APAF1、淋巴毒素因子及其受体 LTA、LTB；DAPK2，CFLAR，肿瘤坏死因子 TNF；FADD。

马钱子碱（0.5mmol/L）使 HepG2 细胞明显下调的凋亡相关基因：①作用 6 h 后明显下调的基因有 29 条：BCL2、BIRC3、CASP1、CASP10、CASP5、CASP6、CASP7、CIDEA、CIDEB、BFAR、MYD88、CARD4、NOL3、TANK、TNFRSF10A、TNFRSF1B、TNFRSF4、TNFSF10、TNFSF11、TNFSF12、TNFSF13、TNFSF14、TNFSF6、TNFSF7、TNFSF8、TNFSF9、TRAF5、TRAF6、TRIP（第一次）。②作用 12h 后明显下调的基因有 5 条：TNFRSF4、TNFSF11、TNFSF12、TNFSF8、TNFSF9（第二次）。

（注：标有粗字体的基因为作用6h内显著下调，在经过12h后而没有明显变化的基因。）

两次实验均显著下调的基因主要是少数的几条肿瘤坏死因子超家族因子基因如 TN-FSF8，9，11，12 及其受体超家族因子基因 TNFRSF4。

与阳性对照组和作用 6h 组相比，HepG2 细胞经马钱子碱（0.5mmol/L）作用 12h 后，凋亡基因显著上调的数量明显增多，上调的幅度也显著增强。尽管少数的几条肿瘤坏死因子超家族因子基因及其受体超家族因子基因出现下调，但 Caspase - 8 的表达水平显著上调，肿瘤坏死因子 TNF；FADD、大部分肿瘤坏死因子超家族因子及其受体超家族因子出现明显上调。因此，随着作用时间的延长，肿瘤坏死因子通路也部分参与了马钱子碱诱导 HepG2 细胞凋亡的过程，结果导致细胞的凋亡程度明显增加。这个结果与 MTT 法及流式细胞术测得的结果完全一致。

Apaf - 1 与 CED - 4 高度同源，是参与激活凋亡过程中 Caspase 系统的关键因子。

其分子的 N 末端具有 Caspase 分子募集区（Caspase recruitment domain，CARD），C 末端是 WD – 40 重复区，可与 CytC 结合而活化。Apaf – 1 与释放到胞浆中的 CytC 结合后，在 ATP 存在的情况下被活化，通过 N 末端的 CARD 募集 Caspase – 9，触发 Caspase 的级联反应而发生凋亡。因此说，Apaf – 1 的激活是连接线粒体细胞色素 C 信号转导途径与 Caspase 系统的桥梁。

两次实验结果显示，经马钱子碱（0.5mmol/L）作用 6h 和 12h 后，HepG2 细胞的 Apaf – 1 激活，随之 Caspase – 9，3 等家族成员的基因转录水平也出现明显上调。说明马钱子碱主要通过线粒体路径诱导 HepG2 细胞凋亡。

另外，马钱子碱诱导 HepG2 细胞凋亡与 p53 通路好像关系不大。值得注意的是，无论作用药物是顺铂还是马钱子碱，也无论作用时间是长还是短，HepG2 细胞中抗凋亡的基因：如 Bcl – 2 家族基因的凋亡基因 BCL10、BCL2A1、BCL2L1、BCL2L11、BCL2L2、BLK、MCL1；MDM2、BIRC4、BIRC5、BIRC6 均出现上调。说明细胞对于凋亡刺激会启动一些抗凋亡基因，产生一种特有的自我保护的机制和活动。

（六）马钱子碱诱导人肝癌 HepG2 细胞凋亡的信号转导通路的研究

根据基因芯片实验的筛选结果，我们挑选了几个关键的基因（Bcl – 2，Bax，Caspase – 3，Fas），采用免疫印迹法，在蛋白质表达水平上检测和验证马钱子碱对人肝癌细胞 HepG2 内的凋亡相关基因的蛋白质表达水平的影响，并探讨信号转导通路中的关键因子如 Caspase 家族、Bcl – 2 家族和 TNF 家族在马钱子碱诱导 HepG2 细胞凋亡活动中的作用。

1. Caspase 家族在马钱子碱诱导 HepG2 细胞凋亡活动中的作用

（1）实验材料　仪器：CO_2 细胞培养箱（FORMA SCIENTIFIC，美国）；化学发光检测系统（Amersham harmacia Biotech，Bucking hamshire，英国）。

药品与试剂：马钱子碱（日本 NACALAI TESQUE. 公司，Lot：M9F5231）。RP-MI1640 培养基（GIBCO，美国）；新生小牛血清（Hyclone，新西兰）（56℃水浴灭活 0.5 h）；胰酶（AMRESCO，美国）；青霉素、链霉素（山东鲁抗药业公司）；鼠抗人单克隆抗体 Caspase – 3（美国 Cell Signaling 公司）；3 – （4，5 – dimethylthiazol – 2 – yl） – 2，5 – diphenyl – tetrasolium bromide（MTT），3 – 甘油醛磷酸脱氢酶（glyceraldehyde – 3 – phosphate dehydrogenase，GAPDH）抗体（美国 Upstate Biotechnology 公司）；鼠抗 FLAG（美国 Sigma 公司）；Propidium iodide（PI，美国 Sigma 公司）；GFP – tagged annexin V 由南京大学生物医药国家重点实验室提供；3，3 – dihexyloxacarbocyanine iodide（DiOC6）（美国 Molecular Probes 公司），Caspase – 3 抑制剂 z – DEVD – fmk，Caspases 非选择性抑制剂 z – VAD – fmk 和 Caspase – 8 抑制剂 z – IETD – fmk 均购自美国 Biovision 公司。Caspase – 3 底物 Ac – Asp – Glu – Val – Asp – aminomethyl coumarin（Ac – DEVD – AMC）（美国 Merck 公司）；0.1mmol/L 磷酸盐缓冲液（PBS，pH 7.2 ~ 7.4）自制；其他为国产分析纯试剂。

细胞株及细胞培养：人肝癌细胞株 HepG2 购自中科院上海细胞生物所，贴壁生长。细胞于含 10% 的灭活小牛血清（FCS）、青霉素（100 IU/ml）、链霉素（100 μg/ml）的 RPMI1640 培养液，5% CO_2、饱和湿度、37℃ 的条件下常规培养，隔天换液一次，0.25% 胰酶消化、传代。实验前，经台盼蓝染色鉴定活细胞应占 95% 以上，所有实验重复 3 次。

（2）实验方法　免疫印迹法检测马钱子碱对 HepG2 细胞内 Caspase – 3 的蛋白质表达水平的影响：将处于对数生长期的 HepG2 细胞（8×10^5 cells）植入至 12 孔细胞培养板中，待细胞贴壁融合至 60% 后，加马钱子碱处理（终浓度为 0.125、0.25、0.5mmol/L），空白组加入同体积的 RPMI1640。待处理 36h 后，消化并收集细胞，用 PBS 洗 3 遍，提取总蛋白质，采用聚丙烯酰胺凝胶电泳（SDS – PAGE）将蛋白质分离，再经电转移至聚偏氟乙烯（PVDF）膜上。接着，将膜上蛋白先与一抗封闭杂交，再与结合有辣根过氧化物酶的鼠抗人 IgG 二抗（Caspase – 3）和内标 GAPDH 单克隆二抗共同孵育，免疫复合物用化学发光法（ECL）检测。

Caspase – 3 蛋白酶的水解活性检测：Caspase – 3 蛋白酶的活性检测主要以水解 Caspase – 3 结构类似物四肽（Ac – DEVD – AMC）的能力，按照试剂盒说明书（BIO-MOL 实验室，USA）。由于 Caspase – 7 也能水解此底物，此蛋白酶的活性只能代表 Caspase – 3 蛋白酶类似物的活性，细胞处理方法同前，HepG2 经药物处理后，收获，消化裂解。离心（10 000r/min）30min，收集上清液，测定其在 22℃ 于单位时间内水解 Ac – DEVD – AMC 的能力。

不同 Caspase 抑制剂干预马钱子碱的抑制 HepG2 细胞活性和诱导细胞凋亡作用：事先将非特异性抑制剂 z – VAD – fmk（4μmol/L）、Caspase – 3 特异性抑制剂 z – DEVD – fmk（4μmol/L）和 Caspase – 8 特异性抑制剂 z – IETD – fmk（4μmol/L）分别处理 HepG2 细胞，再加入马钱子碱（0.5mmol/L）处理 36 h，然后用 MTT 法测定 HepG2 细胞活性，用流式细胞术（Annexin V/PI 复染法）测定细胞凋亡率，以研究马钱子碱抑制 HepG2 细胞活性、诱导细胞凋亡所涉及的 Caspase 环节和通路。

（3）结果与讨论　马钱子碱对人肝癌细胞 HepG2 的 Caspase – 3 蛋白质表达水平的影响：从图 4 – 62 可以看出，经马钱子碱处理 36h 后，HepG2 细胞内的 Caspase – 3 蛋白表达水平随着马钱子碱的浓度升高（0.125、0.25、0.5mmol/L）而明显升高。

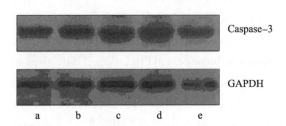

图 4 – 62　马钱子碱对人肝癌细胞 HepG2 的 Caspase – 3 的蛋白质表达水平的影响

a. 空白对照组；b. 马钱子碱（0.25mmol/L）处理组；c. 马钱子碱（0.5mmol/L）处理组；

d. 马钱子碱（1.0mmol/L）处理组；e. 双氯芬酸钠（25μg/ml）处理组

（免疫印迹法检测经过马钱子碱处理 36h 后，HepG2 细胞中已水解的

Caspase – 3 蛋白质表达的丰度的变化，GAPDH 用作内标对照）

马钱子碱对人肝癌细胞 HepG2 的 Caspase – 3 活性变化的的影响：从图 4 – 63 可以看出，未经处理的人肝癌 HepG2 细胞的 Caspase – 3 活性很低，而经马钱子碱处理 36h 后，细胞内的 Caspase – 3 活性随着马钱子碱的浓度升高（0.25、0.5、1.0mmol/L）而明显升高。

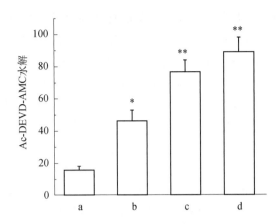

图 4-63　经过马钱子碱处理 36h 的人肝癌细胞 HepG2 的 Caspase-3 活性的变化

a. 空白对照组；b. 马钱子碱（0.25mmol/L）处理组；c. 马钱子碱（0.50mmol/L）处理组；

d. 马钱子碱（1.0mmol/L）处理组（以水解 Ac-DEVD-AMC 的能力考查和评价

马钱子碱诱导 HepG2 产生的 caspase-3 样蛋白酶的活性）

（注：与空白对照组相比，$^*P < 0.05$，$^{**}P < 0.01$）

不同 Caspase 抑制剂对马钱子碱诱导人肝癌细胞 HepG2 细胞凋亡和细胞活性变化的影响：如图 4-64 所示，未经 Caspase 抑制剂预处理的 HepG2 细胞在经马钱子碱（0.5mmol/L）处理 36h 后，其凋亡率和死亡率均在 50% 以上，而经非特异性抑制剂 z-VAD-fmk 和 Caspase-3 特异性抑制剂 z-DEVD-fmk 预处理过的 HepG2 细胞在同样条件下的凋亡率和死亡率均大幅下降，其中 z-VAD-fmk 对马钱子碱诱导 HepG2 细胞凋亡的抑制作用比 z-DEVD-fmk 强；相比而言，Caspase-8 特异性抑制剂 z-IETD-fmk 对马钱子碱诱导 HepG2 细胞凋亡没有明显的抑制作用。

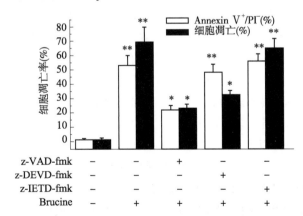

图 4-64　不同 Caspase 抑制剂干预马钱子碱（0.50mmol/L，36h）对 HepG2 细胞

活性的抑制作用以及 HepG2 细胞凋亡的诱导作用

［注：非特异性抑制剂 z-VAD-fmk（4μmol/L）、Caspase-3 特异性抑制剂 z-DEVD-fmk

（4μmol/L）和 caspase-8 特异性抑制剂 z-IETD-fmk（4μmol/L）干预马钱子碱对

HepG2 细胞活性的抑制作用（MTT 法测定）以及 HepG2 细胞凋亡的诱导作用

（流式细胞术 Annexin V/PI 复染法测定）每组实验重复 3 次。

与空白对照组相比，$^*P < 0.05$，$^{**}P < 0.01$］

　　Caspase 家族包含有大量与细胞凋亡相关的功能性分子，按照发现的先后顺序被命名 Caspase－1，2，3～14。在前面实验的基因芯片检测结果中显示经过马钱子碱（0.50mmol/L）处理 6h 后，HepG2 细胞内显著上调的 Caspases 家族基因有的 Caspase－2，3，9，13，14，和 Flash；在作用 12h 后除以上基因继续上调以外，Caspase－4 和 Caspase－8 也出现上调。Caspase－5，6，7，10 在处理 6h 后显著下调，这种反常现象可能是由于细胞产生应激反应启动了自我保护程序的缘故，到 12h 后它们的转录水平又恢复到了正常状态。

　　在本实验中结果显示，马钱子碱（0.25～1.0mmol/L）在处理 HepG2 细胞 36h 后，能显著增强细胞内已水解的 Caspase－3 的蛋白质表达水平和 Caspase－3 的水解活性，且这种作用随着给药剂量的增加而明显增强，具有很好的剂量依赖性。

　　我们使用三种不同的 Caspase 抑制剂来进行干预，以研究马钱子碱在诱导 HepG2 发生凋亡时所涉及的 Caspase 环节。结果发现，尽管 Caspase－3 特异性抑制剂 z－DEVD－fmk 对马钱子碱诱导 HepG2 细胞凋亡的抑制作用没有非特异性抑制剂 z－VAD－fmk 强，但两者均能显著抑制马钱子碱诱导的 HepG2 细胞凋亡率或死亡率；相比而言，Caspase－8 特异性抑制剂 z－IETD－fmk 对马钱子碱诱导 HepG2 细胞凋亡没有明显的抑制作用。结果说明除了有 Caspase－3 主要参与了马钱子碱诱导的 HepG2 细胞凋亡之外，应该还有一些 Caspases 参与了这一事件，但 Caspase－8 对于马钱子碱诱导 HepG2 发生凋亡的作用几乎没有贡献。

　　与基因芯片检测相吻合的结果是：经过马钱子碱（0.50mmol/L）处理后 HepG2 细胞内的 Caspase－3 基因转录水平及蛋白质水平都显著地提高。同时 Caspase－3 的水解活性也大大增强。说明 Caspase－3 在马钱子碱诱导 HepG2 发生凋亡时所涉及的 Caspase 环节中发挥了极其重要的作用；Caspase－4 和 Caspase－8 尤其是后者对马钱子碱凋亡诱导作用的贡献较小。另外 Caspase－2，9，13，14 也参与了这一事件，其具体作用还得做进一步验证。但 Caspase－5，6，7，10 在经马钱子碱处理 6h 后是显著下调的，不过到 12h 后又恢复了正常状态。这一比较反常的现象在今后的研究中需要进一步重复验证和深入研究。

2. Bcl－2 家族在马钱子碱诱导 HepG2 细胞凋亡活动中的作用

　　Bcl－2 基因家族成员众多，既有抗凋亡作用，亦有促凋亡作用。Bcl－2 家族同源蛋白分子中均含有一种以上 Bcl－2 家族共有同源序列（BH1～BH4）。按结构功能不同分为凋亡蛋白和抗凋亡蛋白。促进细胞凋亡的有 Bax、Bik、Bak、Bad、Bid、Hrk、Bcl－xS 和 Bok；抑制细胞凋亡的有 Bcl－2、Bcl－xL、A1/Bfl－1、Bcl－w、Nrl 3、Mcl－1 等。凋亡蛋白和抗凋亡蛋白之间可以相互作用形成同源或异二聚体，形成一个复杂的调控网络，两者的相对表达水平决定了细胞对凋亡信号的反应性。细胞在受到凋亡信号刺激时，线粒体膜电位下降，PT 孔（permeability trapsition pore）开放，通透性增加，线粒体中的细胞色素 C 及凋亡诱导因子（apoptosis inducing factor, AIF）致凋亡的多种蛋白释放进入胞浆，引起一系列的凋亡反应。Bcl－2 家族蛋白作用的生化机制与 Caspases、线粒体之间密切相关。它们可通过调节线粒体的膜电位及通透性，影响线粒体内致凋亡的多种蛋白释放，从而促进或抑制凋亡。如 Bcl－2、

Bcl-xL 等抗凋亡蛋白过表达可维持线粒体 $\Delta\Psi m$ 和抑制 PT 孔开放，阻止细胞色素 C 和 AIF 释放进入胞浆，降低 Caspases-9 的激活程度而发挥抗凋亡作用；而 Bax 是参与细胞凋亡的成员之一，既可以形成二聚体，又可与 Bcl-2 形成异二聚体，过表达导致线粒体跨膜电位下降及细胞色素 C 释放。Bax 与 Bcl-2 的比值影响着细胞对凋亡刺激信号的易感性。

在线粒体细胞凋亡通路中，首先 Bid、Bad、Bim 等仅含 BH3 结构域的 Bcl-2 家族成员在受到胞内的死亡信号后激活，这些 Bcl-2 家族成员与松散结合在线粒体外膜面的 Bax、Bak 等 Bax 亚家族成员作用，导致后者的寡聚并插入线粒体膜，引起线粒体通透性的改变，跨膜电位下降，释放细胞色素 C 和其他蛋白。释放的细胞色素 C 与 Apaf-1（凋亡促进因子）结合引起 Apaf-1 寡聚，从而募集并激活 Caspase-9，由 Caspase-9 激活 Caspase-3 使细胞讲入凋亡。

另外，Bcl-2 家族成员除存在于线粒体膜表面外，还存在于内质网膜表面，能阻止内质网释放储存钙。

（1）实验材料　仪器：CO_2 细胞培养箱（（FORMA SCIENTIFIC，美国）；化学发光检测系统（Amersham harmacia Biotech，Bucking hamshire，UK）。

药品与试剂：马钱子碱（日本 NACALAI TESQUE. 公司，Lot：M9F5231）。RP-MI1640 培养基（GIBCO，美国）；新生小牛血清（Hyclone，新西兰）（56℃ 水浴灭活0.5h）；胰酶（AMRESCO，美国）；青霉素、链霉素（山东鲁抗药业公司）；鼠抗人单克隆抗体 Bcl-2，Bax，Fas（美国 Cell Signaling 公司）；3-甘油醛磷酸脱氢酶（glyceraldehyde-3-phosphate dehydrogenase，GAPDH）抗体（美国 Upstate Biotechnology 公司）；0.1mmol/L 磷酸盐缓冲液（PBS，pH 7.2~7.4）自制；其他为国产分析纯试剂。

（2）实验方法　细胞培养：人肝癌细胞株 HepG2 购自中科院上海细胞生物所，培养液为含 10% 小牛血清、100IU/ml 青霉素、75IU/ml 链霉素的 RPMI1640 溶液，在含 5%CO_2 和 95% 空气的细胞培养箱中 37℃ 培养，待细胞 60%~80% 融合成片时，用 0.25% 胰酶（PBS 溶解，pH 7.4）调整细胞至合适密度待用。

免疫印迹法检测：马钱子碱对 HepG2 细胞内 Bcl-2、Bax、Fas 的蛋白质表达水平的影响。将处于对数生长期的 HepG2 细胞（8×10^5 cells）植入至 12 孔细胞培养板中，待细胞贴壁融合至 60% 后，加马钱子碱处理（终浓度为 0.125、0.25、0.5mmol/L），空白组加入同体积的 RPMI1640。待处理 36h 后，消化并收集细胞，用 PBS 洗 3 遍，提取总蛋白质，采用聚丙烯酰胺凝胶电泳（SDS-PAGE）将蛋白质分离，再经电转移至聚偏氟乙烯（PVDF）膜上。接着，将膜上蛋白先与一抗封闭杂交，再与结合有辣根过氧化物酶的鼠抗人 IgG 二抗（Bcl-2、Bax、Fas）和内标 GAPDH 单克隆二抗共同孵育，免疫复合物用化学发光法（ECL）检测。

（3）结果与讨论　马钱子碱对人肝癌细胞 HepG2 的 Caspase-3 的蛋白质表达水平的影响：从图 4-65 可以看出，免疫印迹实验显示经过马钱子碱（0.5mmol/L）处理 2、4、8h 后，HepG2 细胞的 Bax 的蛋白质表达水平呈时间依赖性地增加，同时 Bcl-2 的蛋白质表达水平相应随之降低，Bcl-2/Bax 明显降低。但 Fas 的蛋白质表达水平没有明显变化。

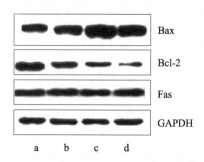

图 4-65　免疫印迹法检测人肝癌 HepG2 细胞经马钱子碱 (0.5mmol/L)
处理 0h (a)、2h (b)、4h (c) 和 8h (d) 后，Bax、Bcl-2、
Fas 蛋白质表达的丰度的变化 (GAPDH 用作内标对照)

像 Caspase 家族一样，Bcl-2 家族也是调节细胞凋亡的关键性分子。Bcl-10 和受体反应蛋白 2 (RIP2) 属于 CARD 家族。Bcl-10 可激活 NF-kappaB 和诱导细胞凋亡，Bcl-10 过表达可引起培养细胞凋亡。过表达 RIP2 与 NF-kappaB 激活和凋亡有关。

在前面实验的基因芯片检测结果中显示：经过马钱子碱 (0.5mmol/L) 处理 6h 后，HepG2 细胞内显著上调的 Bcl-2 家族基因有的 BFL1、Bcl-w、Bik、MCL-1，在作用 12h 后除以上基因继续上调以外，还有 Bad、Bak、Bcl-10、Bcl-x 和 BimL 也出现显著上调；Bax 出现上调 (Exp.2/Exp.1 1.9)。Bcl-2 在处理 6h 后显著下调，到 12h 后又恢复到了正常状态。

本实验结果显示，马钱子碱 (0.5mmol/L) 能时间依赖性 (2、4、8h) 地减少基因 Bcl-2 的蛋白质表达丰度，随后增加基因 Bax 的蛋白质表达丰度，Bax 的蛋白质表达变化滞后于 Bcl-2。这个结果与基因芯片检测的结果基本相似。说明马钱子碱可以通过降低 HepG2 细胞的 Bcl-2，随后升高 Bax 的蛋白质表达水平，致使 Bcl-2/Bax 比值降低而诱导其凋亡。

3. TNF 家族在马钱子碱诱导 HepG2 细胞凋亡活动中的作用

像 Caspase 和 Bcl-2 家族一样，TNF 家族也是调节细胞凋亡的关键性分子。它们主要是通过结合细胞膜上的肿瘤坏死因子受体 (如 Fas) 在经过膜上接头、转导蛋白激活细胞内的 Caspase-8，后者继而激活 Caspase-3 而启动凋亡程序。

在基因芯片检测的结果中显示：经过马钱子碱 (0.5mmol/L) 处理 6h 后，HepG2 细胞内显著上调的 TNF 家族基因成员有 CASP8AP2/Flash、FADD、TNF/TN-FA、TNFRSF10C/TRAILR3 (表 4-67)，在马钱子碱 (0.5mmol/L) 作用 12h 后除 TNF 和 TRAIL-R3 基因继续上调以外，还有 Caspase-8/FLICE、KILLER/TRAILR2、TRAILR4、DR3/Apo3、CD40，Fas/Apo-1、CD27、CD30 和 CD40L/TRAP 也出现显著上调 (表 4-71)；在马钱子碱 (0.5mmol/L) 处理 6h 后显著下调的基因有 TNF 受体超家族基因成员 (TNFRSF10A/TRAILR/DR4、TNFRSF1B/TNFR2/p75、TNFRSF4/OX40)，TNF 超家族基因成员 (TNFSF10、TNFSF11/TRANCE、TNFSF12/APO3L、TNFSF13/April、TNFSF14/HVEM-L、TNFSF6/Fas ligand、TNFSF7/CD27L、TNFSF8/CD30L、TNFSF9/4 - 1BB - L）、TRAF5、TRAF6、TRIP/Trip（表 4 - 70），在 12h 后除其中的 OX40、TRANCE、APO3L、CD30L/CD153 和 4 - 1BB - L 等基因继续保持下调以外，其余的 TNF 家族基因成员又恢复到了正常水平（表 4 - 72）。

为了进一步探明 TNF 家族在马钱子碱诱导 HepG2 细胞凋亡过程中的作用，我们在本实验中考察了马钱子碱对 HepG2 细胞内的基因 Fas 的蛋白质表达丰度的变化情况。实验结果如图 4 - 65 所示，马钱子碱（0.5mmol/L）在 2h、4h 和 8h 内未能明显改变基因 Fas 的蛋白质表达丰度，这与基因芯片的结果"马钱子碱（0.5mmol/L）在 6 h 内对 HepG2 细胞的 Fas 基因以及 Fas 信号转导途径的关键环节 Caspase - 8 的转录水平没有明显影响"相吻合，提示马钱子碱诱导 HepG2 细胞的早期凋亡机制有可能与 Fas 信号转导途径关系甚微。此结果说明马钱子碱（0.5mmol/L）处理 12h 后，HepG2 细胞的 Caspase - 8、Fas/Apo - 1、CD40、CD27、CD30、CD40L、TRAILR2，4 以及 DR3/Apo3 等基因的转录水平有明显的升高，说明马钱子碱作用 HepG2 细胞 12 h 后会部分通过 Fas 信号转导途径诱导细胞凋亡的，但这种途径不占主要地位。

4. 小结

根据基因芯片实验的筛选结果，为了进一步探明 Caspases 家族、Bcl - 2 家族和 TNF 家族在马钱子碱诱导 HepG2 细胞凋亡过程中的作用，也同时为了研究凋亡信号在细胞中的转导路径，我们特地挑选了几个关键的基因（Bcl - 2，Bax，Caspase - 3，Fas）在蛋白质表达水平上及其活性的改变方面进一步探讨其分子作用机制。

结果发现经过马钱子碱处理 36h 的 HepG2 细胞其 Caspase - 3 的蛋白质表达水平及其活性，在 0.25 ~ 1.0mmol/L 的剂量范围内，随着给药剂量的增加而明显增强，具有很好的剂量依赖性。我们又使用三种不同的 Caspase 抑制剂来进行干预，以研究马钱子碱在诱导 HepG2 发生凋亡时所涉及的 Caspase 环节。结果发现，Caspase - 3 在马钱子碱诱导的 HepG2 细胞凋亡事件中发挥着极其重要的作用，除此之外应该还有一些Caspases（如 Caspase - 9，13，14）参与了这一事件，但 Caspase - 8 对于马钱子碱诱导 HepG2 发生凋亡的作用贡献较小。

免疫印迹实验还显示经过马钱子碱（0.5mmol/L）处理 4、8、12h 后，HepG2 细胞的 Caspase - 3 和 Bax 的蛋白质表达水平呈时间依赖性地增加，Bcl - 2 的蛋白质表达水平明显降低，并且 Bax 的蛋白质表达变化滞后于 Bcl - 2。说明马钱子碱还可以通过降低 HepG2 细胞的 Bcl - 2，随后升高 Bax 的蛋白质表达水平，致使 Bcl - 2/Bax 比值降低而诱导其凋亡的。但 Fas 的蛋白质表达水平没有明显变化。这个结果与基因芯片检测的结果基本相似。而且 Caspase - 8 特异性抑制剂 z - IETD - fmk 对马钱子碱诱导 HepG2 细胞凋亡没有明显的抑制作用。提示马钱子碱诱导的 HepG2 细胞凋亡机制有可能与 Fas 信号转导途径无关。

TNF 家族在马钱子碱诱导 HepG2 细胞的早期凋亡事件中几乎没有发挥作用，随着时间的延长，部分参与了这一事件，但作用不大。

（七）小结

马钱子碱主要是通过以下环节诱导人肝癌细胞 HepG2 凋亡（图 4 - 66）。

①马钱子碱主要是通过动员 HepG2 细胞内的钙储库，促进释放钙离子，使细胞质尤其是细胞核内的游离钙离子浓度显著升高，造成细胞的 $[Ca^{2+}]_i$ 超载。②降低基因 Bcl - 2 的转录和蛋白质表达，随后增加 Bax 的表达，造成 Bax/Bcl - 2 的比值显著增加。③降低线粒体膜电位，使其去极化，线粒体膜通透性增加，释放致凋亡因子如细胞色素 C 和 Apaf - 1。④Caspase 级联反应：在早期主要是通过线粒体途径（6h 后 Caspase - 9 表达增加），到晚期部分也涉及到肿瘤坏死因子途径（12h 后 Caspase - 8，9 表达同时增加），最终激活 Caspase - 3（6h 后 Caspase - 3 表达增加，同时水解活力大大增强）。⑤内质网应激途径可能也独立地参与了这一凋亡过程，因为细胞内的 $[Ca^{2+}]_i$ 急剧增加，同时 Caspase - 3 特异性抑制剂并不能完全抑制马钱子碱诱导的 HepG2 的早期凋亡。

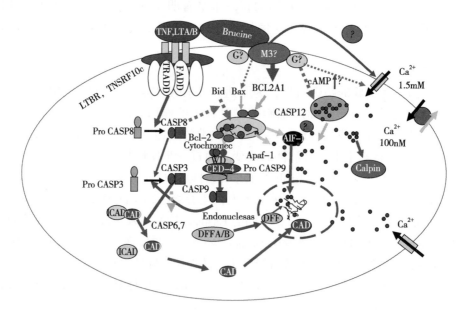

图 4 - 66　马钱子碱诱导人肝癌细胞 HepG2 凋亡的途径

五、马钱子碱对新生血管生成的影响

血管生成是肿瘤生长和转移的关键环节，肿瘤的生长需要血管为之提供营养和排除代谢产物。研究表明肿瘤生长是血管依赖性的，肿瘤组织通过分泌血管内皮细胞生长因子（VEGF），碱性成纤维细胞生长因子（bFGF）等细胞因子，刺激血管内皮细胞增殖、迁移和形成毛细血管内皮细胞增殖和形成血管，从而促进肿瘤的生长。肿瘤长至直径 2 ~ 3mm、细胞数达到 10^7 左右时，已不能靠弥散来提供氧和营养物质。如果缺乏新生血管，肿瘤将被限制在 1 ~ 2mm 大小的静止状态。并且实体瘤将发生坏死，其生长及转移都将受到抑制。因此，抑制肿瘤血管的生

成将成为研究抗癌药物作用机制的新靶点。

血管生成包括三个基本步骤，血管内皮细胞（Vessels endothelial cell，VEC）增殖、细胞外基质（ECM）的降解和血管内皮细胞的迁移，组织新生血管的生成离不开血管内皮细胞的增殖。因此，如果药物能显著抑制血管内皮细胞的增殖则有可能会阻止肿瘤新生血管的生成。建立血管生成的模型对研究抗血管生长药物作用及其机制非常关键。目前，国内外研究药物对血管生长影响的方法有：血管内皮细胞增殖抑制、鸡胚尿囊膜血管生成试验（chick chorioallantoic membrane，CAM）、兔眼角膜血管生成、大鼠主动脉环无血清培养形成微血管样结构等。由于鸡胚尿囊膜含有丰富的新生血管网并且鸡胚对各种外来抗原处于免疫耐受的阶段，对所加测试药物不会产生排斥反应，因此是研究药物对血管生成影响的较常用模型。

有研究表明长春碱在低浓度（0.5、0.75、1pmol/L）即显示了剂量依赖的抗血管生长活性。同长春碱一样，马钱子碱是具有抗肿瘤作用的吲哚型生物碱，但其抗肿瘤作用是否与抑制肿瘤血管生成有关？因此，本论文的研究采用体外培养血管内皮细胞和鸡胚尿囊膜模型观察马钱子碱对血管内皮细胞增殖和鸡胚尿囊膜新生血管生成的影响。抗新生血管生成。

（一）实验材料

仪器：CO_2 培养箱（FORMA SCINTIFIC，美国）；酶标仪（G3022 A，南京华东电子管厂）；层流洁净工作台（YJ - 875，苏州净化设备总厂）；解剖显微镜（Philps，荷兰）；图像采集器（Olympus，日本）。

药品：马钱子碱（日本 NACALAI TESQUE. 公司，Lot：M9F5231），以 PBS（0.1mmol/L，pH 7.4）配制成浓度为 0.1、0.5、1.0mmol/L 的溶液；双氯芬酸钠（diclofenac sodium，$C_{14}H_{10}C_{12}NNaO_{22}H_2O$，318.13，简称 DS）（Sigma，美国），以 PBS 配制成浓度为 0.31mmol/L 的溶液，供试液均需经微孔滤膜（Φ 0.22μm）过滤除菌后，新鲜使用。

细胞株与鸡胚：血管内皮细胞株（endothelial cell of vessels，ECV）由南京大学附属鼓楼医院惠赠，购自中科院上海细胞所；白来航鸡胚（6 日龄），购自南京小行药械厂。

（二）实验方法

1. 细胞培养

血管内皮细胞株（VEC）常规培养，每 48 h 更换新鲜培养液，细胞经 0.25% 的胰酶消化 5~8 min，用含有 15% 小牛血清的 RPMI1640 培养液终止消化，并洗涤 3 次，传代培养。

2. 马钱子碱对 ECV 的体外增殖试验（MTT）

按以前测定马钱子碱对肿瘤细胞株的抑制作用所采取的 MTT 实验方法，并参照文献方法进行测定。马钱子碱终浓度为 0.125~1.0mmol/L，以双氯芬酸钠（0.31mmol/L）为阳性对照，以生理盐水（0.9% NaCl）为阴性对照。抑制率（%）= ［对照组 A 值 - 给药组 A 值）/对照组 A 值]×100。同时绘制药物浓度抑制率曲线，求出半数细胞抑制浓度（IC_{50}）。

3. 鸡胚尿囊膜血管生成实验（CAM）

采用参考文献的鸡胚开窗法：取 30 只发育良好的 6 日龄白来航鸡胚随机分为：空白组（NS），阳性对照组（DS 2.0μg/只），给药组马钱子碱设 1.05、4.2、9.4μg/只三个剂量组，每组 6 只，将鸡胚于超净台上用 75% 的乙醇擦拭消毒后，用牙科钻在鸡胚气室处小心磨切 1cm² 的外壳，轻轻揭除开窗处卵壳和白色卵壳膜，暴露出含有丰富血管的透明尿囊膜组织。将无菌的明胶海绵片（直径 0.3cm）置于窗口中央位置的尿囊膜上，并在上面滴入 20μl 3 个浓度的马钱子碱、DS 和 NS 液。鸡胚加药后，用无菌透明胶带封住鸡胚的窗口，再放入培养箱中继续孵育，48h 后，揭去透明胶带，滴加固定液（甲醇:丙酮 = 1:1）固定尿囊膜，20min 后，剪下尿囊膜，敷贴在定性滤纸上，将标本置于解剖镜下拍照，并观察以给药为中心在直径 1.0cm 的范围内，药物对尿囊膜上血管数量、血管面积的影响。

（三）结果与讨论

1. 马钱子碱对血管内皮细胞的体外增殖试验（MTT）

MTT 实验结果显示，马钱子碱和双氯芬酸钠对血管内皮细胞 VEC 的增殖及其活性均有一定的抑制作用：其中两者在 24h 内对 VEC 的抑制作用不明显，但在 48h 后，马钱子碱（0.1、0.5、1.0mmol/L）对 VEC 的抑制率分别为 10.35%、39.18% 和 69.31%，说明 DS 组和马钱子碱中、高剂量组的 VEC 细胞的增殖和活性均受到明显的抑制。马钱子碱的 IC_{50}（48h）在 0.7mmol/L 左右（图 4-67）。

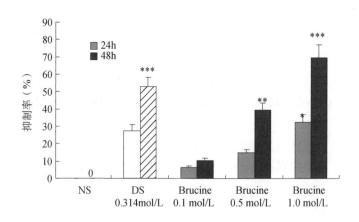

图 4-67　马钱子碱对人血管内皮细胞 ECV 的生长抑制作用（MTT）

（注：给药组与生理盐水组比较，* $P < 0.05$，** $P < 0.01$，*** $P < 0.001$）

2. 马钱子碱对鸡胚尿囊膜血管生成的影响

CAM 结果显示生理盐水和低剂量的马钱子碱（0.84μg/只）处理的尿囊膜，血管纹理清晰，结构完整有序，如同树叶叶脉（图 4-68a，c）。

CAM 经 DS 处理和中、高剂量的马钱子碱作用 48h 后，在含药明胶海绵片周围可见血管稀疏分布的血管回避区域，血管走向出现紊乱。马钱子碱给药剂量在 4.2、8.4μg/只时，对鸡胚尿囊膜血管生成的抑制率为 52.1% 和 74.6%（图 4-68d，e），与 NS 对照组相比，有明显差异。而 DS 在 2.0μg/只时的抑制率为 82.7%（图 4-68b）。

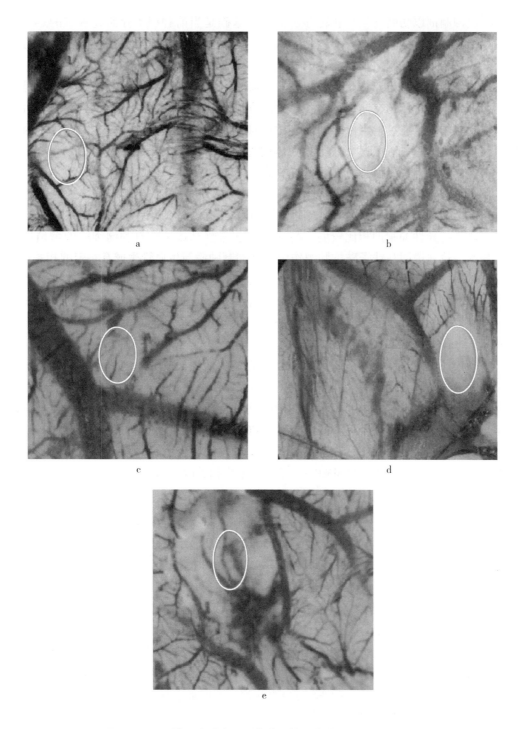

图4-68 马钱子碱对鸡胚尿囊膜血管生成的影响（作用48h）

a. 空白对照组（NS）；b. 双氯芬酸钠组（100μg/L 或 2μg/只）；

c. 马钱子碱组（0.1mmol/L 或 0.84μg/只）；d. 马钱子碱组（0.5mmol/L 或 4.2μg/只）；

e. 马钱子碱组（1mmol/L 或 8.4μg/egg）

自 1972 年 Folkman 提出"肿瘤的生长依赖于新生血管的生成"以来，寻找有效的血管生成抑制剂以切断其生长和转移所依赖的基础是当前肿瘤治疗研究领域的热点方向。如抗肿瘤转移的新药"参一胶囊（Rg_3）""重组人血管内皮抑制素（恩度）"等已上市，被证明具有抑制血管生长的作用。

MTT 可以直观地定量评价药物在体外对血管内皮细胞增殖的抑制作用；CAM 是被广泛地应用于评价药物在体内对微血管生长抑制作用的模型，具有直观、简便、经济、实验周期短的优点，可半定量地对血管生成抑制剂的活性进行评价。本实验分别采用这两种经典的实验方法探讨马钱子碱在体内外对血管形成的影响。实验结果表明，马钱子碱在体外可抑制人血管内皮细胞的增殖，在体内可以抑制鸡胚 CAM 新生血管的形成。在 48h 后，马钱子碱在 $0.5 \sim 1.0$mmol/L 的浓度下有明显抑制作用并呈剂量依赖性，当浓度在 0.1mol/L 时，对内皮细胞增殖和新生血管形成均无明显影响。尽管这个结果与血管特异性抑制剂相比较弱，与我们以前考察马钱子碱对肿瘤细胞的增殖抑制实验基本一致，说明马钱子碱抗肿瘤作用与其抑制肿瘤新生血管生成有一定的相关性。

大量研究表明环氧合酶和前列腺素（PGs）有促进肿瘤血管生成的作用，非甾体抗炎药（NSAIDs）能抑制新生血管的生成，其作用机制可能是通过抑制环氧合酶的活性，减少炎性因子 PGs 如 PGE_2 等的合成和释放，进而减少基质金属蛋白酶 2（MMP-2）和 bFGF 的表达，最终抑制肿瘤血管的生成。

DS 为经典的非甾体抗炎药，能抑制环氧合酶的活性，减少（PGE_2）等炎性因子的合成。马钱子碱具有很强的抗炎作用，我们前面的研究表明它能减少 PGE_2 等炎性因子的合成与释放。在本实验中，两者在体内外均具有明显的抑制血管生成作用，其机制可能与它们通过抑制环氧合酶的活性，减少 PGE_2 等炎性因子的合成与释放有关，从而抑制肿瘤血管的生成。当然，这个设想还需要通过进一步考察马钱子碱在体内外对肿瘤细胞 PGs、bFGF、VEGF 和 MMP-2 等血管生成相关因子水平的影响来进行验证。

（四）小结

本篇主要研究马钱子碱的抗肿瘤活性是否与其抑制血管生成作用以及对血管内皮细胞体外增殖的选择性抑制作用有关。MTT 实验结果显示，马钱子碱和双氯芬酸钠对血管内皮细胞（EVC）的增殖及其活性均有一定的抑制作用：其中两者在 24h 内对 VEC 的抑制作用不明显，但在 48h 后，DS 组和马钱子碱中、高剂量组对 EVC 细胞的增殖和活性有明显的抑制作用，且此作用且呈浓度依赖性。马钱子碱的 IC_{50}（48h）在 0.7mmol/L 左右。鸡胚尿囊膜血管生成实验（CAM）结果显示 CAM 经 DS 和中、高剂量的马钱子碱作用 48h 后，在含药明胶海绵片周围可见血管稀疏分布的血管回避区域，血管走向出现紊乱。马钱子碱给药剂量在 4.2、8.4μg/只时，对鸡胚尿囊膜血管生成的抑制率为 52.1% 和 74.6%，与 NS 对照组相比，有明显差异，显示马钱子碱在高剂量时可以抑制鸡胚尿囊膜新生血管的生成。

马钱子碱对新生血管生成及血管内皮细胞的增殖均有一定的抑制作用，马钱子碱抗肿瘤作用可能与其抑制血管生成作用有一定的相关性。

第五章 马钱子的毒理学研究

第一节 士的宁和马钱子碱及其氮氧化合物的毒性研究

士的宁和马钱子碱为中药马钱子的主要活性成分,两者的含量占总生物碱的80%以上。马钱子经砂烫或油炸炮制后,士的宁的含量平均下降了28%左右;而马钱子碱的含量平均下降了40%左右。士的宁和马钱子碱的氮氧化合物为前两者母核的第19位氮,通过配位键接上一个氧原子。马钱子经炮制后,其氮氧化合物在原有基础上增加了2.5~3.5倍,增加的部分是由士的宁和马钱子碱转化而来。

马钱子有剧毒,其含有的主要生物碱如士的宁等,既是有效成分,又是毒性成分。因此临床上一般以炮制品入药,炮制的目的主要是为了降低毒性,其原因是破坏了部分毒性较大的成分或使其转化成毒性较小的成分。实验证明,马钱子中的士的宁和马钱子碱在炮制过程中既能转化成其氮氧化合物,也能转化成其异型结构如异士的宁、异马钱子碱等,但主要的转化物为氮氧化合物。因此,研究比较士的宁和马钱子碱与其氮氧化合物的毒性,对阐明马钱子的炮制机制具有重要的意义。

(一) 实验材料

动物:ICR 小鼠,20~22g,雌雄各半,南京中医药大学实验动物中心提供。

药品:士的宁 (strychnine, S),美国 Sigma 公司;马钱子碱 (brucine, B),日本和光纯药工业株式会社;士的宁氮氧化合物 (strychnine N-oixde, SNO) 和马钱子碱氮氧化合物 (brucine N-oixde, BNO) 为士的宁和马钱子碱通过半合成并提纯而得,经薄层扫描与标准品比较、核磁共振及质谱检测,确定为 SNO 和 BNO,纯度 >96%。

(二) 实验方法

每种药品用50只小鼠,雌雄各半,各分成5组,每组10只。先确定一安全剂量,再以2倍剂量递增,分别腹腔注射若干组小鼠 (4只/组),从全部死亡组和全部存活组的剂量,求出公比 r;再根据全部死亡组的剂量,用重值分成5个剂量组;每组腹腔注射药品,观察24h,得出各药品各剂量的死亡率,用 Bliss 法计算剂量对数 x 与死亡率的机率单位 y 的线性方程 $y = a + bx$ 中的 a、b 值,进而求出 LD_{50}、LD_{10} 以及95%可信限。其95%可信限用 Feiller 法校正,并用质异性检验考察其常态分布情况。其他数据用 $\bar{x} \pm s$ 表示,并用 t 检验进行统计学处理。

(三) 实验结果

实验数据见表5-1~表5-5。

表 5 – 1　一般资料

组别	n	r	动物表现			质异检验***
			潜伏期（min）	抽搐时间（min/次）	抽搐次数	
S	50	0.8	2.5 ± 0.6	1.4 ± 0.7	—	$\chi^2 = 1.1970 < \chi^2_{0.05}$
SNO	50	0.6	$22.4 \pm 8.1^{**}$	0.8 ± 0.3	$2 \sim 3$	$\chi^2 = 0.7138 < \chi^2_{0.05}$
B	50	0.65	4.1 ± 1.0	1.1 ± 0.6	—	$\chi^2 = 0.6241 < \chi^2_{0.05}$
BNO	50	0.65	$34.6 \pm 6.9^{**}$	0.6 ± 6.9	$2 \sim 3$	$\chi^2 = 0.5790 < \chi^2_{0.05}$

注：SNO or BNO vs S or B，$^{**}P < 0.01$，$^{***}\chi^2_{0.05} = 7.8150$。

表 5 – 2　S 的 LD_{50} 和 LD_{10}（mg/kg）

剂量（μg/kg）	x	n	r	P	y	$LD_{50} \pm L_{95}$（95% 可信限）	$LD_{10} \pm L_{95}$（95% 可信限）
1600	3.2041	10	9	0.90	6.28		
1280	3.1072	10	8	0.80	5.48		
1020	3.0086	10	4	0.40	4.75	1.104 ± 0.054	0.746 ± 0.166
820	2.9138	10	1	0.10	3.72	$(1.08 \sim 1.19)$	$(0.55 \sim 0.88)$
660	2.8195	10	0	0.003^*	3.04		

注："*"为校正值，下同。

表 5 – 3　SNO 的 LD_{50} 和 LD_{10}（mg/kg）

剂量（mg/kg）	x	n	r	P	y	$LD_{50} \pm L_{95}$（95% 可信限）	$LD_{10} \pm L_{95}$（95% 可信限）
33.90	1.5302	10	10	0.96^*	6.96		
20.34	1.3084	10	8	0.80	5.84		
12.20	1.0864	10	6	0.60	5.25	10.92 ± 3.05	5.20 ± 1.28
7.32	0.8645	10	2	0.20	4.10	$(8.04 \sim 14.14)$	$(8.05 \sim 5.61)$
4.39	0.6425	10	1	0.10	3.72		

表 5 – 4　B 的 LD_{50} 和 LD_{10}（mg/kg）

剂量（mg/kg）	x	n	r	P	y	$LD_{50} \pm L_{95}$（95% 可信限）	$LD_{10} \pm L_{95}$（95% 可信限）
120.0	2.0792	10	10	0.98^*	7.24		
78.0	1.8921	10	8	0.80	5.84		
50.7	1.7050	10	5	0.50	5.00	50.10 ± 11.02	33.30 ± 10.20
33.0	1.5179	10	1	0.10	3.72	$(43.2 \sim 65.2)$	$(21.1 \sim 41.4)$
21.4	1.3308	10	0	0.006^*	2.51		

表 5 – 5　BNO 的 LD_{50} 和 LD_{10}（mg/kg）

剂量（mg/kg）	x	n	r	P	y	$LD_{50} \pm L_{95}$（95% 可信限）	$LD_{10} \pm L_{95}$（95% 可信限）
1600	3.2041	10	10	0.99	6.69		
1040	3.1070	10	8	0.80	5.84		
676	2.8299	10	3	0.30	4.48	776.7 ± 156.6	498.0 ± 112.9
439.4	2.6429	10	1	0.10	3.72	(644.0 ~ 957.1)	(370.7 ~ 595.5)
285.6	2.4558	10	0	0.03*	3.04		

以上结果显示，SNO 和 BNO 的毒性均比 S 和 B 显著降低。SNO 约为 S 的 1/10；BNO 约为 B 的 1/15。在中、高剂量组出现毒性反应时，SNO 和 BNO 的中毒潜伏期均比 S 和 B 显著延长（表 5 – 1）；后两者一般一出现抽搐即可导致死亡，而前两者则可反复抽搐多次而不死亡。BNO 腹腔注射有扭体反应，并与剂量有关，剂量越大，反应越严重，对中毒死亡的小鼠立即解剖，发现腹壁轻度充血；测定所用溶液的 pH 值为 6 ~ 6.5，提示腹膜刺激征非酸性所致，可能与药物本身有关。四个药品的毒性 – 剂量关系经质异性检验均呈正态分布，提示实验设计合理。

（四）讨论

实验结果表明，士的宁氮氧化合物和马钱子碱氮氧化物的毒性仅为士的宁以及马钱子碱的 1/10 或 1/15，我们的其他工作也提示士的宁和马钱子碱的氮氧化合物，尤其是马钱子碱氮氧化合物，其药理作用与马钱子碱相近。说明士的宁和马钱子碱的氮氧化合物不仅降低了毒性，而且保留了药理活性。这为寻找士的宁和马钱子碱的低毒高效替代品，开发新的药物开辟了新的研究途径，也为有毒中药炮制的理论提供了依据。

有些文献认为，马钱子碱在中枢神经系统方面的作用，仅为士的宁的 1/40。该品一般不作药用，只是作为化学试剂使用。但我们的研究表明，马钱子碱及其氮氧化物具有显著的镇痛抗炎、止咳化痰、抗血栓、抗血小板聚集作用，此实验结果又表明马钱子碱氮氧化合物的毒性显著低于马钱子碱，这对进一步研究马钱子中的另一主要成分马钱子碱及其衍生物的生物活性具有重要意义。并为中药马钱子祛风湿、止疼痛、舒筋活络的整体功效提供了依据。

本研究用中药中的单体化合物进行动物的急性毒性试验，较一般中药粗提物能从具体物质和量化的角度直观地说明问题。众多的有毒中药如天南星、藤黄、半夏等，都须经炮制后降低毒性或刺激性，但机制尚不清楚。本研究用马钱子中的主要毒性成分和经炮制后转化的成分进行试验，为其他有毒中药的炮制研究提供了启示。

第二节　2 – 羟基，3 – 甲氧基士的宁致突变、抗突变检测

分子生物学，特别是基因的研究，导致了对致变（基因突变）物质的检测。致变是致癌、致畸以及疾病的基础，致变剂对人类的危害已引起各方面的普遍关注。随着对疾病发生层次的深入研究，对"致变"的逆向思维导致"抗突变"这一新名词的出

现，并引发了从中药、滋补保健食品中筛选抗变剂的研究热潮。

致变、抗变的研究多以姐妹染色单体互换（Sister chromatid xchange，SCE）和微核（Micronuclear，MN）作为指标，国际上抗变剂的筛选研究发现，单体物质的抗变效果不佳，因此转向从天然物质中进行筛选。2 - 羟基 - 3 - 甲氧基士的宁（2 - hydroxy - 3 - methoxy strychnine，HMS）为具有独特功效的天然产物，但对它的致变、抗变效应尚无测试，中药现代化研究要求对它作深入的了解，以便进一步开发利用以及走向国际市场。

（一）实验原理

1. 姐妹染色单体互换（SCE）是检测诱变剂的灵敏、可靠指标

在 DNA 复制过程中，5 - 溴脱氧尿嘧啶核苷（5 - BrdU），可被作为核苷酸单体掺入新合成的 DNA 链中胸腺嘧啶核苷（T）所占的位置，经历两个细胞周期后，其染色体的两条姐妹染色单体的 DNA 双链在化学组成上就有了差别：一条染色单体 DNA 双链的一股含 5 - BrdU，另一股则没有。另一条染色单体的 DNA 则两股都含有 5 - BrdU。借助于差别染色，在光镜下可观察到这种不同。

DNA 受损时可进行修复 - 重组修复。即以姐妹染色单体互换来修复损伤。在修复时掺入 5 - BrdU 则可观察到修复部位。此部位也代表受损部位，受损部位多则修复的部位也多，说明其所受损伤大，从而表现出 SCE 频率高。SCE 频率若与正常 SCE 频率有统计学差异则说明有诱变剂存在。对致变作用进行逆向思维，即注入公认的致变剂［本研究为环磷酰胺（CPP）］作为实验对照，CPP 的致变作用使 SCE 频率明显升高，与空白对照有显著差异，各实验组喂以不同浓度的 2 - 羟基，3 - 甲氧基士的宁并注入等量的 CPP，若由于 CPP 的致变作用本应升高的 SCE 频率不升高或升高很少，与实验对照组有显著差异，则说明其具有抗变（基因突变）效应。

2. 微核（MN）是检测诱变剂灵敏的细胞整体方法

染色体受诱变剂损伤而发生断裂，丧失着丝粒的染色体断片或染色单体断片在细胞分裂后期染色体移向纺锤体两极时，这些断片便遗落在细胞质中，末期之后单独形成一至数个小核，即微核。微核的形成说明染色体受损较严重。若微核的频率与正常的微核频率有统计学差别则说明有诱剂存在。同 SCE，对 MN 进行逆向思维，并使用 CPP，各实验组用药也同 SCE，若其 MN 频率不升高或很少，与实验组有显著差异，也说明其有抗变效应。

SCE、MN 双指标相互验证，使实验结果更可靠。

（二）材料与方法

1. 供试品的制备

中药马钱子炮制品粉碎后用三氯甲烷萃取，经硅胶色谱柱，三氯甲烷 - 乙醇 - 二乙胺（8 : 2 : 0.3）洗脱，所得混合物，再经硅胶色谱柱，用甲醇洗脱，得纯品。经 ^{13}CNMR，^{1}HNMR、MS、IR、UV 等光谱鉴定为 2 - 羟基，3 - 甲氧基士的宁，属新化合物，用电子分析天平，精密称取 8.00mg，溶于酸水中，调 pH 至 6.0 加水 250ml，浓度为 3.2μg/ml。

2. 实验动物与用药

实验用 C57 纯种小鼠（20 ~ 22g），随机分为 3 组，每组 8 只，另设空白及实验对照

组。3个实验组均连续灌胃供试品液10天，每只鼠每天剂量分别为1.92、1.44、0.96ml/鼠/日。空白对照组每只鼠每天灌胃蒸馏水0.4ml，实验组及实验对照组均用公认的诱变剂CPP腹腔注射20mg/kg，第11天各组均脱臼处死，取骨髓行SCE及MN常规制片。

3. 小鼠活体骨髓细胞SCE与MN制片及分析

（1）致变检测制片 ①MN制片：骨髓细胞置生理盐水中，去上清液，加37℃预温的75mmol/L KCl，3ml置37℃下，8min后加入固定液（甲醇:冰醋酸为3:1）1ml固定，离心（1000r/min）后去上清液，加入固定液4ml，混匀，固定两次后气干法滴片，用pH=6.4的Giemsa液（1:10）染色15min，每个标本统计5000个细胞，计算出微核率。②SCE制片：常规制片后紫外光照25min，距离6cm。活性炭（300目过筛）标记5-BrdU（磁性搅拌2~2.5h），实验对照组均于脱臼处死前30h腹腔注射环磷酰胺（CPP，20mg/kg），空白及实验对照组、各实验组处死前3~4h注射秋水仙素5mg/kg。常规制备骨髓细胞染色体标本，标本在37℃温箱中老化2天后进行分化染色，每只鼠制片4张，每片至少计数30个中期分裂相，按Lamber法计数。

（2）抗变检测制片 抗变效应检测的SCE、MN标本制作基本上与致变检测相同，不同的是各剂量用药组的动物与实验对照组一样，也用等量的CPP，这样用药组的SCE、MN频率由于CPP的致变作用也应升高，若所用药品具有抗变效应则可使其不升高或升高甚少。实验对照组仅用CPP而不用药，由于CPP的致变作用其SCE、MN值升高甚多，用药组与实验对照组有显著差异，说明用药组具抗变效应。

（三）实验结果

1. 致变检测结果

由表5-6可见，三个剂量组的SCE频率与空白对照组均无显差，表明三个剂量组均无致突变效应。

表5-6 HMS的SCE致变检测结果

组别	空白对照组	0.3ml对照组	0.45ml对照组	0.6ml对照组
SCE均数	20.76	19.84	20.576	20.728
SCE频率	2.595	2.48	2.572	2.591
P与空白对照组		>0.05	>0.05	>0.05

注：每组8只鼠，每个处理组计数30个中期分裂相。

由表5-7可见，三个剂量组的MN频率与空白对照组均无显差，表明此三个剂量均无致变效应。

表5-7 HMS的MN致变检测结果

组别	空白对照组	0.3ml对照组	0.45ml对照组	0.6ml对照组
MN均数	18	23	28	26
MN率（‰）	3.6	4.6	5.6	5.2
P与空白对照组		>0.05	>0.05	>0.05

注：每组8只鼠，每个处理组计数5000个细胞。

2. 抗变效应检测结果

由表 5 – 8 可见，两个低剂量组（每只鼠每天 1.44、0.9 μg）的 SCE 频率与实验对照组均有显差，表明此二剂量组均有抗变效应，而高剂量组（每只鼠每天 1.92 μg）与实验对照组 SCE 频率无显差，即此高剂量下无抗突变效应。提示：作为抗变剂用量不宜大。

表 5 – 8　HMS 的 SCE 抗变检测结果

组　别	空白对照组	实验对照组	0.3ml 组	0.45ml 组	0.6ml 组
SCE 均数	20.76	58.409	55.213	55.364	56.935
SCE 频率	2.595	7.30	6.9	6.92	7.116
P 与实验对照	<0.05		<0.05	<0.05	>0.05

注：每组 8 只鼠，每个处理组计数 30 个中期分裂相。

由表 5 – 9 可见，三个剂量组与实验对照组均有显差，表明此三个剂量均有抗突变效应。

表 5 – 9　HMS 的 MN 抗变检测结果

组　别	空白对照组	实验对照组	0.3ml 组	0.45ml 组	0.6ml 组
MN 均数	18	30	31	33	52
MN 率（‰）	3.6	6	6.2	6.6	11.4
P 与空白对照组		>0.05	>0.05	<0.05	<0.05
P 与 0.6ml 组	<0.05	<0.05	<0.05	<0.05	

注：每组 8 只鼠，每个处理组计数 5000 个细胞。

（四）检测结论

（1）以 SCE、MN 双指标进行致突变检测，结果 2 – 羟基，3 – 甲基士的宁三个剂量组均无致变效应。

（2）以 SCE、MN 双指标进行抗突变检测，结果 2 – 羟基，3 – 甲基士的宁以 MN 为指标均有抗突变效应，以 SCE 为指标，两个低剂量组具抗突变效应而高剂量组无抗变效应，提示作为抗变剂剂量不宜大。

第三节　马钱子碱对犬肾小管上皮细胞的细胞毒作用

马钱子碱对动物有一定的肾毒性。因此，选用犬肾小管上皮细胞 DK 为体外模型，从细胞增殖和细胞形态学两个方面考察马钱子碱在抗癌有效剂量下对 DK 的细胞毒作用。

（一）实验材料

仪器：CO_2 细胞培养箱（FORMA SCIENTIFIC，美国）；酶标分光光度读板仪（SPECTRA MAX 190，美国）；精密电子分析天平（梅特勒 AG285，瑞士）超净工作台（苏州净化设备厂）；BX20 倒置显微镜（Olympus，日本）。

药品与试剂：马钱子碱（日本 NACALAI TESQUE. 公司，纯度大于 99%）。RP-MI1640 培养基（GIBCO，美国）；新生小牛血清（Hyclone，新西兰）（56℃水浴灭活0.5h）；胰酶（AMRESCO，美国）；MTT（Sigma，美国）；青霉素、链霉素（山东鲁抗药业公司）；0.1mmol/L 磷酸盐缓冲液（PBS，pH 7.2~7.4）自制；其他为国产分析纯试剂。

细胞株及细胞培养：犬肾小管上皮细胞 DK 购自中科院上海细胞生物所。为贴壁生长。细胞于含 15% 灭活小牛血清（FCS）、青霉素 100IU/ml、链霉素 100mg/L 的 RP-MI1640 培养液，5% CO_2、饱和湿度、37℃的条件下常规培养，隔天换液一次，0.25% 胰酶消化、传代。实验前，经台盼蓝拒染法鉴定活细胞应占 95% 以上，所有实验重复 3 次。

（二）实验方法

1. 样品处理

将马钱子碱溶于 RPMI1640 液中，用 HCl 溶液（0.5mmol/L）调 pH 至 7.2~7.4。0.22μm 微孔滤膜（GVMP 01230，Millipore，USA）过滤除菌，4℃保存待用。

2. 细胞形态学观察

取处于对数生长期的犬肾小管上皮细胞 DK，接入 12 孔培养板中，在细胞贴壁并生长融合至 70% 左右时，加入马钱子碱，使其含有药物终浓度为 0.125、0.25、0.5、1.0mmol/L，再放入培养箱中常规培养。分别在 24、48、72h 后，置于倒置相差显微镜观察并拍照。

3. MTT 比色法

取处于对数生长期的犬肾小管上皮细胞 DK，接入 96 孔板中（细胞密度 6×10^4 cells/ml），每孔 180μl。在细胞贴壁并生长融合至 60%~70% 加药处理，设 4 个浓度梯度 0.125、0.25、0.5、1.0mmol/L。分别在 24、48、72h 后，每孔加入 MTT（1g/L）100μl，平面混匀后，置于培养箱中继续孵育 4h，然后弃去各孔中的上清液，再加入 200μl Me_2SO，平面振荡混匀 10min，待其各孔中的紫色结晶完全溶解后，置于酶标分光光度读板仪下测定各孔中的吸光值（A，$\lambda = 492nm$）。按下面公式计算细胞增殖抑制率（IR）。

$$IR（\%）= (1 - 平均 A_{\text{reated group}} / 平均 A_{\text{control group}}) \times 100$$

（三）结果与讨论

1. 马钱子碱对犬肾小管上皮 DK 细胞形态的影响

DK 细胞在经马钱子碱处理 24、48、72h 后，在倒置相差显微镜下可以看到，浓度在 0.5mmol/L 以下的马钱子碱对犬肾小管上皮 DK 的细胞形态几乎没有什么影响，1.0mmol/L 组 DK 细胞在 48h 后受到一定的伤害，在 72h 后细胞损伤状态比较明显。

2. 马钱子碱对犬肾小管上皮 DK 细胞体外增殖的抑制率（%）

表 5-10 显示，马钱子碱在 0.125~0.5mmol/L 内对犬肾小管上皮 DK 的增殖均无明显抑制作用，1.0mmol/L 的马钱子碱在 48h 对 DK 细胞有一定的抑制作用，但抑制作用较弱。

考虑到 1.0mmol/L 已远远超出马钱子碱的抗癌有效剂量，因此可以说马钱子碱在抗癌有效剂量内对 DK 基本无细胞毒性。

表 5－10 马钱子碱对犬肾小管上皮 DK 细胞体外增殖的抑制作用（24、48、72h）

样品	作用时间（h）	药物浓度（mmol/L）				IC$_{50}$（mg/L）
		0.125	0.25	0.50	1.00	
	24	0.00	0.00	4.75	4.75	＞＞1.00
马钱子碱	48	4.75	12.83	12.83	37.45	＞1.00
	72	11.26	17.44	24.16	42.92	＞1.00

综合看来，马钱子碱的肾毒性和对肾小管上皮细胞的细胞毒性并不是完全平行的。

第四节　马钱子碱对肝癌实体瘤 Heps 模型小鼠的毒性研究

（一）实验材料

仪器：AG285 电子分析天平（METTLER TOLEDO，瑞士）；YJ－875 层流洁净工作台（苏州净化设备总厂）；STKS 血球计数仪（美国 Beckman Coulter 公司）；尿常规分析仪（桂林医疗仪器厂）；Beckman CX7（全自动生化分析仪美国）。

药品与试剂：马钱子碱（brucine，简称 B 日本 NACALAI TESQUE. 公司，Lot：M9F5231）；顺铂（Cisplatin，CDDP）注射粉针剂（20mg/支，山东齐鲁制药厂，批号：0310035）。

瘤株与动物：①瘤株：肝癌 Heps 瘤株由江苏省肿瘤防治研究所提供，由本研究室定期腹腔接种传代保种；②动物：ICR 种雄性小鼠，18～22g，南京中医药大学实验动物中心提供，来源于上海斯莱克实验动物有限责任公司。许可证号：SCXK（沪）2003－0003。

（二）实验方法

1. 接种

取 18～22g ICR 种 SPF 级雄性小鼠，常规饲养。另取传代保种 7～8 天，生长旺盛，且无溃破的健康 Heps 荷瘤小鼠，颈椎脱臼处死，置超净工作台中，在无菌条件下从腹腔抽出乳白色或乳黄色的瘤液，用无菌生理盐水按 1:（3～5）比例制成肿瘤细胞悬液，计数并调节细胞数为 1×10^8 个/ml，每只小鼠右前肢腋窝皮下接种 0.2ml。

2. 分组及给药

接种后随机分组，马钱子碱设 4 个剂量组（1.61、3.23、6.46、12.92mg/kg，腹腔注射，分别相当于马钱子碱 LD$_{50}$ 的 1/40、1/20、1/10、1/5），阳性组（顺铂腹腔注射 3.0mg/kg），每组 10～12 只。接种 24h 后每日分别腹腔注射给药 1 次，观察记录各组小鼠生存状况并称重，连续 8 天。

3. 指标测定

各实验组于末次给药禁食不禁水 12h 以上，次日经眶底静脉丛取血，处死，分离脾脏和胸腺，分别称其重量。并计算胸腺指数、脾脏指数。抽取的血液经肝素抗凝，一部分直接于血细胞计数仪测定血常规指数：白细胞数（WBC）、红细胞数（RBC）、血红蛋白含量（HGB）、血小板数量（PLT）。另一部分经离心分离血清，在自动生化分析仪上测定小鼠的肝功能指数（ALT、AST）和肾功能指数（BUN）。

$$胸腺指数 = 10 × 胸腺重量（mg）/实验后体重（g）$$
$$脾脏指数 = 10 × 脾脏重量（mg）/实验后体重（g）$$

4. 数据处理

所有数据以 $\bar{x} ± s$ 表示，并经 EXCEL 处理。采用双样本 t 检验进行组间分析。以 $P < 0.05$ 作为显著性检验标准。

（三）结果与讨论

1. 马钱子碱对肝癌 Heps 荷瘤模型小鼠免疫器官的重量及其指数的影响

马钱子碱对 Heps 小鼠的免疫器官的重量及其指数均有显著的增加作用：与空白对照组相比，马钱子碱在 1.61、3.23mg/kg 剂量时，对 Heps 小鼠的胸腺及其指数均有显著增加作用（$P < 0.05$）。马钱子碱对 Heps 小鼠的脾脏及其指数增加作用则更为显著，在 1.61～12.92mg/kg 剂量范围内，各给药组小鼠的脾脏重量明显高于空白对照组（$P < 0.01$）；除 6.46mg/kg 组小鼠的脾脏指数与空白对照组相比 $P < 0.01$，其余各组小鼠的脾脏指数与空白对照组相比 $P < 0.001$，差异极为显著（表 5-11）。

表 5-11 马钱子碱对肝癌 Heps 荷瘤小鼠免疫器官重量和免疫器官指数的影响 （$\bar{x} ± s$）

组别	剂量（mg/kg）	鼠数 实验前/后	免疫器官重量（g） 胸腺	脾脏	体重 实验后（g）	免疫器官指数 胸腺	脾脏
NS	—	10/9	0.033 ± 0.023	0.070 ± 0.038	22.8 ± 4.178	14.05 ± 8.32	29.11 ± 10.90
CDDP	3.0	10/8	0.016 ± 0.014	0.045 ± 0.011	16.9 ± 2.777	10.11 ± 10.43	33.28 ± 13.13
B（1/40 LD$_{50}$）	1.16	10/10	0.052 ± 0.021$^{\triangle}$	0.181 ± 0.056***	28.2 ± 3.943	18.22 ± 6.50$^{\triangle}$	64.12 ± 17.91***
B（1/20 LD$_{50}$）	3.23	10/10	0.047 ± 0.018$^{\triangle}$	0.157 ± 0.067**	23.4 ± 2.196	20.46 ± 7.50$^{\triangle}$	66.24 ± 27.26***
B（1/10 LD$_{50}$）	6.46	10/10	0.026 ± 0.016	0.131 ± 0.040**	24.6 ± 2.875	10.63 ± 6.90	53.74 ± 17.12**
B（1/5 LD$_{50}$）	12.92	10/9	0.039 ± 0.013	0.148 ± 0.027**	26.3 ± 3.439	15.66 ± 7.49	56.78 ± 10.74***

注：给药各组和生理盐水相比较，胸腺$^{\triangle}P < 0.05$；脾脏**$P < 0.01$，***$P < 0.001$。

2. 马钱子碱对肝癌 Heps 荷瘤模型小鼠血常规指数的影响

从表 5-12 中可以看出，3.0mg/kg 顺铂可明显降低 Heps 荷瘤小鼠的白细胞数，而马钱子碱在 1.16、3.23mg/kg 的剂量时对 Heps 小鼠非但没有抑制骨髓造血功能，使白细胞及血小板减少，反而却有明显提升白细胞、血小板数的作用。说明短期内 3.23mg/kg 的马钱子碱对其造血系统和免疫系统非但没有明显抑制作用，反而可能有显著刺激和促进其功能的作用。

表 5 – 12　马钱子碱对肝癌 Heps 荷瘤模型小鼠血常规指数的影响（$n = 10$, $\bar{x} \pm s$）

组　别	剂　量 （mg/kg）	白细胞数 （10^9/L）	红细胞数 （g/L）	血红蛋白 （g/L）	血小板数 （10^9/L）
NS	—	8.54 ± 2.90	7.05 ± 2.05	109.20 ± 28.07	339.4 ± 143.5
CDDP	3.00	4.78 ± 2.82 * *	5.35 ± 0.65	132.20 ± 33.8 *	502.8 ± 224.9 * *
马钱子碱	1.61	11.70 ± 2.27 *	4.71 ± 1.03	121.80 ± 45.36 *	401.4 ± 201.5
马钱子碱	3.23	21.42 ± 6.68 * *	5.67 ± 0.56	114.80 ± 10.96	515.0 ± 272.3 * *

注：与 NS 相比，$^*P < 0.05$，$^{**}P < 0.01$。

3. 马钱子碱对肝癌 Heps 实体瘤模型小鼠肝、肾功能的影响

从表 5 – 13 可以看出，Heps 小鼠的 AST、ALT 和 BUN 明显高于正常小鼠（$P < 0.01$），说明肝癌 Heps 瘤株使小鼠的肝、肾功能造成了明显的损伤。顺铂和马钱子碱可明显降低 Heps 荷瘤小鼠过分升高的 AST、ALT 和 BUN，虽然给药各组小鼠的 AST 没有降低到正常水平，但其 ALT 和 BUN 指标却降低到与正常小鼠没有显著性差异的水平。说明马钱子碱可明显降低肝癌 Heps 瘤株造成的肝、肾功能的损伤，使其慢慢向正常状态转化。

表 5 – 13　马钱子碱对肝癌 Heps 荷瘤模型小鼠血清中 AST、ALT 和 BUN 的影响（$n = 10$, $\bar{x} \pm s$）

组　别	剂　量 （mg/kg）	AST （U/L）	ALT （U/L）	BUN （mmol/L）
Nomal	—	171.50 ± 27.60 * * *	69.00 ± 2.10 * *	6.15 ± 0.21 * * *
NS	—	594.00 ± 91.40 △△△	91.20 ± 25.02 △	12.90 ± 3.74 △△△
CDDP	3.00	398.50 ± 17.70 △△△ * * *	52.50 ± 6.41 △ * * *	5.40 ± 0.28 * *
马钱子碱	1.61	459.50 ± 69.39 △△△ *	69.25 ± 10.78 * *	6.85 ± 1.06 * * *
马钱子碱	3.23	481.33 ± 118.85 △△△ *	66.00 ± 3.61 * *	7.90 ± 0.80 △ * *

注：与正常组相比，$^\triangle P < 0.05$，$^{\triangle\triangle\triangle}P < 0.01$；与 NS 组相比，$^*P < 0.05$，$^{**}P < 0.01$，$^{***}P < 0.001$。

马钱子是剧毒中药，其治疗量与中毒量非常接近。人们对马钱子的毒性研究近年来主要集中于士的宁和马钱子碱对中枢神经的作用上，一般认为中毒机制是：二者在接近中毒剂量时，能使呼吸中枢和脊髓在短暂的强烈兴奋后即转入较长时间的超抑制状态。导致角弓反张和呼吸肌强直性收缩，严重者可引起呼吸麻痹，窒息而死。而马钱子碱对动物免疫系统、造血系统、肝肾功能的毒性则很少有人进行系统考察。马钱子碱的毒性要远远低于士的宁，其小鼠 LD_{50}（i.p.）为 69.77mg/kg，而后者为 1.53mg/kg。但其在动物体内各组织的分布在马钱子生物碱中仅次于士的宁，给药后 30 ~ 60min 后在体内分布达到峰值，其分布相半衰期和消除相半衰期分别为 0.11h 和 0.78h。

谷草转氨酶（AST）和谷丙转氨酶（ALT）活性改变是肝功能受损的两个敏感性指标，而尿素氮（BUN）是评价肾脏功能的一个重要指标。我们在实验中系统考察了马钱子碱在抗癌有效剂量 1.61 ~ 3.23mg/kg（1/40 ~ 1/20 LD_{50}）范围内，对肝癌 Heps 荷瘤模型小鼠的一般生存状况、免疫器官、造血系统以及肝、肾功能的影响，结果发现：腹腔给予马钱子碱后，各组荷瘤小鼠在整个实验期间，进食量、呼吸、大小便均正常。

马钱子碱在 1.61、3.23mg/kg 剂量时对 Heps 实体瘤模型小鼠的体重有一定的增加作用，对 Heps 小鼠的胸腺和脾脏的重量及其指数均有显著的增加作用；1.61、3.23mg/kg 马钱子碱组的 Heps 小鼠，非但没有 5-FU 组小鼠白细胞减少的现象，其白细胞数、血小板数及血红蛋白反而有增加的趋势。说明短期内马钱子碱对小鼠造血系统和免疫系统没有明显抑制作用，反而有显著刺激和促进其功能的作用；1.61、3.23mg/kg 的马钱子碱还可明显降低 Heps 荷瘤小鼠过分升高的 AST、ALT 和 BUN，说明马钱子碱可明显降低肝癌 Heps 瘤株造成的肝、肾功能的损伤，使其慢慢向正常状态转化。说明马钱子碱的毒性可能主要集中在中枢神经或消化系统。

马钱子长期广泛应用于抗肿瘤治疗，主要取其活血通络和以毒攻毒之特点。研究表明马钱子水煎液低浓度能促进人淋巴细胞有丝分裂而高浓度抑制之，而且马钱子碱对 T 淋巴细胞增殖有促进作用，对小鼠淋巴细胞功能有剂量依赖性的功能调节作用。本实验发现马钱子碱在低浓度能增加荷瘤小鼠的免疫器官指数，改善一般生存状况，与文献报道一致。因此说马钱子似乎还有扶正祛邪的作用，其抗肿瘤作用可能是通过发挥免疫调节作用和神经、体液因素的途径来实现的。

马钱子碱具有显著的抑瘤作用和很强的镇痛作用，但没有常见化疗药所特有的副作用如明显的减轻体重，抑制和损害造血系统和免疫系统等，若制成靶向或缓释制剂以降低毒性和提高抗肿瘤活性，则很有希望发展成为一种新型的抗癌镇痛药，我们将在以后的研究中重点关注。

第六章 马钱子生物碱的药代动力学研究

第一节 马钱子生物碱在大鼠体内的血药浓度测定及药物动力学研究

（一）实验材料

仪器：Waters 2690 高效液相色谱仪，PDA 996，Millioname 色谱管理系统（美国 Waters 公司）；HYPERSIL BDS C$_{18}$色谱柱（4.6mm×200mm，5μm），柱号：10905140，批号：5/120/4685#，（大连依利特科学仪器有限公司）；药理实验软件（南京医药大学药理教研室编写）；LIBROR AEL－40SM 电子天平（日本 Shimadzu 公司）；LD25－2 离心机（北京医用离心机厂）；AF－1 电热干燥箱（江苏东台市电器厂）；DHQ－A 多用混合器（江苏泰县医疗器械厂）；H66025 超声清洗机（无锡市超声电子设备厂）；HHS112 电热恒温水浴锅（江苏省医疗器械厂）；pH－S3C 精密酸度计（上海雷磁仪器厂）；SYZ－550 石英亚沸高纯水蒸馏器（江苏金城国胜实验仪器厂）；微量移液管（北京青云航空仪器公司）；试管，取 1% 肝素钠溶液 0.1ml，均匀地浸湿试管管壁，放入 80℃左右的烘箱中烤干备用；手术器械一套。

药品：马钱子生品总生物碱（Ⅰ）、马钱子砂烫炮制品总生物碱（Ⅱ）自制，总生物碱得率分别为 2.41%、2.22%。分别精密称取Ⅰ、Ⅱ各 100mg，溶于 100ml 磷酸盐缓冲液（pH 5.8）中，即配成浓度为 1mg/ml 的生品、砂烫品总生物碱溶液。士的宁（S）、马钱子碱（B），购自日本和光纯药工业株式会社；士的宁氮氧化物（SNO）、马钱子碱氮氧化物（BNO），购自德国 Carl Roth GmbH 公司。

试剂：磷酸盐缓冲液（pH 5.8）（精密称取磷酸二氢钾 8.34g，磷酸氢二钾 0.87g，加水使溶解成 1000ml，调 pH 至 5.8）；肝素钠注射液，常州生化千红制药有限公司，批号：990616－1；乙醚，分析纯，南京化学试剂厂，批号：991172；三氯甲烷，分析纯，南京化学试剂厂，批号：970110；氨水，分析纯，南京化学试剂一厂，批号：980811；甲醇，分析纯，淮阴塑料制品厂，批号：9701224；乙腈，色谱纯，上海陆都化学试剂厂，批号：990909；十二烷基硫酸钠，分析纯，日本进口，广州化学试剂分公司分装，批号：890102；磷酸二氢钾，分析纯，南京化学试剂厂，批号：860603；磷酸氢二钾，分析纯，连云港市化学试剂厂，批号：9411171；重蒸馏水，临用前蒸制。

动物：SD 大鼠，体重 300g 左右，雌雄各半，由南京中医药大学实验动物中心提供，苏动质 97003。

（二）方法与结果

1. 色谱条件

Waters 2690 高效液相色谱仪：PDA 996，Millioname 色谱管理系统；固定相：HY-PERSIL BDS C$_{18}$ 色谱柱（4.6mm × 200mm，5μm）；流动相：乙腈 – 水（40：60，每1000ml 含磷酸二氢钾 3.4g 及十二烷基硫酸钠 1.7g，临用前配制）；流速：0.8ml/min；检测波长：254nm；柱温：室温。此条件下，色谱中 S、B、SNO 和 BNO 达到基线分离。

2. 血浆样品处理方法

取全血 2ml 左右，置于经肝素钠抗凝的具塞试管中，密闭，轻摇，3000r/min 离心10min。精密吸取上层血浆 1ml，置具塞试管中，加入 100μl 氨水，密闭，轻摇，再加入 5ml 三氯甲烷，密闭，2900r/min 涡旋 3min，超声处理［350W，35kHz（kc/s）］40min，静置过夜。收集下层三氯甲烷，于 60℃水浴上用氮气吹干，再用甲醇溶解残渣，并定容至 200μl，12 000r/min 离心 6min，取上清液作为样品。

3. 标准曲线制备

分别精密称取标准品 S 5.24mg、B 5.01mg、SNO 5.81mg 和 BNO 5.14mg，混合后加甲醇溶解，并定容至 10ml（浓度为 500ng/μl）（A 液）。再精密吸取 A 液 100μl，用甲醇定容至 25ml（浓度为 2ng/μl）（B 液）。分别精密吸取 B 液 25、40、85、200、350、500、700、1500μl，低温挥尽溶媒，加入 1ml 空白血浆溶解残渣，按"血浆样品处理方法"项下，制备成 200μl 甲醇溶液（浓度分别为 0.25、0.40、0.85、2.00、3.50、5.00、7.00、15.00ng/μl）作为标准品溶液，20μl 进样，按上述色谱条件测定，以浓度 x（ng/μl）为横坐标，峰面积 y（mV·s）为纵坐标进行回归计算，结果见表 6-1。

表 6-1 大鼠血浆中 S、B、SNO 和 BNO 的标准曲线

浓度（ng/μl）	峰面积（mV·s）			
	S	B	SNO	BNO
0.25	11323	6798	10682	6732
0.40	19188	10802	17804	11216
0.85	40830	25336	37211	20122
2.00	101568	60068	77582	38465
3.50	171170	105993	148101	84866
5.00	238627	141588	213385	119360
7.00	325054	191956	298646	166044
15.00	706405	417030	639217	356218
回归方程	$y = 44748x + 2462.1$	$y = 27596x + 2428.2$	$y = 36737x - 1099.4$	$y = 23154x - 782.6$
相关系数	$r = 0.9998$	$r = 0.9997$	$r = 0.9999$	$r = 0.9995$
线性范围（ng）	5.24～314.40	5.01～300.60	5.81～348.60	5.14～308.40

结果表明，在 0.25～15.00ng/μl 范围内 S、B、SNO 和 BNO 的血药浓度与峰面积

均呈良好的线性关系，其标准曲线方程分别为 $y_S = 44748x_S + 2462.1$、$y_B = 27596x_B + 2428.2$、$y_{SNO} = 36737x_{SNO} - 1099.4$ 和 $y_{BNO} = 23154x_{BNO} - 782.6$，$r$ 分别为 0.9998、0.9997、0.9999 和 0.9995，最低检测限分别为 5.24、5.01、5.81、5.14ng。

4. 日内及日间精密度

分别精密吸取 B 液（浓度为 2ng/μl）50、750、1500μl，低温挥尽溶媒，加入 1ml 空白血浆溶解残渣，按"血浆样品处理方法"项下，制备成 200μl 甲醇溶液（浓度分别为 0.5、7.5、15.0ng/μl），20μl 进样，按上述色谱条件分别于同一天内连续测定 5 次，计算三种浓度的日内精密度，于不同天测定 1 次（-20℃保存），连续 5 天，计算三种浓度的日间精密度，结果见表 6-2、表 6-3。

表 6-2　大鼠血浆中 S、B、SNO 和 BNO 的日内精密度（$n = 5$，$\bar{x} \pm s$）

浓度 (ng/μl)	S 峰面积 (mV·s)	RSD (%)	B 峰面积 (mV·s)	RSD (%)	SNO 峰面积 (mV·s)	RSD (%)	BNO 峰面积 (mV·s)	RSD (%)
0.5	18258 ± 965	5.28	12764 ± 1088	8.52	17089 ± 827	4.84	9266 ± 324	3.50
7.5	326411 ± 1491	0.46	192061 ± 522	0.27	297563 ± 1224	0.41	165321 ± 908	0.55
15.0	633473 ± 32069	5.06	372977 ± 12609	3.38	540053 ± 33023	6.11	295730 ± 23706	8.02

表 6-3　大鼠血浆中 S、B、SNO 和 BNO 的日间精密度（$n = 5$，$\bar{x} \pm s$）

浓度 (ng/μl)	S 峰面积 (mV·s)	RSD (%)	B 峰面积 (mV·s)	RSD (%)	SNO 峰面积 (mV·s)	RSD (%)	BNO 峰面积 (mV·s)	RSD (%)
0.5	18589 ± 1588	8.54	13974 ± 1255	8.98	18733 ± 1857	9.91	9385 ± 932	9.93
7.5	313503 ± 2032	0.65	185972 ± 2076	1.12	296273 ± 4980	1.68	159725 ± 3630	2.27
15.0	644077 ± 17581	2.73	369126 ± 9670	2.62	538817 ± 14740	2.74	311247 ± 9246	2.97

结果表明，血浆中 S、B、SNO 和 BNO 三种浓度的日内、日间变异系数均小于 10%，说明该分析方法的精密度符合生物样品的要求。

5. 加样回收率

采用空白加样回收法，参照精密度项下，分别精密吸取 B 液（浓度为 2ng/μl）50、750、1500μl，低温挥尽溶媒，加入 1ml 空白血浆溶解残渣，按"血浆样品处理方法"项下，制备成 200μl 甲醇溶液（浓度分别为 0.5、7.5、15.0ng/μl），20μl 进样，按上述色谱条件连续测定 6 次，参照公式（6-1）计算三种浓度的加样回收率，结果见表 6-4。

加样回收率（%）＝［测出标准品量（ng）/加入标准品量（ng）］×100　（6-1）

表 6-4　大鼠血浆中 S、B、SNO 和 BNO 的加样回收率（$n = 6$，$\bar{x} \pm s$）

浓度 (ng/μl)	S 回收率 (%)	RSD (%)	B 回收率 (%)	RSD (%)	SNO 回收率 (%)	RSD (%)	BNO 回收率 (%)	RSD (%)
0.5	71.74 ± 4.77	6.65	75.46 ± 7.24	9.60	86.30 ± 4.39	5.09	85.09 ± 2.91	3.42
7.5	92.17 ± 0.41	0.44	91.42 ± 0.23	0.25	93.30 ± 0.35	0.37	93.04 ± 0.46	0.49
15.0	89.02 ± 4.41	4.96	89.04 ± 2.82	3.16	84.93 ± 4.73	5.57	82.99 ± 5.94	7.16

结果表明，血浆中 S、B、SNO 和 BNO 三种浓度的加样回收率均大于 70%，其相对偏差均小于 10%，说明该提取方法的准确性符合生物样品的要求。

6. 干扰因素考察

精密吸取空白血浆 1ml，按"血浆样品处理方法"项下，制备成 200μl 甲醇溶液，20μl 进样，按上述色谱条件测定。

血浆标准品、样品 I 和 II 中 S、B、SNO、BNO 的保留时间分别在 11.8、8.5、4.0、3.5 min 左右，而空白对照品，在这 4 个时间点附近并无干扰峰出现，说明该提取方法从血浆中提取的是 S、B、SNO 和 BNO 原型物质。

7. 血浆中 S、B、SNO、BNO 的定性和定量分析

取 SD 大鼠 144 只，体重 300g 左右，雌雄各半，随机分为两组：生品马钱子总生物碱组（I）和砂烫炮制品马钱子总生物碱组（II），每组 72 只，禁食不禁水 12h 以上。将大鼠乙醚麻醉，仰位固定，分离左侧颈总动脉，向心方向插入充满肝素钠溶液的聚乙烯管，再暴露左侧股静脉，待大鼠清醒后按 2mg/kg 的剂量分别股静脉注射 I 和 II，于给药后 1min、2min、3min、5min、10min、15min、30min、1h、2h、3h、5h 和 7h 从颈动脉取血 2ml 左右，按"血浆样品处理方法"项下，取上清液 50μl 进样，按上述色谱条件测定，以马钱子中主要成分 S、B、SNO 和 BNO 的结构原型作为检测对象，用 RP-HPLC 法定性、定量分析血浆样品中 4 个化合物的浓度，以采血时间为横坐标，血药浓度为纵坐标，分别绘制 S、B、SNO 和 BNO 的血药浓度-时间曲线，运用药动学软件计算主要药动学参数，列出数学方程式，确定房室模型，明确中药马钱子总生物碱在大鼠体内药物动力学及其主要成分代谢的规律性，比较炮制前后的差异，血药浓度-时间数据见表 6-5、表 6-6 及图 6-1、图 6-2，药动学参数见表 6-7。

表 6-5　静脉注射 2mg/kg 马钱子总生物碱后各成分的浓度-时间表（$n=6$，$\bar{x} \pm s$）

时间	浓度（ng/ml）			
	S	B	SNO	BNO
1min	689.6 ± 63.18	349.7 ± 97.79	270.9 ± 82.60	245.5 ± 68.09
2min	535.0 ± 85.70	185.5 ± 59.94	246.8 ± 41.26	194.8 ± 74.39
3 min	419.0 ± 65.49	120.6 ± 47.07	210.6 ± 57.18	157.4 ± 21.79
5 min	364.3 ± 98.51	103.6 ± 57.30	189.9 ± 45.24	129.0 ± 36.10
10 min	293.3 ± 51.61	83.52 ± 22.86	168.2 ± 45.42	111.8 ± 38.31
15 min	242.9 ± 48.04	69.45 ± 8.183	151.8 ± 39.87	95.31 ± 5.791
30 min	191.4 ± 19.63	64.11 ± 25.10	132.7 ± 68.93	76.56 ± 22.94
1h	138.4 ± 61.83	57.21 ± 4.988	121.1 ± 49.86	64.84 ± 34.37
2h	85.25 ± 28.14	44.85 ± 3.931	107.0 ± 24.53	60.54 ± 11.80
3h	76.77 ± 8.690	39.02 ± 12.09	96.33 ± 56.40	55.60 ± 31.35
5h	68.55 ± 24.08	42.18 ± 14.58	85.61 ± 27.39	44.07 ± 8.246
7h	62.10 ± 21.51	32.00 ± 12.17	75.61 ± 20.06	37.50 ± 14.38

表6-6 静脉注射2mg/kg砂烫炮制品马钱子总生物碱后各成分的浓度-时间表（$n=6$, $\bar{x} \pm s$）

时间	浓度（ng/ml）			
	S	B	SNO	BNO
1min	846.5 ± 200.9	679.8 ± 197.4	616.6 ± 67.95	1155 ± 107.6
2min	665.4 ± 179.5	508.6 ± 118.3	543.2 ± 102.5	788.6 ± 96.82
3 min	561.4 ± 156.5	413.1 ± 64.60	474.7 ± 138.1	657.1 ± 132.1
5 min	489.5 ± 167.1	348.5 ± 58.90	377.2 ± 92.81	520.8 ± 182.2
10 min	406.4 ± 82.10	241.4 ± 17.02	273.1 ± 74.60	304.7 ± 51.34
15 min	372.5 ± 139.1	218.6 ± 71.86	232.4 ± 58.10	276.5 ± 63.75
30 min	270.2 ± 84.09	161.4 ± 50.24	199.1 ± 113.3	231.3 ± 16.98
1h	158.1 ± 38.88	98.04 ± 28.16	165.5 ± 69.46	200.4 ± 42.86
2h	113.8 ± 7.200	49.41 ± 16.84	137.9 ± 25.18	164.2 ± 57.96
3h	91.18 ± 19.72	43.67 ± 25.05	116.3 ± 17.20	151.7 ± 48.76
5h	65.05 ± 7.463	38.39 ± 6.278	103.6 ± 18.92	130.0 ± 21.19
7h	43.03 ± 8.672	24.27 ± 3.793	82.44 ± 8.490	110.8 ± 23.31

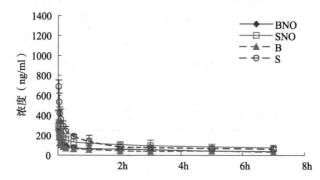

图6-1 静脉注射2mg/kg马钱子总生物碱后各成分的浓度-时间曲线（$n=6$, $\bar{x} \pm s$）

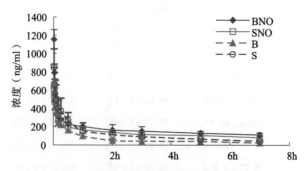

图6-2 静脉注射2mg/kg砂烫炮制品马钱子总生物碱后
各成分的浓度-时间曲线（$n=6$, $\bar{x} \pm s$）

表 6 – 7　静脉注射 2mg/kg 砂烫炮制品马钱子总生物碱后
S、B、SNO、BNO 的药动学参数（$n = 6$，$\bar{x} \pm s$）

参数	浓度（ng/ml）			
	S	B	SNO	BNO
A（ng/ml）	527.6 ± 225.3	379.4 ± 179.1	421.9 ± 166.2	1596 ± 458.7
B（ng/ml）	145.8 ± 40.80	55.39 ± 23.28	225.3 ± 79.64	296.8 ± 154.3
α（min^{-1}）	0.1239 ± 0.0761	0.2676 ± 0.1980	0.1178 ± 0.0303	0.2459 ± 0.0602
β（min^{-1}）	0.0030 ± 0.0009	0.0018 ± 0.0005	0.0025 ± 0.0004	0.0022 ± 0.0010
$t_{1/2\alpha}$（min）	7.991 ± 5.345	4.404 ± 3.294	6.246 ± 1.731	2.984 ± 0.8239
$t_{1/2\beta}$（min）	261.7 ± 125.3	415.8 ± 130.6	285.3 ± 50.41	342.1 ± 141.1
K_{21}（min^{-1}）	0.0275 ± 0.0114	0.0358 ± 0.0253	0.0426 ± 0.0132	0.0390 ± 0.0134
K_{10}（min^{-1}）	0.0126 ± 0.0050	0.0130 ± 0.0043	0.0071 ± 0.0018	0.0131 ± 0.0050
K_{12}（min^{-1}）	0.0868 ± 0.0634	0.2206 ± 0.1740	0.0706 ± 0.0235	0.1959 ± 0.0494
CL（ml/ml）	16.69 ± 3.874	21.15 ± 12.07	1.854 ± 1.761	2.828 ± 1.101
Vc（L/kg）	1.443 ± 0.4961	1.749 ± 1.071	0.2435 ± 0.1600	0.2263 ± 0.0586
Vd（L/kg）	5.769 ± 1.182	12.48 ± 7.000	0.7533 ± 0.6447	1.539 ± 0.6452
AUC [（h·ng）/ml]	57578 ± 25578	35240 ± 15616	93088 ± 22375	177712 ± 120110

　　结果表明，大鼠静脉注射马钱子总生物碱后，S、B、SNO 和 BNO 均符合开放式二房室模型，方程分别为 $C_S = 527.5855e - 0.1239t + 145.7747e - 0.0030t$、$C_B = 379.3501e - 0.2676t + 55.3880e - 0.0018t$、$C_{SNO} = 421.8669e - 0.1178t + 225.2872e - 0.0025t$ 和 $C_{BNO} = 1956.5073e - 0.2459t + 296.7707e - 0.0022t$。血药浓度初期下降较快，$t_{1/2\alpha}$ 一般较短，为数分钟，其后衰减较慢，$t_{1/2\beta}$ 一般较长，为数百分钟不等，表明药物自中央室向周边室分布很快，药物自中央室消除也较快。

（三）讨论

　　任何药物均须及时抵达作用部位，并维持一定浓度和一定时间，才能与受体结合，产生药理效应，从而发挥预期的治疗作用。欲正确合理地使用药物，均须了解药物体内过程的规律。我国卫生部制订的"新药管理办法"中，规定凡报请国家鉴定的新药，都须呈报药物动力学资料。

　　药物的体内过程，是不断变化的动态过程，常需要借助数学的方法来揭示其在体内的动态变化规律性。本实验的研究过程大致如下：首先分别将马钱子生品和砂烫炮制品总生物碱静脉注射给予大鼠，然后经一定的时间采集血浆、组织和尿液样品，采用一定的方法测定体内药量随时间的动态变化，根据所得的血药浓度 – 时间数据绘制出血药浓度 – 时间曲线，再根据该曲线的数学特性建立数学模型，用房室模型的概念模拟药物在体内的动态变化过程，建立微分方程，再用数学的方法解出体内药量随时间而变化的函数方程，进而求得药物动力学参数，给出曲线图，直观地反映出药物在体内的经时过程变化情况，定量地描述体内药物的动态变化规律性，使我们了解到任一时间点体内药量的变化情况。

马钱子为剧毒中药，有效剂量和中毒剂量比较接近，但临床常作治疗一些慢顽症而较长期地给患者服用，因此有必要进一步研究本品中有效即有毒成分的药物动力学，以期只要达到有效血药浓度即能及时停药，保证用药的安全性。

生物碱在碱性环境下用有机溶剂提取，可与亲水性杂质分离，pH 值下降，提取回收率将降低，故本实验参照《中国药典》方法，用氨水碱化溶液，使生物碱发生游离，再用三氯甲烷提取，三氯甲烷具有氢键，可与生物碱的氮键产生定向作用力，使生物碱溶于三氯甲烷，从而将生物碱从血浆中提取出来。运用该提取方法，标准曲线呈良好的线性关系，日内及日间变异系数均小于 10%，加样回收率均大于 70%，与血浆中杂质峰分离清楚，最低检测限可达到 5ng 左右，符合生物样品的检测要求。

士的宁和马钱子碱的 HPLC 定量分析方法近年已报道了多种，较多的是针对原药材和炮制品而建立的，用作测定中药马钱子或其复方制剂中的含量，对生物样品中 S、B、SNO 和 BNO 进行 HPLC 含量分析的方法尚未见报道。本实验建立了同时分离马钱子中四种主要成分 S、B、SNO 和 BNO 的 RP－HPLC 方法，分离效果好，峰尖锐而陡峭，对称度良好，确保了实验结果的准确可靠。

将大鼠静脉注射 2mg/kg 马钱子总生物碱后的血药浓度－时间数据通过计算机程序拟合，发现 S、B、SNO 和 BNO 均符合开放式二房室模型，微分方程分别为 $C_S = 527.5855e - 0.1239t + 145.7747e - 0.0030t$、$C_B = 379.3501e - 0.2676t + 55.3880e - 0.0018t$、$C_{SNO} = 421.8669e - 0.1178t + 225.2872e - 0.0025t$ 和 $C_{BNO} = 1956.5073e - 0.2459t + 296.7707e - 0.0022t$。四者的血药浓度初期均下降较快，$t_{1/2\alpha}$ 一般较短，为数分钟，以 BNO 消除最快，$t_{1/2\alpha}$ 为 2.984min，其次为 B、S 和 SNO；$t_{1/2\beta}$ 一般较长，为数百分钟不等，以 B 衰减最慢，$t_{1/2\beta}$ 为 415.8min，其次 BNO、SNO 和 S。由消除速率常数得知，B 的 K_{12} 最大，为 0.2206min^{-1}，表明 B 自中央室向外周室分布最快，其次为 BNO、S，SNO 最慢；SNO 的 K_{10} 最小，为 0.0071min^{-1}，表明 SNO 自中央室消除最慢，BNO、B 和 S 基本相似；SNO 的 K_{21} 最大，为 0.0426min^{-1}，表明 SNO 自周边室消除最快，其次为 BNO、B 和 S。

由于生品总生物碱中含 S 和 B 相对较多，SNO 和 BNO 所占比例较小，故初始血药浓度以 S 和 B 为最高，而进入分布相后，血浆中的 S 和 B 均下降至分别低于 SNO 和 BNO，但从消除情况来看，S 和 B 在外周室的消除分别慢于 SNO 和 BNO，说明 S 和 B 有可能经过代谢部分地转化为 SNO 和 BNO，从而使血浆中 SNO 和 BNO 的浓度大于 S 和 B。砂烫炮制品总生物碱在体内的代谢与生品相似，因为马钱子经炮制后 S 和 B 分别部分地转化为其氮氧化物，所以其在血浆中的 S 和 B 分别低于生品，SNO 和 BNO 分别高于生品，说明中药马钱子不仅可通过炮制使得毒性降低，其体内代谢亦有此作用，这也为扩大马钱子的在临床上的应用提供了科学的参考依据。

第二节 马钱子生物碱在大鼠体内的组织分布

（一）实验材料

仪器：Waters 510 高效液相色谱仪、Waters 486 紫外检测器（美国 Waters 公司）；江申色谱工作站（大连江申分离科学技术公司）；HYPERSIL BDS C$_{18}$色谱柱（4.6mm×200mm，5μm），柱号：2101154，批号：5/120/4685#（大连依利特科学仪器有限公司）；JA2003 电子天平（上海天平仪器厂）；DY89-1 电动玻璃匀浆机（宁波新芝科器研究所）；微量进样器（瑞士 HAMILTON 公司）；其余同本章第一节。

药品：马钱子生品总生物碱（Ⅰ）、马钱子砂烫炮制品总生物碱（Ⅱ），由本研究室提取制备（总生物碱得率分别为 2.41%、2.22%）。分别精密称取Ⅰ、Ⅱ各 100mg，溶于 100ml 磷酸盐缓冲液（pH 5.8）中，即配成浓度为 1mg/ml 的生品、砂烫品总生物碱溶液。士的宁（S）、马钱子碱（B）（日本和光纯药工业株式会社）；士的宁氮氧化物（SNO）、马钱子碱氮氧化物（BNO）（德国 Carl Roth GmbH 公司）。

试剂：氯化钠注射液（江苏鹏鹞药业有限公司，批号：9907284）；其余同本章第一节。

动物：SD 大鼠，体重 300g 左右，雌雄各半，由南京中医药大学实验动物中心提供，苏动质 97003。

（二）方法与结果

1. 色谱条件

Waters 510 高效液相色谱仪：Waters 486 紫外检测器，江申色谱工作站；固定相：HYPERSIL BDS C$_{18}$色谱柱（4.6mm×200mm，5μm）；流动相：乙腈-水（40∶60，每 1000ml 含磷酸二氢钾 3.4g 及十二烷基硫酸钠 1.7g，临用前配制）；流速：0.8ml/min；检测波长：254nm；柱温：室温。此条件下，色谱中 S、B、SNO 和 BNO 达到基线分离。

2. 组织样品处理方法

取脑、脊髓、心、肝（上叶）、脾、肺、肾、胃、小肠上段 4~5cm、右侧后腿骨骼肌、腹腔脂肪、睾丸、子宫和卵巢组织，用生理盐水洗净，滤纸吸干，称重，加 3 倍量生理盐水在 0℃下制成匀浆，-20℃保存，备用。实验时将组织匀浆于 37℃水浴上融化，精密吸取 1ml 置具塞试管中，加入 100μl 氨水，密闭，轻摇，再加入 5ml 三氯甲烷，密闭，2900r/min 涡旋 3min，超声处理［350W，35 kHz］40 min，静置过夜。收集下层三氯甲烷，于 60℃水浴上用氮气吹干，再用甲醇溶解残渣，并定容至 100μl，12 000r/min 离心 6min，取上清液作为样品。

3. 标准曲线制备

分别精密称取标准品 S 5.07mg、B 5.31mg、SNO 5.29mg 和 BNO 5.21mg，混合后加甲醇溶解，并定容至 500ml（浓度为 10ng/μl）（C 液）。分别精密吸取 C 液 1.0、2.5、5.0、10.0、20.0、40.0、50.0μl，低温挥尽溶媒，加入 1ml 空白组织匀浆溶解残渣，按"组织样品处理方法"项下，制备成 100μl 甲醇溶液作为标准品溶液，20μl 进样，按上述色谱条件测定，以进样量 x（ng）为横坐标，峰面积 y（mV·s）为纵坐标进行回归计算，结果见表6－8～表6－20。

表6－8 大鼠脑中 S、B、SNO、BNO 的标准曲线

给药量（ng）	峰面积（mV·s）			
	S	B	SNO	BNO
2	46413	27289	19325	14291
5	60917	49745	49982	37479
10	110879	62265	68407	49574
20	181460	99570	129603	84230
40	280470	193990	258191	153050
80	542111	360529	488521	290438
100	655589	435921	597004	354076
回归方程	$y = 6110x + 40799$	$y = 3932.6x + 22281$	$y = 5563.6x + 14037$	$y = 3278.6x + 15022$
相关系数	$r = 0.9991$	$r = 0.9995$	$r = 0.9996$	$r = 0.9995$
线性范围（ng）	2.03～101.40	2.12～106.20	2.12～105.80	2.08～104.20

表6－9 大鼠脊髓中 S、B、SNO、BNO 的标准曲线

给药量（ng）	峰面积（mV·s）			
	S	B	SNO	BNO
2	33012	26097	24388	25290
5	54166	43044	40987	31042
10	68630	56617	73543	45980
20	138872	101251	125676	69396
40	285893	179106	239063	132849
80	520103	364486	489602	271221
100	671994	442546	598115	333491
回归方程	$y = 6394.5x + 15184$	$y = 4027.7x + 16264$	$y = 5573.2x + 10856$	$y = 3063.9x + 12684$
相关系数	$r = 0.9992$	$r = 0.9995$	$r = 0.9998$	$r = 0.9991$
线性范围（ng）	2.03～101.40	2.12～106.20	2.12～105.80	2.08～104.20

表6－10 大鼠心脏中 S、B、SNO、BNO 的标准曲线

给药量（ng）	峰面积（mV·s）			
	S	B	SNO	BNO
2	35460	22077	28308	41483
5	84420	32957	55695	50795
10	119521	63896	80394	70477
20	178932	87065	131853	106449
40	363759	189934	252780	163222
80	686487	358046	513066	306076
100	879091	451194	647510	375514
回归方程	$y = 8291.3x + 26709$	$y = 4111.2x + 11869$	$y = 5916x + 14431$	$y = 3254.4x + 34643$
相关系数	$r = 0.9992$	$r = 0.9993$	$r = 0.9995$	$r = 0.9996$
线性范围（ng）	2.03～101.40	2.12～106.20	2.12～105.80	2.08～104.20

表 6-11 大鼠肝（上叶）中 S、B、SNO、BNO 的标准曲线

给药量（ng）	峰面积（mV·s）			
	S	B	SNO	BNO
5	40312	30701	31613	10452
10	76492	43097	75011	21677
20	156104	92638	127147	66791
40	326500	172840	246962	132840
80	640664	352055	497781	270669
回归方程	$y=7942.4x-1647.7$	$y=4071.2x+4233.1$	$y=5797.6x+5551.6$	$y=3352.9x-7819.8$
相关系数	$r=0.9999$	$r=0.9995$	$r=0.9996$	$r=0.9994$
线性范围（ng）	5.07~81.12	5.31~84.96	5.29~84.64	5.21~83.36

表 6-12 大鼠脾中 S、B、SNO、BNO 的标准曲线

给药量（ng）	峰面积（mV·s）			
	S	B	SNO	BNO
5	46571	30893	41446	25464
10	109776	34600	74191	28414
20	213506	82844	123714	77216
40	366193	152970	253368	141411
80	750036	318729	471040	275445
100	910533	395539	602421	346604
回归方程	$y=8909.2x+15493$	$y=3695x+2488.8$	$y=5523x+12687$	$y=3282x+3751$
相关系数	$r=0.9993$	$r=0.9992$	$r=0.9996$	$r=0.9992$
线性范围（ng）	5.07~101.40	5.31~106.20	5.29~105.80	5.21~104.20

表 6-13 大鼠肺中 S、B、SNO、BNO 的标准曲线

给药量（ng）	峰面积（mV·s）			
	S	B	SNO	BNO
5	45479	28791	45074	40153
10	95328	41810	64348	55177
20	155824	86828	128492	79311
40	322595	172917	242969	148608
80	674818	349899	500579	284889
回归方程	$y=8237.1x-116.46$	$y=4080.3x+1718.8$	$y=5787.6x+6472$	$y=3153x+19778$
相关系数	$r=0.9991$	$r=0.9996$	$r=0.9994$	$r=0.9991$
线性范围（ng）	5.07~81.12	5.31~84.96	5.29~84.64	5.21~83.36

表6-14　大鼠肾中S、B、SNO、BNO 的标准曲线

给药量（ng）	峰面积（mV·s）			
	S	B	SNO	BNO
2	43872	26097	35698	14448
5	61206	39368	45542	32793
10	94368	58760	81249	59341
20	152355	94168	126746	79572
40	255644	169000	245497	154862
80	484841	354822	427216	301665
100	595403	439246	546879	371507
回归方程	$y=5528.4x+35287$	$y=3977.7x+13686$	$y=4878.6x+26045$	$y=3442.7x+13179$
相关系数	$r=0.9999$	$r=0.9992$	$r=0.9992$	$r=0.9992$
线性范围（ng）	2.03~101.40	2.12~106.20	2.12~105.80	2.08~104.20

表6-15　大鼠胃中S、B、SNO、BNO 的标准曲线

给药量（ng）	峰面积（mV·s）			
	S	B	SNO	BNO
5	60232	30614	42680	36930
10	131080	52678	63693	48652
20	203575	83420	112119	74140
40	428547	183588	232585	139594
80	862151	363260	477146	265656
回归方程	$y=10483x+7581.3$	$y=4210x+4110.2$	$y=5537.1x+4037.3$	$y=2960.6x+17360$
相关系数	$r=0.9993$	$r=0.9991$	$r=0.9991$	$r=0.9993$
线性范围（ng）	5.07~81.12	5.31~84.96	5.29~84.64	5.21~83.36

表6-16　大鼠小肠上段4~5cm 中S、B、SNO、BNO 的标准曲线

给药量（ng）	峰面积（mV·s）			
	S	B	SNO	BNO
5	30878	24959	26747	25454
10	72639	40901	53955	48297
20	137718	91936	109318	77692
40	327949	192498	237291	145838
80	645760	361025	504563	302243
回归方程	$y=8152.2x-13267$	$y=4278.7x+1400.8$	$y=6054.3x-12194$	$y=3506.4x+6639.8$
相关系数	$r=0.9993$	$r=0.9991$	$r=0.9995$	$r=0.9991$
线性范围（ng）	5.07~81.12	5.31~84.96	5.29~84.64	5.21~83.36

表 6 – 17 大鼠肌肉中 S、B、SNO、BNO 的标准曲线

给药量（ng）	峰面积（mV·s）			
	S	B	SNO	BNO
5	41715	36281	25726	23489
10	90896	53002	64045	35774
20	160402	97549	117424	64133
40	292947	174094	246726	126552
80	561972	356321	477936	253104
回归方程	$y = 6737.7x + 17792$	$y = 4024x + 10973$	$y = 5674.6x + 255.46$	$y = 2960x + 4996.8$
相关系数	$r = 0.9995$	$r = 0.9993$	$r = 0.9996$	$r = 0.9997$
线性范围（ng）	5.07 ~ 81.12	5.31 ~ 84.96	5.29 ~ 84.64	5.21 ~ 83.36

表 6 – 18 大鼠脂肪中 S、B、SNO、BNO 的标准曲线

给药量（ng）	峰面积（mV·s）			
	S	B	SNO	BNO
2	19530	14193	13844	6749
5	80674	25741	23689	16281
10	151696	50881	65470	39799
20	359099	95037	135964	67502
40	604313	176809	291019	150312
80	1314058	356869	537411	324401
100	1655431	442382	707863	389552
回归方程	$y = 16305x - 9160.5$	$y = 4117.9x + 5426.2$	$y = 6627.6x - 3830.1$	$y = 3825.4x - 4259.6$
相关系数	$r = 0.9992$	$r = 0.9999$	$r = 0.9991$	$r = 0.9992$
线性范围（ng）	2.03 ~ 101.40	2.12 ~ 106.20	2.12 ~ 105.80	2.08 ~ 104.20

表 6 – 19 大鼠睾丸中 S、B、SNO、BNO 的标准曲线

给药量（ng）	峰面积（mV·s）			
	S	B	SNO	BNO
5	59499	33485	30761	10556
10	139251	46643	65565	17421
20	347515	91301	137236	60490
40	774311	189368	259931	137214
80	1734215	359207	539407	300713
回归方程	$y = 22176x - 86137$	$y = 4164.1x + 6908.9$	$y = 6373.4x - 2454$	$y = 3783.1x - 16923$
相关系数	$r = 0.9991$	$r = 0.9994$	$r = 0.9997$	$r = 0.9991$
线性范围（ng）	5.07 ~ 81.12	5.31 ~ 84.96	5.29 ~ 84.64	5.21 ~ 83.36

表 6 - 20　大鼠子宫和卵巢中 S、B、SNO、BNO 的标准曲线

给药量（ng）	峰面积（mV·s）			
	S	B	SNO	BNO
5	78896	41118	77050	44644
10	200191	52311	92676	62128
20	321951	104073	157240	87811
40	685827	180465	265986	149424
80	1410233	362613	519129	281746
回归方程	$y = 17358x - 6222.8$	$y = 4070.2x + 14118$	$y = 5628.4x + 37816$	$y = 3023.3x + 27492$
相关系数	$r = 0.9992$	$r = 0.9991$	$r = 0.9991$	$r = 0.9994$
线性范围（ng）	$5.07 \sim 81.12$	$5.31 \sim 84.96$	$5.29 \sim 84.64$	$5.21 \sim 83.36$

结果表明，在 2 ~ 100ng 范围内脑、脊髓、心、肾和脂肪，在 5 ~ 80ng 范围内肝、肺、胃、小肠、肌肉、睾丸、子宫和卵巢，在 5 ~ 100ng 范围内脾组织中的 S、B、SNO、BNO 含量与峰面积均呈良好的线性关系；S、B、SNO、BNO 在脑、脊髓、心、肾、脂肪中的最低检测限分别为 2.03、2.12、2.12、2.08ng，在肝、脾、肺、胃、小肠、肌肉、睾丸、子宫和卵巢中的最低检测限分别为 5.07、5.31、5.29、5.21ng。

4. 日内及日间精密度

分别精密吸取 C 液（浓度为 10ng/μl）2.5、20.0、50.0μl，低温挥尽溶媒，加入 1ml 空白组织匀浆溶解残渣，按"组织样品处理方法"项下，制备成 100μl 甲醇溶液（浓度分别为 0.25、2.00、5.00ng/μl），20μl 进样，按上述色谱条件分别于同一天内连续测定 5 次，计算三种浓度的日内精密度，于不同天测定 1 次（-20℃保存），连续 5 天，计算三种浓度的日间精密度，结果见表 6 - 21 ~ 表 6 - 46。

表 6 - 21　大鼠脑中 S、B、SNO、BNO 的日内精密度（$n = 5$，$\bar{x} \pm s$）

浓度（ng/μl）	S		B		SNO		BNO	
	峰面积（mV·s）	RSD（%）	峰面积（mV·s）	RSD（%）	峰面积（mV·s）	RSD（%）	峰面积（mV·s）	RSD（%）
0.25	68064 ± 1187	1.74	40777 ± 807	1.98	39809 ± 1021	2.56	60886 ± 958	3.10
2.0	269322 ± 8278	3.07	174038 ± 8730	5.02	219424 ± 7915	3.61	134434 ± 5967	4.44
5.0	627587 ± 19802	3.16	393142 ± 22487	5.72	531108 ± 34206	6.44	320444 ± 16914	5.28

表 6 - 22　大鼠脑中 S、B、SNO、BNO 的日间精密度（$n = 5$，$\bar{x} \pm s$）

浓度（ng/μl）	S		B		SNO		BNO	
	峰面积（mV·s）	RSD（%）	峰面积（mV·s）	RSD（%）	峰面积（mV·s）	RSD（%）	峰面积（mV·s）	RSD（%）
0.25	68515 ± 1076	1.57	41917 ± 1835	4.38	39503 ± 1012	2.56	30826 ± 979	3.18
2.0	272074 ± 14927	5.49	172361 ± 10128	5.88	225786 ± 12385	5.48	136809 ± 6917	5.06
5.0	628250 ± 16484	2.62	391976 ± 18176	4.64	534457 ± 26918	5.04	317360 ± 15337	4.83

表 6 – 23 大鼠脊髓中 S、B、SNO、BNO 的日内精密度（$n = 5$，$\bar{x} \pm s$）

浓度	S		B		SNO		BNO	
（ng/μl）	峰面积 （mV·s）	RSD （%）	峰面积 （mV·s）	RSD （%）	峰面积 （mV·s）	RSD （%）	峰面积 （mV·s）	RSD （%）
0.25	44956 ± 1411	3.14	36147 ± 1263	3.50	36678 ± 1138	3.10	26686 ± 769	2.88
2.0	248590 ± 8314	3.34	163568 ± 4587	2.80	217701 ± 14847	6.82	122961 ± 3017	2.45
5.0	601042 ± 21473	3.57	388492 ± 10830	2.79	518684 ± 8756	1.69	290190 ± 8204	2.83

表 6 – 24 大鼠脊髓中 S、B、SNO、BNO 的日间精密度（$n = 5$，$\bar{x} \pm s$）

浓度	S		B		SNO		BNO	
（ng/μl）	峰面积 （mV·s）	RSD （%）	峰面积 （mV·s）	RSD （%）	峰面积 （mV·s）	RSD （%）	峰面积 （mV·s）	RSD （%）
0.25	45279 ± 2545	5.62	36716 ± 1236	3.37	37398 ± 1479	3.95	26475 ± 1490	5.63
2.0	253320 ± 12418	4.90	165990 ± 6326	3.81	216983 ± 9285	4.28	121470 ± 3294	2.71
5.0	615380 ± 25512	4.14	390090 ± 12642	3.24	521039 ± 17235	3.31	293702 ± 12104	4.12

表 6 – 25 大鼠心脏中 S、B、SNO、BNO 的日内精密度（$n = 5$，$\bar{x} \pm s$）

浓度	S		B		SNO		BNO	
（ng/μl）	峰面积 （mV·s）	RSD （%）	峰面积 （mV·s）	RSD （%）	峰面积 （mV·s）	RSD （%）	峰面积 （mV·s）	RSD （%）
0.25	63520 ± 661	1.04	30841 ± 1314	4.26	41784 ± 1135	2.72	49487 ± 689	1.39
2.0	342275 ± 16752	4.89	168858 ± 7516	4.45	230298 ± 14943	6.49	157563 ± 4803	3.05
5.0	832521 ± 29475	3.54	398756 ± 11923	2.99	555732 ± 7209	1.30	330226 ± 8606	2.61

表 6 – 26 大鼠心脏中 S、B、SNO、BNO 的日间精密度（$n = 5$，$\bar{x} \pm s$）

浓度	S		B		SNO		BNO	
（ng/μl）	峰面积 （mV·s）	RSD （%）	峰面积 （mV·s）	RSD （%）	峰面积 （mV·s）	RSD （%）	峰面积 （mV·s）	RSD （%）
0.25	63954 ± 1007	1.57	30719 ± 1669	5.43	42131 ± 1315	3.12	49831 ± 1434	2.88
2.0	341096 ± 20293	5.95	167537 ± 13092	7.81	227198 ± 16543	7.28	158853 ± 9158	5.76
5.0	834366 ± 22186	2.66	395570 ± 18933	4.79	557083 ± 8232	1.48	332829 ± 21573	6.48

表 6 – 27 大鼠肝（上叶）中 S、B、SNO、BNO 的日内精密度（$n = 5$，$\bar{x} \pm s$）

浓度	S		B		SNO		BNO	
（ng/μl）	峰面积 （mV·s）	RSD （%）	峰面积 （mV·s）	RSD （%）	峰面积 （mV·s）	RSD （%）	峰面积 （mV·s）	RSD （%）
0.25	38849 ± 2176	5.60	23438 ± 1665	7.10	32420 ± 1625	5.01	7236 ± 279	3.85
2.0	307057 ± 19021	6.19	156806 ± 11875	7.57	219475 ± 16720	7.62	113030 ± 10476	9.27
4.0	621189 ± 16017	2.58	314773 ± 20410	6.48	431215 ± 16064	3.72	238953 ± 12142	5.08

表 6 – 28　大鼠肝（上叶）中 S、B、SNO、BNO 的日间精密度（$n = 5$, $\bar{x} \pm s$）

浓度 (ng/μl)	S 峰面积 (mV·s)	S RSD (%)	B 峰面积 (mV·s)	B RSD (%)	SNO 峰面积 (mV·s)	SNO RSD (%)	BNO 峰面积 (mV·s)	BNO RSD (%)
0.25	39193 ± 2148	5.48	25053 ± 1313	5.24	33368 ± 2677	8.02	7187 ± 216	3.00
2.0	317266 ± 17625	5.56	158424 ± 10516	6.64	215011 ± 14586	6.78	114048 ± 7408	6.50
4.0	633187 ± 15789	2.49	323086 ± 18714	5.79	425256 ± 19510	4.59	236083 ± 7908	3.35

表 6 – 29　大鼠脾中 S、B、SNO、BNO 的日内精密度（$n = 5$, $\bar{x} \pm s$）

浓度 (ng/μl)	S 峰面积 (mV·s)	S RSD (%)	B 峰面积 (mV·s)	B RSD (%)	SNO 峰面积 (mV·s)	SNO RSD (%)	BNO 峰面积 (mV·s)	BNO RSD (%)
0.25	55180 ± 1868	3.38	21061 ± 1034	4.91	38348 ± 1255	3.27	18888 ± 895	4.74
2.0	333929 ± 20767	6.22	147586 ± 6437	4.36	228653 ± 14744	6.45	133426 ± 7128	5.34
5.0	878419 ± 19353	2.20	363392 ± 16530	4.55	568019 ± 20020	3.52	322050 ± 19660	6.10

表 6 – 30　大鼠脾中 S、B、SNO、BNO 的日间精密度（$n = 5$, $\bar{x} \pm s$）

浓度 (ng/μl)	S 峰面积 (mV·s)	S RSD (%)	B 峰面积 (mV·s)	B RSD (%)	SNO 峰面积 (mV·s)	SNO RSD (%)	BNO 峰面积 (mV·s)	BNO RSD (%)
0.25	56993 ± 1566	2.75	20924 ± 1251	5.98	38026 ± 1565	4.12	19292 ± 796	4.13
2.0	353438 ± 18147	5.13	146001 ± 8693	5.95	216704 ± 8527	3.93	134087 ± 10518	7.84
5.0	857046 ± 22700	2.65	357687 ± 11461	3.20	569953 ± 23886	4.19	332630 ± 12219	3.67

表 6 – 31　大鼠肺中 S、B、SNO、BNO 的日内精密度（$n = 5$, $\bar{x} \pm s$）

浓度 (ng/μl)	S 峰面积 (mV·s)	S RSD (%)	B 峰面积 (mV·s)	B RSD (%)	SNO 峰面积 (mV·s)	SNO RSD (%)	BNO 峰面积 (mV·s)	BNO RSD (%)
0.25	36992 ± 1803	4.87	21922 ± 1172	5.34	33361 ± 2117	6.35	34289 ± 1161	3.38
2.0	319714 ± 12526	3.92	167103 ± 6743	4.04	236191 ± 9227	3.91	139867 ± 5442	3.89
4.0	632321 ± 17407	2.75	341142 ± 13178	3.86	478084 ± 20608	4.31	269127 ± 17726	6.59

表 6 – 32　大鼠肺中 S、B、SNO、BNO 的日间精密度（$n = 5$, $\bar{x} \pm s$）

浓度 (ng/μl)	S 峰面积 (mV·s)	S RSD (%)	B 峰面积 (mV·s)	B RSD (%)	SNO 峰面积 (mV·s)	SNO RSD (%)	BNO 峰面积 (mV·s)	BNO RSD (%)
0.25	37240 ± 1562	4.20	22153 ± 1517	6.85	34389 ± 1078	3.13	34714 ± 1496	4.31
2.0	317953 ± 18077	5.68	164101 ± 7147	4.36	227061 ± 8587	3.78	139585 ± 6237	4.47
4.0	634071 ± 15472	2.44	335248 ± 14547	4.34	473159 ± 15220	3.22	248894 ± 12464	5.01

表 6 – 33　大鼠肾中 S、B、SNO、BNO 的日内精密度（$n = 5$，$\bar{x} \pm s$）

浓度 (ng/μl)	S 峰面积 (mV·s)	S RSD (%)	B 峰面积 (mV·s)	B RSD (%)	SNO 峰面积 (mV·s)	SNO RSD (%)	BNO 峰面积 (mV·s)	BNO RSD (%)
0.25	62132 ± 1255	2.02	32133 ± 1442	4.49	48262 ± 1210	2.51	29106 ± 1189	4.08
2.0	239968 ± 10589	4.41	160163 ± 9202	5.74	221170 ± 15040	6.80	137730 ± 5909	4.29
5.0	553806 ± 16386	2.96	399274 ± 17824	4.46	507753 ± 12520	2.46	331587 ± 23633	7.13

表 6 – 34　大鼠肾中 S、B、SNO、BNO 的日间精密度（$n = 5$，$\bar{x} \pm s$）

浓度 (ng/μl)	S 峰面积 (mV·s)	S RSD (%)	B 峰面积 (mV·s)	B RSD (%)	SNO 峰面积 (mV·s)	SNO RSD (%)	BNO 峰面积 (mV·s)	BNO RSD (%)
0.25	61291 ± 2015	3.29	32383 ± 1696	5.24	48263 ± 1470	3.04	28866 ± 1407	4.88
2.0	232846 ± 18581	7.98	160832 ± 10332	6.42	219102 ± 10177	4.64	135238 ± 10522	7.78
5.0	555111 ± 14105	2.54	399484 ± 22732	5.69	510214 ± 19290	3.78	330323 ± 19033	5.76

表 6 – 35　大鼠胃中 S、B、SNO、BNO 的日内精密度（$n = 5$，$\bar{x} \pm s$）

浓度 (ng/μl)	S 峰面积 (mV·s)	S RSD (%)	B 峰面积 (mV·s)	B RSD (%)	SNO 峰面积 (mV·s)	SNO RSD (%)	BNO 峰面积 (mV·s)	BNO RSD (%)
0.25	55093 ± 3654	6.63	25451 ± 1306	5.13	29408 ± 1292	4.40	31040 ± 1024	3.30
2.0	408155 ± 15158	3.71	163977 ± 9645	5.88	212167 ± 20281	9.56	131792 ± 6224	4.72
4.0	789395 ± 27606	3.50	356104 ± 26557	7.46	443025 ± 37328	8.42	240773 ± 17596	7.31

表 6 – 36　大鼠胃中 S、B、SNO、BNO 的日间精密度（$n = 5$，$\bar{x} \pm s$）

浓度 (ng/μl)	S 峰面积 (mV·s)	S RSD (%)	B 峰面积 (mV·s)	B RSD (%)	SNO 峰面积 (mV·s)	SNO RSD (%)	BNO 峰面积 (mV·s)	BNO RSD (%)
0.25	57123 ± 2594	4.54	24828 ± 1125	4.53	30180 ± 2050	6.79	30485 ± 2457	8.06
2.0	407606 ± 17337	4.25	165305 ± 9339	5.65	209726 ± 16198	7.72	125401 ± 6662	5.31
4.0	790257 ± 10644	1.35	349794 ± 13154	3.76	438440 ± 39070	8.91	233722 ± 12284	5.26

表 6 – 37　大鼠小肠上段 4～5cm 中 S、B、SNO、BNO 的日内精密度（$n = 5$，$\bar{x} \pm s$）

浓度 (ng/μl)	S 峰面积 (mV·s)	S RSD (%)	B 峰面积 (mV·s)	B RSD (%)	SNO 峰面积 (mV·s)	SNO RSD (%)	BNO 峰面积 (mV·s)	BNO RSD (%)
0.25	22188 ± 1652	7.44	20751 ± 1248	6.01	15677 ± 1685	10.75	22631 ± 1120	4.95
2.0	276471 ± 21356	7.72	162059 ± 11457	7.07	227013 ± 11643	5.13	137064 ± 6998	5.10
4.0	637814 ± 8807	1.38	363158 ± 15387	4.24	445547 ± 35816	8.04	264776 ± 14308	5.40

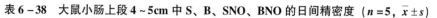

表 6-38　大鼠小肠上段 4~5cm 中 S、B、SNO、BNO 的日间精密度（$n=5$, $\bar{x}\pm s$）

浓度 （ng/μl）	S		B		SNO		BNO	
	峰面积 （mV·s）	RSD （%）	峰面积 （mV·s）	RSD （%）	峰面积 （mV·s）	RSD （%）	峰面积 （mV·s）	RSD （%）
0.25	22059±1124	5.09	21240±1158	5.45	15113±1264	8.36	23055±1060	4.60
2.0	270835±16183	5.98	161880±12494	7.72	225814±17527	7.76	133278±5697	4.27
4.0	617521±13090	2.12	333530±21175	6.35	435272±25462	5.85	261779±17267	6.60

表 6-39　大鼠肌肉中 S、B、SNO、BNO 的日内精密度（$n=5$, $\bar{x}\pm s$）

浓度 （ng/μl）	S		B		SNO		BNO	
	峰面积 （mV·s）	RSD （%）	峰面积 （mV·s）	RSD （%）	峰面积 （mV·s）	RSD （%）	峰面积 （mV·s）	RSD （%）
0.25	48003±2153	4.48	29742±1383	4.65	26213±910	3.47	18552±791	4.26
2.0	252986±18624	7.36	164249±11598	7.06	226168±15143	6.70	113726±7468	6.57
4.0	529952±28271	5.33	331166±15926	4.81	456592±24277	5.32	237090±13689	5.77

表 6-40　大鼠肌肉中 S、B、SNO、BNO 的日间精密度（$n=5$, $\bar{x}\pm s$）

浓度 （ng/μl）	S		B		SNO		BNO	
	峰面积 （mV·s）	RSD （%）	峰面积 （mV·s）	RSD （%）	峰面积 （mV·s）	RSD （%）	峰面积 （mV·s）	RSD （%）
0.25	48391±2169	4.48	29162±1816	6.23	25794±980	3.80	18608±834	4.48
2.0	254065±8158	3.21	165096±9711	5.88	226750±14560	6.42	115171±9628	8.36
4.0	518880±17478	3.37	331348±17414	5.26	456540±24812	5.43	231171±12356	5.34

表 6-41　大鼠脂肪中 S、B、SNO、BNO 的日内精密度（$n=5$, $\bar{x}\pm s$）

浓度 （ng/μl）	S		B		SNO		BNO	
	峰面积 （mV·s）	RSD （%）	峰面积 （mV·s）	RSD （%）	峰面积 （mV·s）	RSD （%）	峰面积 （mV·s）	RSD （%）
0.25	13578±1427	10.51	27478±1728	6.29	25808±1048	4.06	66658±3499	5.25
2.0	147533±5652	3.83	261058±9798	3.75	165147±11638	7.05	612796±26074	4.25
5.0	349770±18941	5.42	609790±32470	5.32	414485±16538	3.99	1432634±69523	4.85

表 6-42　大鼠脂肪中 S、B、SNO、BNO 的日间精密度（$n=5$, $\bar{x}\pm s$）

浓度 （ng/μl）	S		B		SNO		BNO	
	峰面积 （mV·s）	RSD （%）	峰面积 （mV·s）	RSD （%）	峰面积 （mV·s）	RSD （%）	峰面积 （mV·s）	RSD （%）
0.25	12981±572	4.40	26609±2085	7.83	25658±1029	4.01	65142±1968	3.02
2.0	144459±8329	5.76	253328±9476	3.74	164852±11300	6.85	613569±27623	4.50
5.0	350331±17016	4.86	612327±18759	3.06	409988±10387	2.53	1437273±09309	7.60

表 6-43　大鼠睾丸中 S、B、SNO、BNO 的日内精密度（$n = 5$, $\bar{x} \pm s$）

浓度 (ng/μl)	S		B		SNO		BNO	
	峰面积 (mV·s)	RSD (%)	峰面积 (mV·s)	RSD (%)	峰面积 (mV·s)	RSD (%)	峰面积 (mV·s)	RSD (%)
0.25	1053 ± 74	7.03	27436 ± 1973	7.19	27753 ± 1588	5.72	19954 ± 1109	5.56
2.0	130757 ± 9233	7.06	233085 ± 17171	7.36	165734 ± 10180	6.14	735309 ± 26686	3.63
4.0	258352 ± 17665	6.84	498600 ± 33778	6.77	325119 ± 19624	6.04	1472481 ± 20998	8.22

表 6-44　大鼠睾丸中 S、B、SNO、BNO 的日间精密度（$n = 5$, $\bar{x} \pm s$）

浓度 (ng/μl)	S		B		SNO		BNO	
	峰面积 (mV·s)	RSD (%)	峰面积 (mV·s)	RSD (%)	峰面积 (mV·s)	RSD (%)	峰面积 (mV·s)	RSD (%)
0.25	17249 ± 1270	7.36	27676 ± 1820	6.58	27065 ± 1339	4.95	1038 ± 62	5.94
2.0	729209 ± 18173	2.49	161882 ± 8867	5.48	232844 ± 16393	7.04	126551 ± 9907	7.83
4.0	1454371 ± 89360	6.14	325070 ± 14198	4.37	489747 ± 22034	4.50	256607 ± 5736	2.24

表 6-45　大鼠子宫和卵巢中 S、B、SNO、BNO 的日内精密度（$n = 5$, $\bar{x} \pm s$）

浓度 (ng/μl)	S		B		SNO		BNO	
	峰面积 (mV·s)	RSD (%)	峰面积 (mV·s)	RSD (%)	峰面积 (mV·s)	RSD (%)	峰面积 (mV·s)	RSD (%)
0.25	40920 ± 1130	2.76	64071 ± 1913	2.99	33167 ± 1435	4.33	75782 ± 3260	4.30
2.0	139563 ± 7283	5.22	254935 ± 18734	7.35	177947 ± 11576	6.50	660196 ± 21866	3.31
4.0	251848 ± 12773	5.07	478532 ± 14764	3.08	342062 ± 14328	4.19	1339104 ± 82945	6.19

表 6-46　大鼠子宫和卵巢中 S、B、SNO、BNO 的日间精密度（$n = 5$, $\bar{x} \pm s$）

浓度 (ng/μl)	S		B		SNO		BNO	
	峰面积 (mV·s)	RSD (%)	峰面积 (mV·s)	RSD (%)	峰面积 (mV·s)	RSD (%)	峰面积 (mV·s)	RSD (%)
0.25	74141 ± 2020	2.72	33123 ± 1262	3.81	63558 ± 1731	2.72	41118 ± 1316	3.20
2.0	651113 ± 15056	2.31	180299 ± 13685	7.59	260042 ± 10985	4.22	139036 ± 6648	4.78
4.0	1338447 ± 92256	6.89	338869 ± 12061	3.56	475911 ± 16564	3.48	245921 ± 14234	5.79

结果表明，各组织中 S、B、SNO 和 BNO 三种浓度的日内、日间变异系数除极个别在 LOQ 附近略大于 10% 外，其余均小于 10%，说明该分析方法的精密度符合要求。

5. 加样回收率

采用空白加样回收法，参照精密度项下，分别精密吸取 C 液（10ng/μl）2.5、20.0、50.0μl，低温挥尽溶媒，加入 1ml 空白组织匀浆溶解残渣，按"组织样品处理方法"项下，制备成 100μl 甲醇溶液（浓度分别为 0.25、2.00、5.00ng/μl），20μl 进样，按上述色谱条件连续测定 5 次，参照公式（6-1）计算三种浓度的加样回收率，结果见表 6-47 ~ 表 6-59。

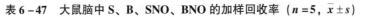

表 6－47　大鼠脑中 S、B、SNO、BNO 的加样回收率（$n = 5$，$\bar{x} \pm s$）

浓度 (ng/μl)	S		B		SNO		BNO	
	回收率 (%)	RSD (%)	回收率 (%)	RSD (%)	回收率 (%)	RSD (%)	回收率 (%)	RSD (%)
0.25	88.01 ± 3.83	4.35	88.57 ± 3.86	4.36	87.56 ± 3.47	3.96	92.87 ± 5.60	6.04
2.00	92.21 ± 3.34	3.62	90.84 ± 5.22	5.75	87.23 ± 3.36	3.85	87.38 ± 4.37	5.00
5.00	94.71 ± 3.20	3.37	88.80 ± 5.38	6.06	87.84 ± 5.81	6.62	89.40 ± 4.95	5.54

表 6－48　大鼠脊髓中 S、B、SNO、BNO 的加样回收率（$n = 5$，$\bar{x} \pm s$）

浓度 (ng/μl)	S		B		SNO		BNO	
	回收率 (%)	RSD (%)	回收率 (%)	RSD (%)	回收率 (%)	RSD (%)	回收率 (%)	RSD (%)
0.25	91.83 ± 4.35	4.74	92.96 ± 5.91	6.35	87.58 ± 3.86	4.41	87.71 ± 4.82	5.49
2.00	89.99 ± 3.20	3.56	86.09 ± 2.68	3.11	87.70 ± 6.30	7.18	86.35 ± 2.36	2.74
5.00	90.35 ± 3.31	3.66	87.02 ± 2.53	2.91	86.12 ± 1.48	1.72	86.92 ± 2.57	2.96

表 6－49　大鼠心脏中 S、B、SNO、BNO 的加样回收率（$n = 5$，$\bar{x} \pm s$）

浓度 (ng/μl)	S		B		SNO		BNO	
	回收率 (%)	RSD (%)	回收率 (%)	RSD (%)	回收率 (%)	RSD (%)	回收率 (%)	RSD (%)
0.25	87.57 ± 1.57	1.79	86.91 ± 6.02	6.93	87.40 ± 3.63	4.15	87.55 ± 4.06	4.64
2.00	93.84 ± 4.98	5.31	89.89 ± 4.30	4.79	86.22 ± 5.97	6.92	90.62 ± 3.54	3.91
5.00	95.84 ± 3.50	3.66	88.61 ± 2.73	3.08	86.48 ± 1.15	1.33	87.16 ± 2.54	2.91

表 6－50　大鼠肝（上叶）中 S、B、SNO、BNO 的加样回收率（$n = 5$，$\bar{x} \pm s$）

浓度 (ng/μl)	S		B		SNO		BNO	
	回收率 (%)	RSD (%)	回收率 (%)	RSD (%)	回收率 (%)	RSD (%)	回收率 (%)	RSD (%)
0.25	86.04 ± 5.18	6.02	88.84 ± 7.70	8.67	87.60 ± 5.30	6.05	86.19 ± 1.60	1.85
2.00	90.51 ± 5.66	6.25	88.22 ± 6.87	7.78	87.19 ± 6.81	7.82	86.48 ± 7.50	8.67
5.00	91.96 ± 2.38	2.59	89.78 ± 5.90	6.57	86.74 ± 3.27	3.77	88.29 ± 4.34	4.92

表 6－51　大鼠脾中 S、B、SNO、BNO 的加样回收率（$n = 5$，$\bar{x} \pm s$）

浓度 (ng/μl)	S		B		SNO		BNO	
	回收率 (%)	RSD (%)	回收率 (%)	RSD (%)	回收率 (%)	RSD (%)	回收率 (%)	RSD (%)
0.25	87.86 ± 4.14	4.71	94.66 ± 5.27	5.56	87.83 ± 4.30	4.89	88.52 ± 5.24	5.91
2.00	88.12 ± 5.75	6.52	92.44 ± 4.10	4.44	92.40 ± 6.31	6.83	94.80 ± 5.21	5.50
5.00	95.52 ± 2.14	2.24	91.97 ± 4.21	4.58	95.04 ± 3.43	3.60	93.07 ± 5.75	6.18

表 6 – 52　大鼠肺中 S、B、SNO、BNO 的加样回收率 （$n=5$，$\bar{x}\pm s$）

浓度 （ng/μl）	S		B		SNO		BNO	
	回收率 （%）	RSD （%）	回收率 （%）	RSD （%）	回收率 （%）	RSD （%）	回收率 （%）	RSD （%）
0.25	88.86 ± 4.32	4.86	93.25 ± 5.41	5.80	87.83 ± 6.92	7.87	88.34 ± 7.07	8.00
2.00	95.73 ± 3.75	3.92	95.42 ± 3.89	4.08	93.79 ± 3.77	4.02	91.38 ± 4.14	4.53
5.00	94.65 ± 2.60	2.75	97.91 ± 3.80	3.88	96.27 ± 4.21	4.37	94.87 ± 6.74	7.11

表 6 – 53　大鼠肾中 S、B、SNO、BNO 的加样回收率 （$n=5$，$\bar{x}\pm s$）

浓度 （ng/μl）	S		B		SNO		BNO	
	回收率 （%）	RSD （%）	回收率 （%）	RSD （%）	回收率 （%）	RSD （%）	回收率 （%）	RSD （%）
0.25	95.78 ± 4.48	4.67	87.34 ± 6.83	7.82	86.09 ± 4.69	5.45	88.80 ± 6.63	7.46
2.00	91.28 ± 4.72	5.17	86.69 ± 5.45	6.28	94.51 ± 7.28	7.71	86.80 ± 4.12	4.74
5.00	92.50 ± 2.92	3.16	91.28 ± 4.22	4.62	93.33 ± 2.42	2.60	88.76 ± 6.59	7.42

表 6 – 54　大鼠胃中 S、B、SNO、BNO 的加样回收率 （$n=5$，$\bar{x}\pm s$）

浓度 （ng/μl）	S		B		SNO		BNO	
	回收率 （%）	RSD （%）	回收率 （%）	RSD （%）	回收率 （%）	RSD （%）	回收率 （%）	RSD （%）
0.25	89.39 ± 6.88	7.69	95.46 ± 5.84	6.12	86.61 ± 4.41	5.09	88.69 ± 6.64	7.49
2.00	94.21 ± 3.56	3.78	89.39 ± 5.39	6.03	88.82 ± 8.65	9.74	92.73 ± 5.04	5.44
5.00	91.94 ± 3.25	3.53	98.41 ± 7.42	7.54	93.67 ± 7.96	8.50	90.52 ± 7.13	7.88

表 6 – 55　大鼠小肠上段 4 ~ 5cm 中 S、B、SNO、BNO 的加样回收率 （$n=5$，$\bar{x}\pm s$）

浓度 （ng/μl）	S		B		SNO		BNO	
	回收率 （%）	RSD （%）	回收率 （%）	RSD （%）	回收率 （%）	RSD （%）	回收率 （%）	RSD （%）
0.25	85.78 ± 4.00	4.66	85.17 ± 5.49	6.45	87.02 ± 5.26	6.04	87.54 ± 6.13	7.00
2.00	87.62 ± 6.46	7.37	88.39 ± 6.30	7.13	93.36 ± 4.54	4.87	89.24 ± 4.49	5.36
5.00	98.45 ± 1.33	1.35	99.52 ± 4.23	4.25	89.33 ± 6.99	7.82	88.31 ± 4.90	5.54

表 6 – 56　大鼠肌肉中 S、B、SNO、BNO 的加样回收率 （$n=5$，$\bar{x}\pm s$）

浓度 （ng/μl）	S		B		SNO		BNO	
	回收率 （%）	RSD （%）	回收率 （%）	RSD （%）	回收率 （%）	RSD （%）	回收率 （%）	RSD （%）
0.25	88.44 ± 6.30	7.13	87.84 ± 6.47	7.37	86.47 ± 3.03	3.50	87.90 ± 5.13	5.83
2.00	86.06 ± 6.82	7.92	89.67 ± 6.78	7.57	94.07 ± 6.30	6.70	88.13 ± 6.05	6.87
5.00	93.70 ± 5.17	5.52	93.66 ± 4.66	4.97	95.01 ± 5.05	5.32	94.06 ± 5.55	5.90

表 6-57　大鼠脂肪中 S、B、SNO、BNO 的加样回收率（$n=5$, $\bar{x}\pm s$）

浓度 （ng/μl）	S		B		SNO		BNO	
	回收率 （%）	RSD （%）	回收率 （%）	RSD （%）	回收率 （%）	RSD （%）	回收率 （%）	RSD （%）
0.25	91.72±4.23	4.62	93.21±4.79	5.14	89.30±4.93	5.52	89.50±7.16	8.00
2.00	94.05±3.94	4.19	91.31±6.65	7.29	94.44±3.49	3.70	95.20±3.54	3.72
5.00	87.20±4.20	4.82	93.54±3.78	4.04	87.51±4.63	5.29	88.82±4.75	5.35

表 6-58　大鼠睾丸中 S、B、SNO、BNO 的加样回收率（$n=5$, $\bar{x}\pm s$）

浓度 （ng/μl）	S		B		SNO		BNO	
	回收率 （%）	RSD （%）	回收率 （%）	RSD （%）	回收率 （%）	RSD （%）	回收率 （%）	RSD （%）
0.25	92.94±3.99	4.30	94.27±7.18	7.62	88.65±5.85	6.60	91.20±0.38	0.41
2.00	91.33±2.97	3.25	89.79±5.76	6.41	87.33±6.37	7.29	93.66±5.86	6.25
5.00	86.64±6.73	7.76	89.94±5.55	6.17	92.88±6.26	6.74	87.29±5.60	6.42

表 6-59　大鼠子宫和卵巢中 S、B、SNO、BNO 的加样回收率（$n=5$, $\bar{x}\pm s$）

浓度 （ng/μl）	S		B		SNO		BNO	
	回收率 （%）	RSD （%）	回收率 （%）	RSD （%）	回收率 （%）	RSD （%）	回收率 （%）	RSD （%）
0.25	93.18±3.70	3.97	88.14±6.64	7.53	88.18±6.43	7.29	85.25±7.18	8.42
2.00	94.66±3.10	3.28	94.75±6.70	7.07	91.15±7.86	8.63	88.94±5.78	6.50
5.00	95.54±5.89	6.16	94.84±4.14	4.37	92.51±3.10	3.35	89.02±5.07	5.69

　　结果表明，各组织中 S、B、SNO、BNO 三种浓度的加样回收率均大于 70%，其相对偏差均小于 10%，说明该提取方法的准确性符合要求。

6. 干扰因素考察

　　精密吸取空白组织匀浆 1ml，按"组织样品处理方法"项下，制备成 100μl 甲醇溶液，20μl 进样，按上述色谱条件测定。

　　各组织标准品和样品中 S、B、SNO、BNO 的保留时间分别在 18.5、13.5、6.5、5.5min 左右，而空白对照品，在这 4 个时间点附近并无干扰峰出现，说明该提取方法从各组织中提取的是 S、B、SNO、BNO 原型物质。

7. 组织中 S、B、SNO、BNO 的定性和定量分析

　　取 SD 大鼠 30 只，体重 300g 左右，雌雄各半，禁食不禁水 12h 以上。将大鼠乙醚麻醉，仰位固定，暴露左侧股静脉，待大鼠清醒后按 2mg/kg 的剂量注射 Ⅰ，于给药后 5、30、60、120、180min 颈动脉放血处死，迅速取出脑、脊髓、心、肝（上叶）、脾、肺、肾、胃、小肠上部 4~5cm、右侧后腿骨骼肌、腹腔脂肪、睾丸、子宫和卵巢组织，按"组织样品处理方法"项下，取上清液 20μl 进样，按上述色谱条件测定，以马钱子中主要成分 S、B、SNO、BNO 的结构原型作为检测对象，用 RP-HPLC 法定性、定量分析各组织样品中 4 个化合物的含量，以采样时间为横坐标，组织含量为纵坐标，绘制 S、B、SNO 和 BNO 的组织含量-时间图，明确总生物碱在体内各组织中的分布，结果见表 6 – 60 ~ 表 6 – 72。

表 6 – 60　静脉注射 2mg/kg 马钱子总生物碱后脑中各成分的浓度 – 时间表（$n=6$，$\bar{x} \pm s$）

时间 （min）	浓度（ng/g）			
	S	B	SNO	BNO
5	304.4 ± 15.36	270.5 ± 40.10	86.56 ± 2.788	123.2 ± 9.240
30	1562 ± 270.4	1337 ± 324.0	153.0 ± 4.108	224.4 ± 4.227
60	838.2 ± 132.7	818.3 ± 143.0	893.2 ± 34.21	938.2 ± 51.64
120	548.3 ± 37.41	340.2 ± 37.60	758.1 ± 135.2	792.4 ± 68.85
180	249.8 ± 29.34	173.5 ± 72.24	602.3 ± 42.00	609.6 ± 42.62

表 6 – 61　静脉注射 2mg/kg 马钱子总生物碱后脊髓中各成分的浓度 – 时间表（$n=6$，$\bar{x} \pm s$）

时间 （min）	浓度（ng/g）			
	S	B	SNO	BNO
5	190.1 ± 36.95	81.42 ± 23.33	186.5 ± 18.83	311.2 ± 7.369
30	479.2 ± 63.52	399.3 ± 20.82	243.4 ± 21.66	502.5 ± 49.48
60	280.4 ± 25.57	275.1 ± 24.18	376.0 ± 40.47	731.2 ± 65.66
120	161.2 ± 26.83	214.5 ± 21.80	226.8 ± 31.68	600.2 ± 114.3
180	128.9 ± 38.64	138.4 ± 23.13	168.0 ± 9.505	391.0 ± 144.0

表 6 – 62　静脉注射 2mg/kg 马钱子总生物碱后心脏中各成分的浓度 – 时间表（$n=6$，$\bar{x} \pm s$）

时间 （min）	浓度（ng/g）			
	S	B	SNO	BNO
5	188.5 ± 28.06	262.2 ± 24.53	20.79 ± 9.523	24.47 ± 8.837
30	902.9 ± 77.25	304.3 ± 23.12	77.28 ± 9.022	342.6 ± 47.61
60	574.0 ± 58.66	770.6 ± 144.4	254.0 ± 61.23	556.5 ± 21.84
120	302.2 ± 36.50	406.3 ± 81.60	150.7 ± 9.288	280.0 ± 20.64
180	113.5 ± 8.229	195.3 ± 10.94	68.31 ± 12.62	129.1 ± 9.468

表 6 – 63　静脉注射 2mg/kg 马钱子总生物碱后肝（上叶）中各成分的浓度 – 时间表（$n=6$，$\bar{x} \pm s$）

时间 （min）	浓度（ng/g）			
	S	B	SNO	BNO
5	413.8 ± 77.72	255.0 ± 9.756	122.8 ± 13.07	142.5 ± 7.869
30	838.0 ± 162.0	419.6 ± 73.03	202.3 ± 12.25	384.5 ± 28.03
60	60.3 ± 11.23	219.0 ± 49.11	136.9 ± 18.02	267.2 ± 22.13
120	120.7 ± 12.64	201.4 ± 41.04	114.4 ± 33.74	237.1 ± 23.31
180	180.5 ± 9.73	175.0 ± 13.83	101.6 ± 10.40	167.3 ± 34.34

表 6 – 64　静脉注射 2mg/kg 马钱子总生物碱后脾中各成分的浓度 – 时间表（$n = 6$，$\bar{x} \pm s$）

时间 （min）	浓度（ng/g）			
	S	B	SNO	BNO
5	547. 5 ± 74. 11	450. 8 ± 83. 74	114. 2 ± 11. 77	108. 2 ± 12. 50
30	2184 ± 80. 77	1983 ± 139. 0	505. 8 ± 68. 94	466. 1 ± 84. 10
60	1954 ± 210. 3	1341 ± 158. 8	989. 5 ± 113. 4	976. 6 ± 223. 8
120	1390 ± 114. 4	974. 9 ± 120. 9	450. 0 ± 61. 06	631. 6 ± 119. 0
180	998. 5 ± 89. 89	587. 8 ± 111. 9	309. 5 ± 61. 74	366. 6 ± 18. 08

表 6 – 65　静脉注射 2mg/kg 马钱子总生物碱后肺中各成分的浓度 – 时间表（$n = 6$，$\bar{x} \pm s$）

时间 （min）	浓度（ng/g）			
	S	B	SNO	BNO
5	605. 0 ± 59. 11	769. 2 ± 90. 94	57. 23 ± 7. 763	73. 79 ± 13. 60
30	1584 ± 111. 0	1205 ± 155. 6	300. 9 ± 75. 92	345. 9 ± 16. 57
60	486. 3 ± 58. 92	332. 6 ± 23. 18	32. 25 ± 6. 641	155. 5 ± 23. 17
120	416. 9 ± 74. 33	195. 3 ± 17. 42	——	——
180	185. 7 ± 24. 48	153. 9 ± 11. 52	——	——

表 6 – 66　静脉注射 2mg/kg 马钱子总生物碱后肾中各成分的浓度 – 时间表（$n = 6$，$\bar{x} \pm s$）

时间 （min）	浓度（ng/g）			
	S	B	SNO	BNO
5	2003 ± 113. 4	1268 ± 132. 3	378. 7 ± 84. 66	300. 2 ± 23. 62
30	1016 ± 68. 46	287. 6 ± 21. 38	162. 3 ± 7. 071	757. 1 ± 121. 0
60	598. 4 ± 71. 63	211. 6 ± 27. 28	60. 21 ± 11. 58	197. 6 ± 22. 50
120	195. 1 ± 27. 05	124. 1 ± 11. 23	——	79. 11 ± 21. 36
180	91. 87 ± 11. 05	29. 34 ± 6. 274	——	28. 97 ± 8. 540

表 6 – 67　静脉注射 2mg/kg 马钱子总生物碱后胃中各成分的浓度 – 时间表（$n = 6$，$\bar{x} \pm s$）

时间 （min）	浓度（ng/g）			
	S	B	SNO	BNO
5	203. 3 ± 42. 52	324. 7 ± 13. 48	118. 6 ± 7. 118	108. 0 ± 14. 10
30	184. 8 ± 39. 34	429. 2 ± 67. 16	43. 53 ± 10. 46	37. 18 ± 12. 71
60	103. 0 ± 7. 493	141. 0 ± 16. 27	——	——
120	60. 45 ± 7. 102	79. 80 ± 6. 221	——	——
180	20. 72 ± 3. 092	39. 08 ± 8. 866	——	——

表 6 – 68　静脉注射 2mg/kg 马钱子总生物碱后小肠上段 4 ~ 5cm 中
各成分的浓度 – 时间表（$n = 6$，$\bar{x} \pm s$）

时间	浓度（ng/g）			
（min）	S	B	SNO	BNO
5	599. 4 ± 36. 44	373. 5 ± 83. 64	143. 0 ± 5. 603	166. 2 ± 10. 64
30	514. 4 ± 23. 88	841. 1 ± 113. 9	315. 4 ± 37. 40	385. 3 ± 80. 63
60	303. 7 ± 27. 49	99. 04 ± 11. 18	43. 97 ± 3. 773	156. 0 ± 6. 290
120	145. 5 ± 11. 50	—	—	43. 48 ± 9. 027
180	66. 99 ± 3. 062	—	—	

表 6 – 69　静脉注射 2mg/kg 马钱子总生物碱后肌肉中各成分的浓度 – 时间表（$n = 6$，$\bar{x} \pm s$）

时间	浓度（ng/g）			
（min）	S	B	SNO	BNO
5	97. 95 ± 10. 01	88. 70 ± 13. 70	48. 52 ± 6. 582	32. 20 ± 10. 00
30	489. 3 ± 90. 65	311. 3 ± 15. 31	65. 19 ± 7. 314	51. 29 ± 16. 49
60	663. 8 ± 136. 2	98. 77 ± 10. 19	59. 81 ± 9. 492	37. 06 ± 10. 48
120	297. 3 ± 71. 54	—	—	—
180	53. 28 ± 23. 85	—	—	—

表 6 – 70　静脉注射 2mg/kg 马钱子总生物碱后脂肪中各成分的浓度 – 时间表（$n = 6$，$\bar{x} \pm s$）

时间	浓度（ng/g）			
（min）	S	B	SNO	BNO
5	640. 5 ± 54. 83	512. 9 ± 14. 85	146. 1 ± 10. 15	91. 04 ± 23. 76
30	743. 4 ± 113. 9	618. 5 ± 24. 97	214. 6 ± 11. 57	263. 0 ± 50. 61
60	843. 7 ± 36. 48	732. 7 ± 23. 57	371. 1 ± 37. 94	674. 4 ± 155. 5
120	149. 9 ± 8. 716	176. 2 ± 13. 06	149. 7 ± 8. 434	435. 6 ± 78. 94
180	75. 74 ± 4. 252	139. 2 ± 5. 958	95. 72 ± 7. 098	203. 3 ± 12. 54

表 6 – 71　静脉注射 2mg/kg 马钱子总生物碱后睾丸中各成分的浓度 – 时间表（$n = 6$，$\bar{x} \pm s$）

时间	浓度（ng/g）			
（min）	S	B	SNO	BNO
5	698. 2 ± 44. 55	203. 6 ± 11. 53	94. 52 ± 6. 194	148. 3 ± 9. 883
30	600. 7 ± 32. 62	276. 6 ± 16. 03	120. 4 ± 19. 45	232. 8 ± 22. 48
60	332. 7 ± 17. 10	121. 2 ± 14. 82	51. 47 ± 5. 166	167. 8 ± 15. 47
120	200. 0 ± 18. 79	73. 49 ± 8. 074	—	102. 1 ± 2. 564
180	132. 6 ± 11. 59	—	—	

表 6-72   静脉注射 2mg/kg 马钱子总生物碱后子宫和卵巢中各成分的浓度-时间表（$n=6$，$\bar{x} \pm s$）

时间	浓度（ng/g）			
（min）	S	B	SNO	BNO
5	251.7 ± 38.80	181.2 ± 13.28	87.12 ± 11.07	126.6 ± 33.90
30	474.4 ± 47.78	252.6 ± 15.16	113.2 ± 9.599	217.2 ± 31.67
60	229.7 ± 24.25	154.9 ± 30.60	77.22 ± 12.76	124.0 ± 24.47
120	145.2 ± 27.18	86.58 ± 19.82	44.41 ± 10.01	71.16 ± 40.65
180	97.16 ± 9.019	45.31 ± 14.23	—	—

由图 6-3 可以看出，S 在各组织中的含量总体上比 BNO、SNO、B 都高。给药后 5min 时各组织中含量相对较少，然后逐渐上升，至 30min 时达到最高，再逐渐下降。有较多的 S 分布于脑和脊髓中，至 30min 时达到最多，分别为第 3、11 位，然后逐渐降低，特别是脑，30min 时上升为第 3 位，60min 时居第 2 位，并一直维持较高含量；S 在心内有较多的分布，开始时含量较少，至 30min 达到最高，居第 5 位，以后逐渐降低；在肝、脾、肺、肾等血液丰富的组织中的分布与 SNO 相似，在肾内 5min 即达到峰值，居第 1 位，30min 后很快消除，尤其是在肺内有较多的分布，5min 时居第 4 位，30min 时达到最高，居第 2 位；S 在脂肪中的含量较多，5min 时居第 3 位，至 60min 时达到最高，居第 2 位，上升较为缓慢；有一定的 B 进入睾丸、子宫和卵巢中；另有少量的 B 进入胃、肌肉内，小肠较之略高，并很快消除。

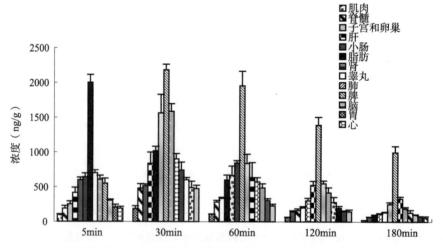

图 6-3   大鼠静脉注射 2mg/kg 马钱子总生物碱后成分 S 的浓度-时间图（$n=6$，$\bar{x} \pm s$）

由图 6-4 可以看出，B 在各组织中的含量总体上比 BNO 和 SNO 有很大幅度的提高。给药后 5min 时各组织中含量相对较少，然后逐渐上升，一般至 30min 时达到最高，再逐渐下降。有较多的 B 分布于脑和脊髓中，至 30min 时达到最多，然后逐渐降低，特别是脑，30min 时上升为第 2 位，60min 时仍居第 2 位，并一直维持较高含量；B 在心内有一定的分布，开始时含量较少，至 60min 达到最高，居第 2 位，并一直保持至 180min；在肝、脾组织中的分布与 BNO 相似，尤其是在脾内的分布很多，至 60min 时在各组织中含量为第 1 位，并一直保持较高含量至 180min；在肺内有较多的分布，5min 时居第 2 位，30min 时达到最高，居第 3 位；在肾内 5min 即达到峰值，居第 1 位，30min 后很快消除；B 在脂肪中的含量较多，至 60min 时达到最高，居第 4 位；有少量的 B 进入睾丸、子宫和卵巢、胃、肌肉内，并很快消除；在小肠内有一定的分布，至 30min 时最高。

由图 6－5 可以看出，给药后 SNO 在各组织中有不同程度的分布，总体上在各组织中的含量比 BNO 稍少。给药后 5min 时 SNO 在各组织中的含量相对较少，随着时间的推移逐渐增多，一般至 30min 或 60min 时达到最高，然后再逐渐降低，至 180min 时有些组织中已无 SNO 分布。在脑、脊髓中有较多的 SNO 分布，5min 时脑中较少，居第 10 位，脊髓中较多，居第 2 位，以后逐渐上升，尤其是在脑内的含量上升较快，至 60min 时达到最多，含量分别居第 2、3 位，120 min 时脑上升为第 1 位，180min 时仍有分布；SNO 在心内有一定的分布，5 min 时很少，居最后一位，至 60min 上升为第 5 位；在肝和肺内有较少的分布，尤其是在肺内的分布与 S 不太一样；在脾内较多，30min 时居第 2 位，至 60min 时居第 1 位，并维持较长时间；5min 时在肾的含量为第 1 位，然后很快消除，至 120min 时已检测不到；SNO 在脂肪中有一定的分布，至 60 min 时达到峰值；在胃和肌肉中有少量分布，小肠中略高，30min 时居第 3 位。

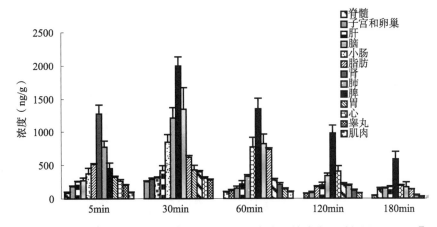

图 6－4　大鼠静脉注射 2mg/kg 马钱子总生物碱后成分 B 的浓度－时间图（$n=6$，$\bar{x}\pm s$）

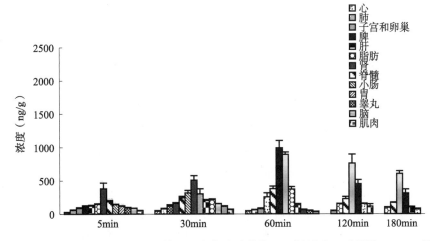

图 6－5　大鼠静脉注射 2mg/kg 马钱子总生物碱后成分 SNO 的浓度－时间图（$n=6$，$\bar{x}\pm s$）

由图 6-6 可以看出，BNO 的分布情况与 SNO 类似，5min 时含量相对较少，随着时间的推移逐渐增多，一般至 30min 或 60min 时达到最高，然后再逐渐降低，至 180min 时有些组织中的 BNO 已消除殆尽。在脑中有较多的 BNO 分布，5min 时较少，居第 7 位，以后逐渐上升，至 60min 时达到最多，含量分别居第 2 位，120min 时居第 1 位，180min 时仍有较多分布；脊髓中亦有较多的 BNO，5min 时居第 1 位，至 60min 时含量达到最高，居第 3 位，120min 和 180min 时仍维持较高的含量；BNO 在心内有一定的分布，5 min 时很少，居末位，至 60min 达到最高，上升为第 5 位；在肝、脾、肺、肾等血流丰富的组织中有较多的分布，其中在肾内 30min 达到峰值，位居第 1，60min 后很快消除，尤其是在脾内的分布很多，60min 时在各组织中含量为第 1 位，并一直保持较高含量至 180min，在肺内的分布与 B 不太一样；BNO 在脂肪中的分布较多，5min 时较少，至 60min 时达到最高，以后逐渐下降；有少量的 BNO 进入睾丸、子宫和卵巢中；BNO 在胃和骨骼肌等组织中分布很少，并很快消除，至 120min 时已检测不到 BNO 的存在；在小肠内的分布比前二者略高，消除也很快，120min 时仅有少量存在。

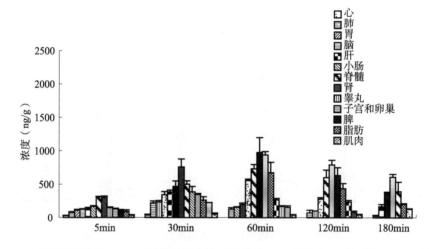

图 6-6　大鼠静脉注射 2mg/kg 马钱子总生物碱后成分 BNO 的浓度 - 时间图（$n=6$，$\bar{x} \pm s$）

（三）讨论

1. 体内分布与药效

药物的体内分布是指药物进入血液后，通过血液和各组织间的屏障，转运至各级组织的现象。药物向组织的转运，不仅对发挥疗效，而且对用药的安全起重要作用。为了发挥药物的药理作用，应使药物正确分布至发挥作用的靶器官，在该部位停留必要的时间，充分发挥作用后，应迅速排泄至体外以确保安全。血液和各组织间存在着屏障，随组织的不同各屏障存在有特殊的转运机制，故药物向组织的转移将受这些转运机制和药物本身的化学结构所影响。其次，为使药物在血液和组织中的浓度迅速达到平衡，还受到组织的血液量和血液流速的影响，血液流速大的组织，能迅速与血药浓度达平衡。因此，当血液浓度剧变时该组织内药浓度亦随之剧变，从而使药理作用强度亦随之起剧烈变化。

　　药物到达作用部位后，能同一些和它的药理作用基本无关的细胞内高分子化合物、细胞内颗粒、脂肪成分等细胞成分产生非特异性结合，使之贮留于局部。通常呈现药理作用的组织内药物含量只是给药量中很有限的一部分，这种药物是通过药物－受体的相互作用与专门的受体结合的。作用部位的药物浓度，除主要受在肝脏中进行的代谢速度、透入作用部位的速度、肾或胆汁等部位的排泄速度外，又与药物向作用部位以外的组织的分布特性有关。药物在分布过程中，作用部位分布的有效药物浓度，关键在于受体的结合程度。

　　大多数药物的分布，有明显的选择性，因而在组织中的分布不均匀。大鼠静脉注射马钱子总生物碱后，经血液循环流经组织而分布于各组织中，其主要成分 S、B、SNO、BNO 在脑、脊髓、心、肝、脾、肺、肾、胃、小肠、骨骼肌、脂肪、睾丸、子宫和卵巢等组织中均有不同程度的分布，且因其在总生物碱中的含量差异，而总体上在组织中的含量有所不同，S 在各组织中的含量最高，其次为 B、SNO 和 BNO。随着时间的变化，各组织中的含量呈动态分布，给药后 5min 时各组织中的含量相对较少，然后逐渐增多，一般至 30min 或 60min 时达到最高，以后再逐渐降低。

　　S、B、SNO、BNO 在脑中均有较多的分布，至 30min 时 B、S 达到最多，至 60min 时 BNO、SNO 达到最多，含量均居前列，以后逐渐下降，120min 时 B、S 含量已低于 BNO、SNO，180min 时 BNO、SNO 仍有较多的分布，而 B、S 已很少。S、B、SNO、BNO 在脊髓中亦有较多的分布，5min 时 BNO 和 SNO 在脊髓中即达到较高的含量，而 B 和 S 则较少，以后均逐渐上升，至 30min 时 B、S 达到最多，至 60min 时 BNO、SNO 达到最多，120min 时 B、S 含量均已低于 BNO、SNO，180min 时 BNO、SNO 仍有较多的分布，而 B、S 已很少。提示 S、B、SNO、BNO 均可穿透血脑屏障，到达脑和脊髓，从而对中枢产生作用，这与文献报道马钱子具有兴奋脊髓、中枢作用一致。BNO 和 SNO 起效慢，作用持久；B 和 S 起效快，维持时间短，四者相互协同，从而对中枢发挥迅速、强大、持久的作用。BNO 和 SNO 在 60min 时、B 和 S 在 30min 时达到峰值，这有可能是代谢快慢造成的，亦有可能 B 和 S 在 30min 后经体内代谢部分地转化为 BNO、SNO。

　　S、B、SNO、BNO 在心内均有不同程度的分布，B 和 S 较多，BNO、SNO 较少，30min 或 60min 达到峰值，文献报道马钱子具有一定的心肌细胞保护作用，可能与此有关。

　　S、B、SNO、BNO 在肝内均有一定的分布，但含量不高，其中 S 最多，B、SNO、BNO 较少，提示 S 部分地经肝代谢，B、SNO、BNO 有可能有其他代谢途径。

　　脾内的 S、B、SNO、BNO 均能维持较高含量和较长时间，这与脾血流丰富有关，文献报道马钱子具有抗肿瘤作用，是否与马钱子影响脾细胞或免疫系统，尚需进一步研究。

　　BNO、SNO 在肺内的分布较少，B、S 则较多，文献报道马钱子可兴奋延髓呼吸中枢，由于四者可穿透血脑屏障，提示 BNO、SNO 主要对呼吸中枢作用，对外周的影响较小，而 B、S 除了对中枢呼吸系统有作用外，可能对外周也有一定的影响，从而相互协同起到止咳祛痰平喘的作用。

S、B、SNO、BNO 进入肾较快，消除也快，这与肾血流量大有关，尤其是 S，5min 时即达到最大含量，位居第 1 位，与本章第三节排泄实验的结果来看，S 只有少量经肾排泄，提示可能有较多的 S 在肾被重吸收。

作为脂溶性物质，S、B、SNO、BNO 均能进入脂肪，一般在 60min 时含量最高，以后逐渐降低，这可能主要是由于脂肪组织的血循环速度较差，所以药物分布的速度也慢。

有部分 S、B、SNO、BNO 进入睾丸、子宫和卵巢中，这也与文献报道马钱子对生殖系统有影响相一致。

有一定的 S、B、SNO、BNO 进入小肠，其中 B 最多。在胃和骨骼肌等组织中分布均较少或很快消除，可能与肌肉组织的血循环较差有关。

综上所述，药物在体内的分布与药理作用有密切关系，决定了药效的强弱和作用的持续时间。由于 S、B、SNO、BNO 在各组织中不同程度、不同时间的分布，从而产生大小不一的药理作用。但是，药物分布与药理作用部位的直接关系不是绝对的，分布多的组织，未必是表现治疗作用的器官。因此，在研究药物体内分布的同时，还应探索其药理作用的本质。尤其是对某些在体内发生转化的药物，应结合其分布、结构转化及作用机制进行研究，从而扩大药物的用途，提高药物作用的选择性，并可以加强对药物不良反应的防范。

2. 影响药物分布的因素

药物向体内各组织分布时，是通过血液循环而进行的，药物随血液分布至各组织大都需通过毛细血管壁，除了中枢神经系统外，药物穿过毛细血管壁的速度快慢，主要取决于血流循环的速度，其次为毛细血管的透过性。各脏器组织的血流量有明显不同，按血液循环速度的快慢不同，大致可分为：循环速度较快的脏器，如脑、肝脏及肾脏等；循环速度中等的脏器，如肌肉、皮肤等；循环速度较慢的脏器，如脂肪组织、结缔组织等。从单位重量的血流量来看，肌肉和脂肪组织的血液循环最差，所以药物分布至肌肉和脂肪组织的速度也最慢。

药物体内分布，还受其对组织的亲和力、水溶性、脂溶性、与细胞外物质的结合，以及细胞内摄取的影响。对于解离的药物，取决于药物的 pK_a 及膜两边介质的 pH。在血液 pH 时，有机酸大部分解离，因而不易进入组织。有机碱则甚少离子化，故易进入组织。调节血液 pH 值，可以改变一些药物在血浆与组织间的分配比，可见分布过程有脂溶机制参与。

第三节　马钱子生物碱在大鼠体内的排泄实验研究

（一）实验材料

仪器：pH 试纸（1~14），上海试剂三厂，批号：0930421；其余同本章第一节。

动物：同本章第一节。

药品：同本章第一节。

试剂：同本章第一节。

（二）方法与结果

1. 色谱条件

同本章第一节。

2. 尿液样品处理方法

精密吸取尿液1ml，置具塞试管中，加入100μl氨水，密闭，轻摇，再加入5ml三氯甲烷，密闭，2900r/min涡旋3min，超声处理［350W，35kHz］40min，静置过夜。收集下层三氯甲烷，于60℃水浴上用氮气吹干，再用甲醇溶解残渣，并定容至200μl，12 000r/min离心6min，取上清液作为样品。

3. 标准曲线制备

分别精密称取标准品S 5.24mg、B 5.01mg、SNO 5.81mg和BNO 5.14mg，混合后用甲醇溶解，并定容至10ml（浓度500 ng/μl）（A液）。再精密吸取A液100μl，用甲醇定容至25ml（浓度为2ng/μl）（B液）。分别精密吸取B液25、40、70、85、100、200、350μl，低温挥尽溶媒，加入1ml空白尿液溶解残渣，按"尿液样品处理方法"项下，制备成200μl甲醇溶液（浓度分别为0.25、0.40、0.70、0.85、1.00、2.00、3.50ng/μl）作为标准品溶液，20μl进样，作为标准曲线Ⅰ；分别精密吸取A液10、50、100、200μl，低温挥尽溶媒，加入1ml空白尿液溶解残渣，按"尿液样品处理方法"项下，制备成200μl甲醇溶液（浓度分别为25、125、250、500ng/μl），20μl进样，作为标准曲线Ⅱ，按上述色谱条件测定，以浓度x（ng/μl）为横坐标，峰面积y（mV·s）为纵坐标进行回归计算，结果见表6-73和表6-74。

表6-73 大鼠尿液中S、B、SNO、BNO的标准曲线（Ⅰ）

浓度 （ng/μl）	峰面积（mV·s）			
	S	B	SNO	BNO
0.25	10316	5997	9812	5692
0.40	18406	10951	16979	9854
0.70	33146	19323	28606	16491
0.85	40191	24004	35052	19650
1.00	47450	27647	41091	21550
2.00	95418	56296	86304	49035
3.50	177724	100348	152839	85798
回归方程	$y=48767x-3141.5$	$y=28817x-949.09$	$y=37933x-1828.6$	$y=24087x-1050.2$
相关系数	$r=0.9995$	$r=0.9999$	$r=0.9999$	$r=0.9993$
线性范围（ng）	5.24~73.36	5.01~70.14	5.81~81.34	5.14~71.96

表 6-74 大鼠尿液中 S、B、SNO、BNO 的标准曲线（Ⅱ）

浓度	峰面积 (mV·s)			
(ng/μl)	S	B	SNO	BNO
3.50	177724	100348	152839	85798
25.00	1156306	676296	1036557	577781
125.00	5613666	3293704	5168586	2904210
250.00	11156116	6528391	10145080	6780988
500.00	22214698	13003247	20290160	10145080
回归方程	$y = 42331x + 47315$	$y = 25917x + 27854$	$y = 34867x + 37461$	$y = 25286x - 59860$
相关系数	$r = 1$	$r = 1$	$r = 1$	$r = 0.9990$
线性范围 (ng)	73.36~10480	70.14~10020	81.34~11620	71.96~10280

结果表明，在 $0.25 \sim 3.50 \text{ng}/\mu\text{l}$、$3.50 \sim 50\,000 \text{ng}/\mu\text{l}$ 范围内尿药浓度与峰面积均呈良好的线性关系，S、B、SNO 和 BNO 的标准曲线Ⅰ方程分别为 $y_{S1} = 48767x - 3141.5$、$y_{B1} = 28817x - 949.09$、$y_{SNO1} = 37933x - 1828.6$ 和 $y_{BNO1} = 24087x - 1050.2$，$r$ 分别 0.9995、0.9999、0.9999 和 0.9993；标准曲线Ⅱ方程分别为 $y_{S2} = 42331x + 47315$、$y_{B2} = 25917x + 27854$、$y_{SNO2} = 34867x + 37461$ 和 $y_{BNO2} = 25286x - 59860$，$r$ 分别 1、1、1、0.9990；最低检测限分别为 5.24、5.01、5.81、5.14 ng。

4. 日内及日间精密度

分别精密吸取 B 液（浓度为 2ng/μl）50、150、300μl，A 液（浓度为 500ng/μl）2、100、200μl，低温挥尽溶媒，加入 1ml 空白尿液溶解残渣，按"尿液样品处理方法"项下，制备成 200μl 甲醇溶液（浓度分别为 0.5、1.5、3.0、5.0、250.0、500.0ng/μl），20μl 进样，按上述色谱条件分别于同一天内连续测定 5 次，计算六种浓度的日内精密度，于不同天测定 1 次（-20℃保存），连续 5 天，计算六种浓度的日间精密度，结果见表 6-75 和表 6-76。

表 6-75 大鼠尿液中 S、B、SNO、BNO 的日内精密度（$n=5$, $\bar{x} \pm s$）

浓度	S		B		SNO		BNO	
(ng/μl)	峰面积 (mV.s)	RSD (%)	峰面积 (mV.s)	RSD (%)	峰面积 (mV.s)	RSD (%)	峰面积 (mV.s)	RSD (%)
0.5	13951 ± 734	5.26	11009 ± 222	2.15	11460 ± 256	2.23	9173 ± 365	3.98
1.5	70120 ± 3388	4.83	40545 ± 1016	2.50	57676 ± 1713	2.97	33192 ± 639	1.92
3.0	115225 ± 1478	1.28	66558 ± 239	0.36	102281 ± 1917	1.87	57762 ± 676	1.17
5	231230 ± 107	0.05	135244 ± 464	0.34	208659 ± 1481	0.71	56114 ± 615	1.10
250	11221159 ± 16281	0.14	6586411 ± 16624	0.25	10344394 ± 43595	0.42	5846278 ± 47337	0.81
500	22116908 ± 93009	0.42	12971310 ± 29615	0.23	20342042 ± 193040	0.95	12849397 ± 70710	0.55

表 6 - 76　大鼠尿液中 S、B、SNO、BNO 的日间精密度（$n = 5$，$\bar{x} \pm s$）

浓度 (ng/μl)	S		B		SNO		BNO	
	峰面积 (mV. s)	RSD (%)	峰面积 (mV. s)	RSD (%)	峰面积 (mV. s)	RSD (%)	峰面积 (mV. s)	RSD (%)
0.5	15364 ± 328	2.13	10429 ± 734	7.04	14814 ± 1390	9.38	8363 ± 746	8.92
1.5	69768 ± 2324	3.33	39327 ± 1129	2.87	58907 ± 968	1.64	35252 ± 795	2.26
3.0	125073 ± 7164	5.73	68855 ± 1335	1.94	113449 ± 6043	5.33	60132 ± 2096	3.49
5	234927 ± 4931	2.10	135230 ± 654	0.48	211440 ± 6223	2.94	55714 ± 1689	3.03
250	10574019 ± 450401	4.26	6410410 ± 100139	1.56	10218722 ± 185151	1.81	5852304 ± 61841	1.06
500	21189323 ± 834409	3.94	12851404 ± 140553	1.09	19219895 ± 756903	3.94	12775280 ± 63949	0.50

结果表明，尿液中 S、B、SNO、BNO 六种浓度的日内、日间变异系数均小于 10%，说明该分析方法的精密度符合要求。

5. 加样回收率

采用空白加样回收法，参照精密度项下，分别精密吸取 B 液（浓度为 2ng/μl）50、150、300μl，A 液（浓度为 500ng/μl）2、100、200μl，低温挥尽溶媒，加入 1ml 空白尿液溶解残渣，按"尿液样品处理方法"项下，制备成 200μl 甲醇溶液（浓度分别为 0.5、1.5、3.0、5.0、250、500ng/μl），20μl 进样，按上述色谱条件连续测定 5 次，参照公式（6 - 1）计算六种浓度的加样回收率，结果见表 6 - 77。

表 6 - 77　大鼠尿液中 S、B、SNO、BNO 的加样回收率（$n = 6$，$\bar{x} \pm s$）

浓度 (ng/μl)	S		B		SNO		BNO	
	峰面积 (mV. s)	RSD (%)	峰面积 (mV. s)	RSD (%)	峰面积 (mV. s)	RSD (%)	峰面积 (mV. s)	RSD (%)
0.5	70.14 ± 2.69	3.84	82.36 ± 1.77	2.15	70.05 ± 1.21	1.72	82.13 ± 2.86	3.48
1.5	94.56 ± 4.66	4.92	94.69 ± 3.44	3.63	90.19 ± 2.37	2.62	90.06 ± 4.50	5.00
3.0	77.11 ± 0.89	1.15	77.92 ± 0.25	0.32	78.69 ± 1.30	1.65	79.30 ± 0.88	1.10
5	82.78 ± 0.21	0.25	82.65 ± 0.35	0.43	84.63 ± 0.72	0.85	89.26 ± 0.43	0.48
250	100.8 ± 0.17	0.17	101.0 ± 0.25	0.24	101.7 ± 0.45	0.44	90.82 ± 0.67	0.74
500	100.0 ± 1.47	1.47	99.62 ± 0.27	0.27	100.1 ± 0.88	0.88	99.19 ± 0.59	0.59

结果表明，尿液中 S、B、SNO、BNO 六种浓度的加样回收率均大于 70%，其相对偏差均小于 10%，说明该提取方法的准确性符合要求。

6. 干扰因素考察

精密吸取空白尿液 1ml，按"尿液样品处理方法"项下，制备成 200μl 甲醇溶液，20μl 进样，按上述色谱条件测定。

尿液标准品和样品 Ⅰ 和 Ⅱ 中 S、B、SNO、BNO 的保留时间分别在 11.8、8.5、4.0、3.5min 左右，而空白对照品，在这 4 个时间点附近并无干扰峰出现，说明该提取方法从尿液中提取的是 S、B、SNO、BNO 原型物质。

7. 尿液中 S、B、SNO、BNO 的定性和定量分析

取 SD 大鼠 12 只，体重 300g 左右，雌雄各半，随机分为两组：生品马钱子总生物碱组

（I）和砂烫炮制品马钱子总生物碱组（Ⅱ），每组6只，禁食不禁水12h以上。将大鼠乙醚麻醉，仰位固定，排空膀胱内残尿，按2mg/kg的剂量分别舌下静脉注射I和Ⅱ后，将大鼠放入代谢笼内，于1~8h，8~16h，16~24h分段收集尿液（注意不被粪便污染），记录尿量，测定pH值，3000r/min离心10min，取上清液用生理盐水稀释I并定容至20ml，稀释Ⅱ并定容至10ml，精密吸取稀释后的尿液1ml，按"尿液样品处理方法"项下，取上清液50μl进样，按上述色谱条件测定，以马钱子中主要成分S、B、SNO和BNO的结构原型作为检测对象，用RP–HPLC法定性、定量分析尿液样品中4个化合物的浓度，结果见表6–78、表6–79。以采血时间为横坐标，尿药浓度为纵坐标，绘制S、B、SNO和BNO的尿药浓度–时间图，结果见图6–7、图6–8。按公式（6–2）计算I和Ⅱ的尿药回收率，结果见表6–80、表6–81。尿液的pH值结果见表6–82、表6–83。按公式（6–3）计算I和Ⅱ经排泄后在尿中的S、B、SNO和BNO所占总生物碱的比例，结果见表6–84、表6–85。

$$尿药回收率（\%）=［总生物碱排出量（ng）／总生物碱给药量（ng）］×100 \quad （6-2）$$

$$百分比（\%）=［各生物碱排出量（ng）／总生物碱给药量（ng）］×100 \quad （6-3）$$

表6–78　静脉注射2mg/kg马钱子总生物碱后尿液中各成分的浓度–时间表（$n=6$，$\bar{x}\pm s$）

时间	浓度（ng/ml）			
（h）	S	B	SNO	BNO
0~8	5797±2145	19453±1770	2426±337.3	2160±198.6
8~16	1314±667.6	4146±594.9	302.0±125.0	817.7±259.0
16~24	690.0±389.4	2227±352.2	98.91±38.13	676.5±189.9

表6–79　静脉注射2mg/kg砂烫炮制品马钱子总生物碱后尿液中各成分的浓度–时间表（$n=6$，$\bar{x}\pm s$）

时间	浓度（ng/ml）			
（h）	S	B	SNO	BNO
0~8	21521±5118	26281±7861	9494±2702	7980±4090
8~16	5992±2116	7923±2107	885.9±124.0	1404±344.5
16~24	2330±933.8	3240±1445	247.0±24.86	1153±88.03

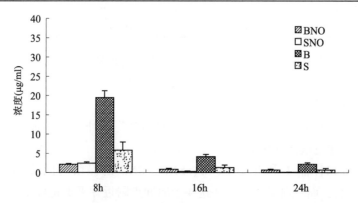

图6–7　大鼠静脉注射2mg/kg生品马钱子总生物碱后尿液中各成分的浓度–时间图（$n=6$，$\bar{x}\pm s$）

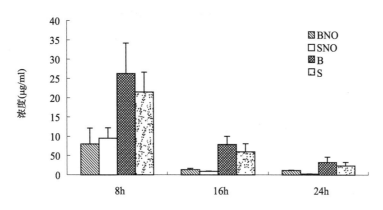

图 6-8 大鼠静脉注射 2mg/kg 砂烫炮制品马钱子总生物碱后尿液中

各成分的浓度-时间图 ($\bar{x} \pm s$, $n=6$)

表 6-80 静脉注射 2mg/kg 马钱子总生物碱后尿液的回收率 ($n=6$, $\bar{x} \pm s$)

序号	性别	重量 (g)	剂量 (mg)	比例 (%)	回收率 (%)
1	♀	230	0.92	10.29	73.91
2	♀	250	1.00	22.99	87.00
3	♀	200	0.80	16.42	83.75
4	♂	300	1.20	24.24	82.50
5	♂	310	1.24	20.25	63.71
6	♂	300	1.20	18.52	67.50
$\bar{x}$		265	1.06	18.78	76.40
s		45	0.18	5.05	9.49

表 6-81 静脉注射 2mg/kg 砂烫炮制品马钱子总生物碱后尿液的回收率 ($n=6$, $\bar{x} \pm s$)

序号	性别	重量 (g)	剂量 (mg)	尿液 (mg)	回收率 (%)
1	♀	230	0.92	0.62	67.39
2	♀	230	0.92	0.84	91.30
3	♀	250	1.00	0.92	92.00
4	♂	290	1.16	1.00	86.21
5	♂	310	1.24	0.97	78.22
6	♂	300	1.20	0.95	79.17
$\bar{x}$		268	1.07	0.88	82.38
s		36	0.14	0.14	9.37

表 6 – 82　静脉注射 2mg/kg 马钱子总生物碱后不同时间尿液的排泄量及 pH（$n=6$，$\bar{x} \pm s$）

序号	性别	重量 (g)	8h 尿（ml）	8h pH	16h 尿（ml）	16h pH	24h 尿（ml）	24h pH
1	♀	230	2.5	8.0	3.0	8.0	3.0	7.5
2	♀	250	3.0	8.5	2.0	8.5	1.5	6.5
3	♀	200	3.0	9.0	2.5	7.5	2.5	7.0
4	♂	300	0.5	8.5	3.5	7.5	2.5	7.5
5	♂	310	1.5	8.0	5.5	8.0	5.0	8.0
6	♂	300	2.0	8.5	3.5	7.5	3.5	7.0
$\bar{x}$		265	2.08	8.42	3.33	7.83	3.00	7.25
s		45	0.97	0.38	1.21	0.41	1.18	0.52

表 6 – 83　静脉注射 2mg/kg 砂烫炮制品马钱子总生物碱后不同时间
尿液的排泄量及 pH（$n=6$，$\bar{x} \pm s$）

序号	性别	重量 (g)	8h 尿（ml）	8h pH	16h 尿（ml）	16h pH	24h 尿（ml）	24h pH
1	♀	230	0.5	8.5	1.5	8.0	0.5	7.0
2	♀	230	1.5	8.5	1.5	8.5	2.0	7.5
3	♀	250	1.0	9.0	1.0	8.5	1.0	8.0
4	♂	290	1.5	8.5	2.0	8.0	1.0	7.5
5	♂	310	0.5	8.5	0.5	8.0	2.0	8.5
6	♂	300	1.0	8.0	1.5	8.5	1.5	8.0
$\bar{x}$		268	1.00	8.50	1.33	8.21	1.33	7.75
s		36	0.45	0.32	0.52	0.27	0.60	0.52

表 6 – 84　静脉注射 2mg/kg 马钱子总生物碱后尿液中 S、B、SNO、BNO 的比例（$n=6$，$\bar{x} \pm s$）

序号	总生物碱质量 (mg)	S 质量 (mg)	S 比例 (%)	B 质量 (mg)	B 比例 (%)	SNO 质量 (mg)	SNO 比例 (%)	BNO 质量 (mg)	BNO 比例 (%)
1	0.68	0.07	10.29	0.50	73.53	0.05	7.33	0.06	9.37
2	0.87	0.20	22.99	0.54	62.07	0.06	6.90	0.07	8.21
3	0.67	0.11	16.42	0.45	67.16	0.05	6.90	0.08	10.07
4	0.99	0.24	24.24	0.58	58.58	0.07	6.70	0.10	9.76
5	0.79	0.16	20.25	0.50	63.29	0.06	7.08	0.07	8.97
6	0.81	0.15	18.52	0.52	64.20	0.06	7.52	0.07	8.43
$\bar{x}$	0.80	0.16	18.78	0.52	64.81	0.06	7.07	0.07	9.14
s	0.12	0.06	5.05	0.04	5.11	0.01	0.31	0.01	0.74

表 6 - 85　静脉注射 2mg/kg 砂烫炮制品马钱子总生物碱后尿液中
S、B、SNO、BNO 的比例（$n = 6$, $\bar{x} \pm s$）

序号	总生物碱质量（mg）	S		B		SNO		BNO	
		质量（mg）	比例（%）	质量（mg）	比例（%）	质量（mg）	比例（%）	质量（mg）	比例（%）
1	0.68	0.20	32.26	0.28	45.16	0.08	13.83	0.05	8.84
2	0.87	0.35	41.67	0.29	34.52	0.10	11.36	0.10	12.34
3	0.67	0.32	32.00	0.54	54.00	0.08	7.98	0.06	6.37
4	0.99	0.32	34.78	0.39	42.39	0.10	10.89	0.10	11.34
5	0.79	0.29	29.90	0.38	39.18	0.15	15.66	0.15	15.57
6	0.81	0.31	32.63	0.37	38.94	0.12	13.12	0.15	16.28
$\bar{x}$	0.80	0.30	33.87	0.38	42.37	0.11	12.14	0.10	11.79
s	0.12	0.05	4.12	0.09	6.73	0.03	2.67	0.04	3.82

结果表明，大鼠分别静脉注射 I 和 II 2mg/kg 后，24h 内均有 S、B、SNO、BNO 排出，其中 0 ~ 8h 内排泄量均较多，以后降低，16 ~ 24h 仍有少量排出。24h 内的总生物碱排出量与给药量比较，I 和 II 的尿药排出率分别为 76.40%、82.38%。I 中 B 在 24h 内的排出量最多，占总生物碱排出量的 64.81%，其次为 S，占 18.78%，SNO、BNO 较少，分别占 7.07%、9.14%；II 与 I 相似，B 在 24h 内的排出量最多，占总生物碱排出量的 42.37%，其次为 S，占 33.87%，SNO、BNO 较少，分别占 12.14%、11.79%。尿液在不同的时间段均呈弱碱性。

（三）讨论

药物进入机体后经过吸收、分布及代谢等一系列过程，最后排出体外，排泄的途径和速度根据药物的种类而异。肾脏是重要的排泄器官，肾排泄与药效、维持药效时间及毒性等密切有关。除了肾脏之外，还有胆管、肠管、呼吸器官、皮肤、唾液及乳腺等肾外排泄系统。一般药物共同的重要排泄途径是肾脏和胆汁排泄。

本实验主要研究了马钱子生品总生物碱（I）和砂烫炮制品总生物碱（II）经肾脏的排泄过程。大鼠分别静脉注射 I 和 II 2mg/kg 后，24h 内均有 S、B、SNO、BNO 排出，其中 0 ~ 8h 内排泄量均较多，以后降低，16 ~ 24h 仍有少量排出。24h 内的总生物碱排出量与给药量比较，I 和 II 的尿药排出率分别为 76.40%、82.38%，说明马钱子总生物碱无论是生品还是砂烫炮制品，均主要经肾脏排泄，但这并不是唯一的途径，还有部分总生物碱经其他途径排泄。从图 6 - 7 可看出，I 中 B 在 24h 内的排出量最多，经计算占总生物碱排出量的 64.81%，其次为 S，占 18.78%，SNO、BNO 较少，分别占 7.07%、9.14%；从图 6 - 8 可看出，II 与 I 相似，B 在 24h 内的排出量亦最多，经计算占总生物碱排出量的 42.37%，其次为 S，占 33.87%，SNO、BNO 较少，分别占 12.14%，11.79%。S 的排出量明显与其在总生物碱中所占比例不相符合，由于 S 在总生物碱中的含量最高，若主要经肾排泄，则其排出量应最高，但 S 在生品中却低于 B 三倍以上，在砂烫品中也低于 B，提示 S 的主要排泄途径不是肾，根据 S 在肾脏的分布结果来看，有可能 S 在肾小管被大部分重吸收，而从其他途径排出体外，也有可能在体内转化为其他物质，致使其在尿液中的含量偏低，这有待作进一步的研究。

药物经肾排泄，主要有三个机制，即肾小球滤过、肾小管分泌和肾小管重吸收，取决于药物本身的理化性质，药物与血浆蛋白结合的程度及肾脏的生理情况。马钱子总生物碱中所含 S、B、SNO 和 BNO 均为脂溶性物质，易透过肾小管上皮而被重吸收，这可能是总生物碱尿药回收率不高的原因之一。此外，由于重吸收为被动扩散，主要受药物解离度的影响。解离状态的药物脂溶性低，不易重吸收而随尿外排，而非解离状态的药物易被肾小管重吸收入血。马钱子总生物碱作为弱碱性物质，其清除率易受尿液 pH 的影响，在酸性尿中易解离不易重吸收，而在碱性尿中不易解离易重吸收。从测得的尿液 pH 值可知，Ⅰ和Ⅱ组的尿液在各个时间段均呈弱碱性，生物碱在此环境中不易解离而被重吸收，使肾排泄率下降。若酸化尿液则能减少 S、B、SNO 和 BNO 的重吸收而促使其从尿中排泄出体外，据此规律可在一定程度上缓解马钱子的毒性，为临床应用带来一定的益处。

第四节　马钱子碱隐形脂质体在大鼠体内的药物动力学研究

马钱子碱（brucine，B）是马钱科植物马钱 Strychnos nux - vomica L. 的主要有效成分之一，具有较显著的抗癌、镇痛抗炎和免疫调节作用，但由于其具有毒性大，消除快的缺点，严重限制了临床应用。

脂质体（liposomes）是靶向药物传递系统的一种新型载体，目前被普遍用做抗肿瘤药物的载体，并已确证能够减毒增效。但传统脂质体（conventional liposome，C - liposome）在体内很容易被网状内皮系统的巨噬细胞吞噬，在血液循环中驻留时间较短，影响了药物的对肿瘤部位的靶向效果。1990 年 Klibanov 等用聚乙二醇 - 二硬脂酰磷脂酰乙醇胺（PEG - DSPE）对脂质体膜进行改性修饰，研制出一种新型脂质体，能够逃避网状内皮系统的摄取，被称为隐形脂质体（stealth liposome，S - liposome）。隐形脂质体技术在国外目前已进入实用阶段，采用此技术生产的阿霉素脂质体、柔红霉素脂质体等产品已经在临床应用中被证明能够进一步提高抗肿瘤效果。

（一）实验材料

仪器：岛津 LC - 10A 高效液相色谱仪（包括 SPD - 10A 紫外可见检测仪，LC - 10A 恒流泵）；TDL80 - 2B 离心机（上海安亭科学仪器厂）；XYJ - 2 高速离心机（常州国华电器公司）；WH - 3 微型旋涡混合仪（上海沪西分析仪器厂）；KQ - 500E 超声波清洗器（昆山市超声仪器有限公司）；HH - 8 数显恒温水浴锅（国华电器有限公司）。

药品与试剂：马钱子碱（日本和光纯药工业株式会社，批号：059－17）；马钱子碱脂质体（硫酸铵梯度法自制，批号：071114，浓度：0.9mg/ml，包封率80.78%）；马钱子碱隐形脂质体（自制，除了添加 5% DSPE－PEG 外其余处方工艺同普通脂质体，批号：071114，浓度：0.9mg/ml，包封率 80.37%）；士的宁（中国药品生物制品检定所，批号：110705－200306）；庚烷磺酸钠（山东禹王实业有限公司禹城化工厂，批号：2006092702）；乙腈（色谱纯，TEDIA 公司）；其他试剂均为分析纯。

动物：SD 大鼠，雄性，体重 230～280g，由南京大学医学院附属鼓楼医院实验动物中心提供。

（二）实验方法

1. 色谱条件

色谱柱为 Phenomenex C_{18}（250mm × 4.60mm，5μm）和汉邦 C_{18} 预柱；流动相：乙腈－0.01mol/L 磺酸钠与 0.02mol/L 磷酸二氢钾等量混合（用 10% 磷酸调 pH 值 2.8）（24:76）；检测波长：264nm；流速：1.0ml/min；柱温：35℃；进样量：20μl。

2. 血浆样品的处理

吸取血浆置 10ml 尖底离心管中，加内标（10μg/ml 士的宁甲醇液）20μl，加氨水 50μl，涡旋 30s，再加三氯甲烷 2.5ml，涡旋 3min，超声 20min，静置 1h，4000r/min 离心 5min，收集下层液，上层液再加三氯甲烷 1ml，重复以上操作，合并两次下层液，于 50℃ 水浴上用氮气吹干，100μl 甲醇溶解，12 000r/min 离心 10min，取上清液进样。

3. 药动学实验

取 18 只 SD 大鼠，随机分成三组，每组 6 只。分别给予游离马钱子碱溶液、马钱子碱普通脂质体，马钱子碱隐形脂质体。以 5mg/kg 剂量经大鼠尾静脉缓慢推注，给药后分别于 5、10、20、40、60、90、120、180、300、600min 经眼眶采血，4000r/min 分离血浆。按照"血浆样品的处理"项下处理后，用 HPLC 分析，将所得数值代入标准曲线求得血浆药物浓度。

4. 数据分析

实验所得大鼠血药浓度数据用 3P97 药物动力学程序处理拟合房室模型，并采用统计矩法计算药物动力学参数，参数之间进行 t 检验比较统计学差异性。

（三）实验结果

1. 方法的专属性

图 6－9 中 A、B、C 分别为大鼠空白血浆、空白血浆加入马钱子碱和士的宁的标准血样、大鼠静脉注射给药后的血浆样品色谱图。结果表明，大鼠血浆中内源性物质不产生干扰，色谱图见图 6－9。

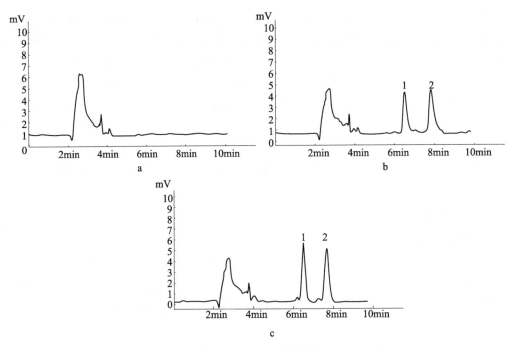

图 6 - 9 HPLC 色谱图

a. 空白血浆；b. 空白血浆 + 马钱子碱（2μg/ml） + 内标士的宁；

c. 大鼠腹静脉射马钱子碱溶液（5mg/kg）60min 后的血浆样品；

1. 马钱子碱；2. 士的宁

2. 标准曲线的制备

（1）对照品溶液和内标溶液的配制　精密称取马钱子碱对照品 5mg，甲醇定容至 10ml 量瓶中，配成浓度为 500μg/ml 的对照品溶液。4℃冷藏备用。使用时甲醇稀释至所需的浓度。

精密称取士的宁 5mg，甲醇定容至 50ml 量瓶中，得浓度为 100μg/ml 溶液，再用甲醇稀释 10 倍得 10μg/ml 内标液。

（2）低浓度标准曲线　吸取大鼠空白血浆 180μl，分别加入甲醇配制的马钱子碱系列浓度对照品溶液 20μl，使其浓度分别为 0.1、0.25、0.5、1、2μg/ml，按"血浆样品的处理"项下依法操作，建立标准曲线。以血浆中马钱子碱浓度 C（μg/ml）为横坐标，对照品与内标峰高比 A 为纵坐标，用加权（$1/C^2$）最小二乘法进行回归运算，求得直线的回归方程：$A = 0.4148C + 0.09144$，$r = 0.9964$。

（3）高浓度标准曲线　吸取大鼠空白血浆 180μl，分别加入甲醇配制的马钱子碱系列浓度对照品溶液 20μl，使其浓度分别为 2、4、10、20、50μg/ml，以下同上操作，求得直线的回归方程为：$A = 0.8418C - 0.6969$，$r = 0.9999$。

3. 精密度

精确吸取大鼠空白血浆 180μl，加入甲醇配制的马钱子碱系列浓度对照品溶液 20μl，配制成高、中、低 5 个浓度（50、10、2、0.5、0.1μg/ml）的马钱子碱血浆样品，各浓度样品处理后日内重复测定 5 次，并连续测定 5 天，每天 1 次，计算日内、日间精密度，结果见表 6 - 86。

表 6 – 86 马钱子碱的日内、日间精密度 ($n = 5$)

浓度（μg/ml）	日内精密度 RSD（%）	日间精密度 RSD（%）
50	4.83	1.88
10	2.35	1.76
2	1.09	7.68
0.5	0.35	1.76
0.1	1.74	0.71

4. 回收率

配制 50、10、2、0.5、0.1μg/ml 质控血浆各 3 份，处理后进行分析，其马钱子碱峰高与未经提取的相同量对照品（甲醇液）的峰高比较，得马钱子碱的绝对回收率；另将马钱子碱与士的宁峰高比代入标准曲线，计算测得药物浓度，与实际加入量比较，考察样品的方法回收率，结果见表 6 – 87。

表 6 – 87 马钱子碱的绝对回收率与方法回收率 ($\bar{x} \pm s$)

浓度（μg/ml）	绝对回收率（%）	方法回收率（%）
50	100.653 ± 1.56	96.711 ± 3.67
10	98.456 ± 0.670	90.539 ± 7.78
2	98.321 ± 5.791	106.386 ± 1.717
0.5	98.927 ± 1.290	94.521 ± 4.270
0.1	98.060 ± 0.517	106.303 ± 2.814

5. 药物动力学研究

（1）血药浓度经时曲线 马钱子碱隐形脂质体、普通脂质体以及马钱子碱溶液经大鼠尾静脉注射给药后的血药浓度经时曲线见图 6 – 10。

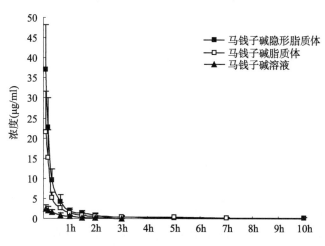

图 6 – 10 马钱子碱隐形脂质体、普通脂质体及马钱子碱溶液经
大鼠尾静脉注射后血浓经时曲线图 ($n = 6$, $\bar{x} \pm s$)

（2）房室模型拟合 将血药浓度数据用 3P97 药物动力学软件进行拟合，结果表明，经大鼠尾静脉注射（5mg/kg）马钱子碱隐形脂质体和普通脂质体及马钱子碱溶液后，隐形和普通脂质体在大鼠体内均符合三室模型，而溶液符合二室模型。

（3）药物动力学参数 用 3P97 药物动力学软件采用统计矩方法计算药物动力学参数，如表 6-88。可见与马钱子碱溶液相比，马钱子碱脂质体的 AUC 显著增加（$P < 0.01$），清除率 CL、表观分布容积 Vss 显著降低（$P < 0.05$），说明采用普通脂质体作为载体可以显著改善马钱子碱的体内行为。与普通脂质体相比，采用隐形脂质体作为载体后，$AUC_{0 \sim \infty}$、$AUC_{0 \sim t}$ 分别显著提高了 1.65 和 1.66 倍（$P < 0.05$），CL 也显著降低（$P < 0.05$）。体内平均驻留时间 MRT 也明显延长，与溶液组比较有显著性差异（$P < 0.05$），而普通脂质体与之相比却没有统计学意义上的显著提高。以上结果表明隐形脂质体是比普通脂质体更具有优势的马钱子碱静脉注射给药的新型载体。

表 6-88 马钱子碱隐形脂质体、普通脂质体及马钱子碱溶液大鼠尾静脉
给药后（5mg/kg）的主要药动学参数（$n = 6$, $\bar{x} \pm s$）

	马钱子碱溶液	马钱子碱脂质体	马钱子碱隐形脂质体
$AUC_{0 \sim \infty}$ [（$\mu g \cdot h$）/ml]	1.83 ± 0.63	9.97 ± 4.04 **	16.50 ± 3.55 *** △
$AUC_{0 \sim t}$ [（$\mu g \cdot h$）/ml]	1.80 ± 0.67	9.29 ± 4.08 **	15.41 ± 2.80 *** △
MRT（h）	0.77 ± 0.30	1.64 ± 0.69	2.21 ± 1.17 *
CL [L/（h·kg）]	3.03 ± 1.20	0.55 ± 0.16 *	0.31 ± 0.07 ** △
Vss（L/kg）	2.27 ± 1.40	0.73 ± 0.20 *	0.50 ± 0.29 *

注：以马钱子碱溶液组为对照，$^*P < 0.05$，$^{**}P < 0.01$，$^{***}P < 0.001$；以马钱子碱脂质体组为对照，$^{△}P < 0.05$。

（四）讨论

此前我们比较了马钱子碱溶液和马钱子碱脂质体在家兔体内药代动力学，结果表明，马钱子碱脂质体家兔耳静脉单次给药符合三室模型，而游离马钱子碱溶液符合二室模型。马钱子碱脂质体 AUC 较游离马钱子碱溶液增长了 2.5 倍。本实验的研究结果也发现，马钱子碱隐形及普通脂质体在大鼠体内也符合三室模型，游离溶液符合二室模型；而将其制成普通脂质体后，AUC 为游离溶液的 5.2 倍；制成隐形脂质体后，AUC 为游离溶液的 8.6 倍，CL、MRT 等其他药物动力学参数也有显著改善。也就是说本文有关房室模型拟合的结果重现了前文报道的结果，但本文制备的马钱子碱普通脂质体改善体内药物动力学性质的结果更加显著，并且本文首次证明隐形脂质体是比普通脂质体更为理想的马钱子碱静脉注射给药的载体。

经 PEG-DSPE 修饰后的隐形脂质体表面亲水性增加，能够有效避免调理素作用而避免被吞噬细胞识别，因而能逃避网状内皮系统的摄取而延长药物在血液中的滞留时间。本文的结果也证明，与普通脂质体相比，马钱子碱隐形脂质体的 CL 有了显著下降（$P < 0.05$）。必须指出的是，由于亲脂性是决定药物通过血脑屏障的关键因素，隐形脂质体表面的亲水性修饰会减少其进入中枢神经系统的量，从而有效避免马钱子碱的中枢神经毒性，这可能是隐形脂质体虽然大幅度提高了马钱子碱的血药浓度但在实验中却未观察到毒性反应的重要原因。

第七章　马钱子生物碱脂质体靶向给药制剂的研究

第一节　马钱子碱脂质体包封率测定方法的考察

目前的药理学研究证明马钱子碱具有抗肿瘤、镇痛、抗炎等多种活性，具有广阔的开发前景。

脂质体（liposomes）是一种新型的药物载体，使用脂质体包裹药物可以实现靶向、缓释、改善吸收等多种目的，能够显著地增强药效降低毒性，脂质体结构如图 7-1、图 7-2 所示。自 20 世纪 90 年代以来，已有阿霉素脂质体，两性霉素 B 脂质体等多个脂质体产品进入国际药品市场，并在临床上取得了满意的疗效。包封率是评价脂质体质量最重要的指标之一，我们在研制马钱子碱脂质体的基础上建立了利用凝胶柱色谱法测定马钱子碱脂质体包封率的方法。

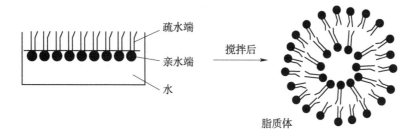

图 7-1　脂质体结构示意图

（一）实验材料

仪器：TU-1800S 紫外分光光度计（北京普析通用仪器有限责任公司）；AG-285 电子天平（瑞士 Mettler Tole-do 公司）；TDL80-2B 离心机（上海安亭科学仪器厂）。

试剂：马钱子碱对照品（日本和光纯药工业株式会社）；马钱子碱脂质体（采用硫酸铵梯度法自制）；葡聚糖凝胶 G-50（Pharmacia 公司）；其余试剂均为分析纯。

溶剂 I：无水乙醇－异丙醇（1:4，V/V）。

PBS：pH 7.4 磷酸盐缓冲液。

溶剂 II：溶剂 I－PBS（1:1，V/V）。

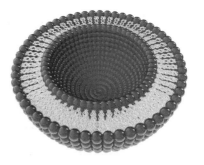

图 7-2　脂质体结构立体图

（二）方法与结果

1. 含量测定方法的建立

（1）测定波长的选择　取适量马钱子碱对照品、马钱子碱脂质体和空白脂质体，分别用溶剂Ⅱ溶解，以溶剂Ⅱ为空白对照，在 200~400nm 范围内进行光谱扫描。

马钱子碱对照品和马钱子碱脂质体在 264nm 处有最大吸收，空白脂质体在 264nm 处微有吸收，故选择 264nm 作为测定波长，并以空白脂质体同法处理作为空白校正。

（2）供试品溶液的制备　精密量取马钱子碱脂质体 0.5ml，用 PBS 定容至 10ml；从中精密量取 4ml 置刻度试管中，加入 4ml 溶剂Ⅰ后，摇匀，即得马钱子碱脂质体的供试品溶液。同法可得空白脂质体的供试品溶液。

（3）对照品溶液的制备　取马钱子碱对照品适量，精密称定，置 250ml 量瓶中，用 PBS 定容至刻度，适当超声使其溶解，得浓度为 81.2μg/ml 的马钱子碱对照品溶液。

（4）标准曲线的制备　分别精密吸取 5、10、15、20、25、30、35ml 81.2μg/ml 的马钱子碱对照品溶液置于 7 个 100ml 的量瓶中，用 PBS 定容至刻度，摇匀；以 PBS 作为空白，采用紫外分光光度计在 264nm 处测定以上 7 份标准液的吸光度。以吸光度（A）为纵坐标，马钱子碱浓度（C）为横坐标绘制标准曲线，得线性回归方程 $A = 0.0298C - 0.061$（$r = 0.9997$），可见马钱子碱在 4.06~28.42μg/ml 范围内与吸收度呈现良好的线性关系。

（5）精密度试验　取 4.06、16.24、28.42μg/ml（低、中、高浓度）的马钱子碱标准溶液，在 264nm 处测定吸光度，计算日内和日间精密度。低、中、高浓度的日内精密度分别为 0.59%、0.29%、0.14%（$n = 5$），日间精密度分别为 1.99%、0.24%、0.21%（$n = 5$）。

（6）重复性考察　取同一批号马钱子碱脂质体按上法制备 6 份马钱子碱脂质体的供试品溶液，再取同批次的空白脂质体制备空白脂质体供试品溶液，以空白脂质体供试品溶液为空白，在 264nm 处测定以上 6 份样品的吸收度并计算含量，$RSD = 1.35\%$。

（7）回收率试验　分别精密量取 81.2μg/ml 马钱子碱对照品溶液 1、3.5、7ml，每份平行 3 份，置于 9 个 10ml 量瓶中，每个量瓶中加入 0.5ml 空白脂质体，再用 PBS 定容至刻度，摇匀，从中精密量取 4ml 置刻度试管中，加入 4ml 溶剂Ⅰ后，摇匀，即得供试品溶液。

以空白脂质体供试品溶液为空白，在 264nm 处测定供试品溶液吸光度并计算回收率，结果见表 7-1。

表 7-1　测定脂质体中马钱子碱含量的回收率试验结果

NO.	加入量（μg）	测得量（μg）	回收率（%）	平均回收率（%）	RSD（%）
1	81.2	80.6	99.26		
2	81.2	82.6	101.72	100.61	1.24
3	81.2	81.9	100.86		
4	284.2	286.0	100.63		
5	284.2	285.3	100.39	100.86	0.61
6	284.2	288.6	101.55		
7	568.4	578.6	101.79		
8	568.4	580.6	102.15	101.75	0.41
9	568.4	575.9	101.32		

(8) 马钱子碱脂质体药物含量的测定 取马钱子碱脂质体，按"供试品溶液的制备"项下制备供试品溶液，以同批次的空白脂质体按同法处理作为空白校正，测定264nm 处的吸光度，代入标准曲线计算马钱子碱脂质体的药物浓度和含量。

2. 凝胶柱色谱法测定包封率

(1) 洗脱曲线的绘制 取 2.5g 葡聚糖凝胶 Sephadex G-50，用 150ml PBS 溶胀12h 以上，湿法装柱（玻璃柱，径高比 1.8/8.5）。精密量取 1ml 马钱子碱脂质体上柱洗脱，PBS 洗脱，流速 1ml/min，每流份 2ml，共收集 20 份；每份加等体积溶剂 I，混匀，以溶剂 II 为空白对照，在 264nm 处测定吸光度，绘制含药脂质体的洗脱曲线。

取 1ml 浓度为 0.5、0.25mg/ml 的马钱子碱游离药物溶液（溶剂为 PBS）以及 1ml空白脂质体分别上柱洗脱，同法绘制洗脱曲线。

洗脱曲线见图 7-3。可见：①脂质体与游离药物可以实现基线分离；②游离药物的含量增加不会影响到其在洗脱曲线中的位置；③收集第 2~7 份共 12ml 测定马钱子碱脂质体含量，收集第 8~17 份共 20ml 测定未包封的游离药物含量。

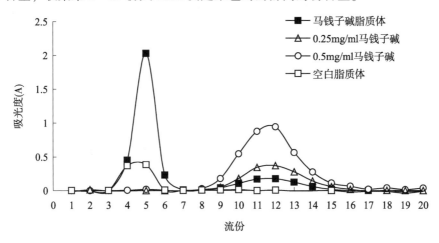

图 7-3 马钱子碱脂质体，马钱子碱游离药物和空白脂质体的洗脱曲线

(2) 回收率试验 取 0.5、1、1.5ml 同一批次的马钱子碱脂质体，直接加 PBS 定容至 50ml 量瓶中，摇匀，用以测定上柱前的总药量；另取 0.5、1、1.5ml 马钱子碱脂质体上柱洗脱，将所得洗脱液转移至 50ml 量瓶中，用 PBS 定容至刻度，摇匀，用以测定上柱后的总药量。按上法制备供试品溶液，以同批次的空白脂质体按同法处理作为空白校正，测定 264nm 处的吸光度，代入标准曲线计算马钱子碱脂质体上柱前后的药物含量。结果见表 7-2。

表 7-2 回收率试验结果（一）

马钱子碱脂质体药物含量（μg）		收率（%）
上柱前	上柱后	
376.17	359.40	95.54
705.03	681.54	96.67
1020.47	1003.69	98.36

精密吸取空白脂质体0.5ml 和0.5ml 不同浓度（1、0.5、0.25mg/ml）马钱子碱游离药物溶液（溶剂为 PBS），上柱洗脱，收集游离药物的洗脱液，测定药物浓度并计算测得量，计算回收率，结果见表7-3。

表7-3　回收率试验结果（二）

| 游离药物含量（μg） | | 收率（%） |
加入量	测得量	
125.00	123.77	99.01
250.00	242.12	96.85
500.00	499.19	99.84

（3）包封率的测定方法　精密吸取马钱子碱脂质体1.0ml，上柱洗脱，收集含药脂质体的洗脱液和游离药物的洗脱液，取同一批次空白脂质体同法操作，作为空白校正。分别测定两批洗脱液的吸光度并计算脂质体中药物含量 M_1 和游离药物含量 M_2，计算包封率（Encapsulation efficiency，EE）。计算公式如下。

$$EE（\%）= [M_1 / (M_1 + M_2)] \times 100$$

（4）马钱子碱脂质体包封率的测定　分别按1:30、1:25、1:20的药脂比（g/g）采用硫酸铵梯度法制备马钱子碱脂质体，按上法测定包封率。结果见表7-4，可见包封率随磷脂用量的减少而下降。

表7-4　包封率测定结果

批　号	药脂比	M_1	M_2	EE%
061019a	1:30	602.38	195.61	75.49
061019b	1:25	710.43	284.60	71.40
061019c	1:20	827.88	427.69	65.94

（三）讨论

有报道凝胶柱色谱回收率试验方法是将含药脂质体上柱洗脱后分离除去未包封的游离药物，再从脂质体洗脱液吸取适量上柱洗脱，测定洗脱前后的含药脂质体含量计算回收率。这种方法的缺点是经过两次洗脱（同时也是稀释）过程后含药脂质体的浓度过低，可能已经低于标准曲线的下限。因此本文在回收率试验中没有采取这种方法，而是分别测定马钱子碱脂质体（含游离药物）以及游离药物与空白脂质体上柱洗脱后的回收率，结果表明这两个回收率均符合要求，实际上也就证明了马钱子碱脂质体（不含游离药物）的回收率也符合要求，从而为凝胶柱色谱法的回收率试验提供了一条新的思路。凝胶柱色谱法的回收率试验主要是为了检验凝胶柱是否会吸附脂质体或游离药物。

本研究采用硫酸铵梯度法制备马钱子碱脂质体，在制备过程中需要先制备空白脂质体然后再通过主动载药包封药物，因此在含量测定过程中采用空白脂质体作为对照不会额外增加制备的工作量。

也有采用加入 1/5 体积比的浓硝酸与马钱子碱洗脱液发生显色反应后通过比色法测定马钱子碱的含量，但我们在实验中发现该反应影响因素较多，且生成的显色产物稳定性不理想。

第二节　硫酸铵梯度法制备马钱子碱脂质体的影响因素考察

马钱子碱具有较显著的抗癌、镇痛抗炎和免疫调节作用，但是由于其具有毒性大、消除快的缺点，限制了临床应用。脂质体作为一种新型载体，可以明显改善药物的体内药物动力学特性和组织分布，达到靶向和缓释的效果，因此本文采用硫酸铵梯度法制备了马钱子碱脂质体，并系统考察了工艺及处方因素对包封率的影响。

（一）实验材料

仪器：752 紫外分光光度计（上海菁华科技仪器有限责任公司）；RE－52AA 旋转蒸发仪（上海亚荣生化仪器厂）；HH－6 数显恒温水浴锅（江苏省金坛市荣华仪器制造有限公司）；JY92－Ⅱ超声波细胞粉碎机（宁波新芝生物科技股份有限公司）。

药品与试剂：马钱子碱（日本和光纯药工业株式会社，批号：059－17）；葡聚糖凝胶 Sephadex G－50（Pharmacia 公司，进口分装）；大豆磷脂（德国 lipoid 公司）；胆固醇（中国慧兴生化试剂有限公司）；其他试剂均为分析纯。

（二）实验方法

1. 马钱子碱脂质体制备

按重量比 6∶1 称取卵磷脂和胆固醇，加入无水乙醇，适当超声使其溶解，以 5ml/min 的速度注入磁力搅拌的硫酸铵溶液中，减压蒸发除去乙醇，探头超声匀化后，用 pH 7.4 PBS 溶液透析除去外水相硫酸铵，制得空白脂质体。取空白脂质体加入等量 1.8mg/ml 马钱子碱 PBS 溶液，恒温磁力搅拌，即得马钱子碱脂质体。

2. 含量测定

（1）马钱子碱溶液的配制　精密称取 0.025g 马钱子碱，置于 250ml 的量瓶中，用 pH 7.4 PBS 定容至刻度，得浓度为 100μg/ml 的马钱子碱储备液。

（2）标准曲线的制备　精密量取马钱子碱对照品储备液 0.3、0.7、1.1、1.5、1.9、2.3、3.1ml 置于 7 个 10ml 的量瓶中，用 PBS 定容至刻度，摇匀，配成一系列浓度水平的溶液，以 PBS 作为空白，在 264nm 处测定吸光度 A，以 A 与浓度 C 作线性拟合，得回归方程 $A = 0.0282C + 0.0013$（$r = 0.9994$），可见马钱子碱在 3.00～31.00μg/ml 浓度范围内与吸收度呈现良好的线性关系。

（3）回收率与精密度　取上述 3.00、15.00、31.00μg/ml 低、中、高三个浓度的马钱子碱标准溶液进行回收率与精密度实验，结果表明，回收率与精密度均符合分析要求。

3. 包封率的测定

（1）马钱子碱脂质体洗脱曲线绘制　精密吸取马钱子碱脂质体 1.0ml，上 Sephadex

G-50柱用pH 7.4 PBS洗脱,流速1ml/min,每份2ml,共收集20份;每份加破膜剂(异丙醇:无水乙醇=4:1)2ml,混匀至透明,以PBS液:破膜剂(1:1)的混合溶液为空白对照,在264nm处测定吸光度,绘制脂质体流出曲线。另取100μg/ml马钱子碱游离溶液1ml按上述操作,绘制马钱子碱游离溶液流出曲线。结果见图7-4。

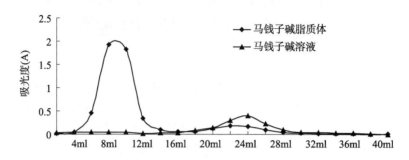

图7-4 马钱子碱脂质体及其溶液在Sephadex G-50柱上的洗脱曲线

(2)马钱子碱脂质体包封率的测定 精密吸取马钱子碱脂质体1.0ml,上Sephadex G-50柱用pH 7.4 PBS洗脱,依据洗脱曲线分别收集前16ml含药脂质体的洗脱液和后24ml游离药物的洗脱液,取同一批次空白脂质体同法操作,作为空白校正。分别测定两批洗脱液的吸光度,计算其相应的脂质体中药物含量和游离药物含量,并计算包封率。

4. 硫酸铵梯度法制备过程中不同因素的影响

按上法制备马钱子碱脂质体,考察不同工艺因素及处方因素对脂质体包封率的影响。

(三) 实验结果

1. 工艺因素对马钱子碱脂质体包封率的影响

(1)载药温度的影响 按上述方法制备马钱子碱脂质体,载药温度分别为0、20、40、60℃,载药时间为20min,其包封率结果见图7-5。

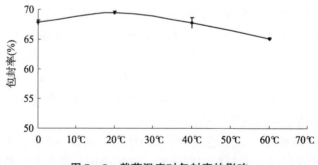

图7-5 载药温度对包封率的影响

(2)载药时间的影响 按上述方法制备马钱子碱脂质体,温度为20℃,载药时间为5、10、20、40min,其包封率结果见图7-6。

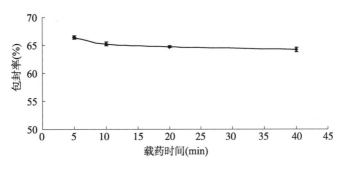

图7-6 载药时间对包封率的影响

（3）探头超声次数的影响 按上述方法制备空白脂质体，探头超声次数分别为50、100、200、400次，考察探头超声次数对马钱子碱脂质体包封率的影响，结果见图7-7。

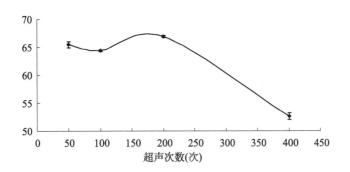

图7-7 探头超声次数对包封率的影响

上述结果表明，所考察的工艺因素中对包封率影响最大的为探头超声次数，其次为载药温度和载药时间。因此确定探头超声200次，载药温度20℃，载药时间5min为最佳制备工艺条件，并将其应用于下面处方因素考察中。

2. 处方因素对马钱子碱脂质体包封率的的影响

（1）硫酸铵浓度的影响 按上述方法制备马钱子碱脂质体，硫酸铵浓度分别为0.15、0.20、0.25mol/L其包封率结果见图7-8。

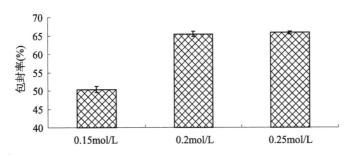

图7-8 硫酸铵浓度对包封率的影响

（2）乙醇体积的影响 按上述方法制备马钱子碱脂质体，固定硫酸铵体积为10ml加入乙醇体积分别为2、4、8ml，其包封率结果见图7-9。

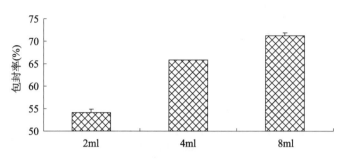

图 7 – 9 乙醇体积对包封率的影响

（3）膜材比例的影响 用磷脂:胆固醇质量比 6∶1、3∶1、1∶1 为膜材，按上述方法制备马钱子碱脂质体，其包封率结果见图 7 – 10。

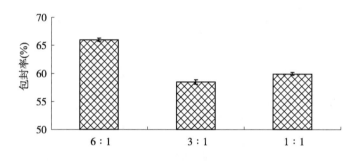

图 7 – 10 膜材比例对包封率的影响

（4）磷脂浓度的影响 磷脂浓度为 12、18、24mg/ml，按上述方法制备马钱子碱脂质体，其包封率结果见图 7 – 11。

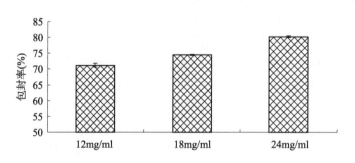

图 7 – 11 磷脂浓度对包封率的影响

（5）处方因素中乙醇体积对包封率的影响大于磷脂浓度大于膜材比例，最优处方为按重量比 6:1 称取 240mg 卵磷脂和 40mg 胆固醇，加入 8ml 无水乙醇溶解后，注入 10ml 0.2mol/L 硫酸铵溶液中。

3. 优化处方与工艺的验证

用最优处方工艺制备三批脂质体，测得包封率为 80.38%、80.78%、80.29%，平均值为 80.48%，*RSD* 为 0.32%。实验证明，所优化得到的工艺与处方合理可行，可用于马钱子碱脂质体的制备。

（四）讨论

（1）马钱子碱脂质体有显著的抑制荷瘤小鼠肿瘤生长作用，且作用明显强于马钱子碱，并对小鼠造血、免疫系统以及肝肾的毒性低。同时，马钱子碱脂质体能显著提高皮肤外用马钱子碱的镇痛和抗炎效果，现已初步应用于临床治疗类风湿关节炎。因此马钱子碱脂质体的处方与工艺研究对于未来马钱子碱的临床应用具有重要意义。

（2）刘陶世等发现硫酸铵溶液用量对马钱子碱包封率的影响显著，本实验通过固定硫酸铵溶液用量，改变乙醇用量也发现了这一点。此外，我们还发现硫酸铵浓度和磷脂浓度也是影响包封率的重要因素。本文通过优化处方工艺在保证包封率符合《中国药典》规定的80%标准的同时，最终将马钱子碱的浓度从文献报道的0.25、0.45mg/ml 提高到0.90mg/ml，而磷脂浓度从15mg/ml 降低至12mg/ml，大大提高了载药量。

（3）张路等采用薄膜 – 超声分散法制备 1mg/ml 马钱子碱脂质体包封率为61.24%，本实验也曾尝试用薄膜法制备，但包封率不高。考察马钱子碱的油水分布系数发现马钱子碱兼有一定的脂溶性和水溶性，可能是脂质体中的部分马钱子碱溶解到外水相中所致。而硫酸铵梯度法制备的马钱子碱脂质体使马钱子碱以硫酸盐的形式稳定存在于内水相中，故而可得到较高包封率的脂质体。

第三节 马钱子碱隐形脂质体的制备与性质研究

马钱子具有确切的抗肿瘤作用。目前的研究表明，在马钱子生物碱中，马钱子碱的抗肿瘤活性显著高于士的宁、马钱子碱氮氧化物、异士的宁等其他生物碱成分；而采用脂质体作为载体能够显著提高马钱子碱的抗肿瘤效果。

隐形脂质体（stealth liposome），又称为长循环脂质体，是利用二硬脂酰乙醇胺 – 聚乙二醇 2000（DSPE – PEG2000）对脂质体进行表面修饰，显著提高亲水性，通过有效避免网状内皮系统巨噬细胞的摄取，提高药物的肿瘤靶向性以改善药效。目前国外上市的抗肿瘤药物脂质体制剂如阿霉素脂质体等都应用了隐形脂质体技术，并证实能进一步减毒增效。因此，我们在马钱子碱脂质体研究的基础上开展了马钱子碱隐形脂质体的研究，制备出包封率合格、载药量更高的马钱子碱隐形脂质体，并比较了马钱子碱隐形脂质体与普通脂质体的体外药剂学性质特点。

（一）实验材料

仪器：HP1100 Series 高效液相色谱仪（美国 Agilent 公司）；752 紫外分光光度计（上海菁华科技仪器有限责任公司）；RE – 52AA 旋转蒸发仪（上海亚荣生化仪器厂）；BS124S 电子天平（德国赛多利斯公司）；JY92 – Ⅱ超声波细胞粉碎机（宁波新芝生物科技股份有限公司）；RYJ – 6A 型药物透皮扩散仪（上海黄海药检仪器厂）；PCS3000 纳米粒径测定仪 Zetasizer（英国马尔文公司）。

药品与试剂：马钱子碱对照品（中国药品生物制品检定所，批号：110706 – 200505）；马钱子碱（日本和光纯药工业株式会社，批号：059 – 17）；大豆磷脂

（德国 Lipoid 公司，批号：790549 - 1）；胆固醇（分析纯，中国慧兴生化试剂有限公司）；二硬脂酰乙醇胺 - 聚乙二醇 2000（DSPE - PEG2000，纯度 > 98%，德国 Lipoid 公司，批号：882012 - 1）；Sephadex G - 50（Pharmacia 公司，进口分装）；其他试剂均为分析纯。

（二）实验方法

1. 脂质体的制备

（1）马钱子碱隐形脂质体的制备　按摩尔比 55∶45∶5 称取磷脂、胆固醇和 DSPE - PEG2000，加入无水乙醇，适当超声使其溶解，以 5ml/min 的速度注入磁力搅拌的硫酸铵溶液中，减压蒸发除去乙醇，探头超声匀化后，用 pH 7.4 PBS 溶液透析除去外水相硫酸铵，制得空白隐形脂质体。取空白隐形脂质体加入等体积 1.8mg/ml 马钱子碱 PBS 溶液，恒温磁力搅拌，即得 0.9mg/ml 马钱子碱隐形脂质体。

（2）马钱子碱普通脂质体的制备　除了膜材中没有 DSPE - PEG2000 外，其余同上法操作，即得 0.9mg/ml 马钱子碱普通脂质体。

2. 含量测定

（1）马钱子碱对照品溶液的配制　精密称取 25.0mg 马钱子碱对照品，置于 250ml 的量瓶中，用 pH 7.4 PBS 定容至刻度，得浓度为 100μg/ml 的马钱子碱对照品溶液。

（2）标准曲线的制备　精密量取马钱子碱对照品溶液 0.3、0.7、1.1、1.5、1.9、2.3、3.1ml 置于 7 个 10ml 的量瓶中，用 PBS 定容至刻度，摇匀，配成一系列浓度水平的溶液，以 PBS 作为空白，在 264nm 处测定吸光度 A，以 A 与浓度 C 作线性回归得标准曲线。

（3）精密度试验　取上述 3、15、31μg/ml 低、中、高三个浓度的马钱子碱标准溶液重复测定 5 次，计算 RSD 值。

（4）回收率试验　分别精密量取 100μg/ml 马钱子碱对照品溶液 0.6、3.0、6.2ml，每份平行 3 份，置于 9 个 10ml 量瓶中，每个量瓶中加入 0.5ml 空白隐形脂质体，再用 PBS 定容至刻度，摇匀，从中精密量取 4ml 置刻度试管中，加入 4ml 破膜剂（无水乙醇:异丙醇 = 1∶4，V/V）后，混匀，即得供试品溶液。以空白隐形脂质体供试品溶液为空白，在 264nm 处测定供试品溶液吸光度并计算回收率。

（5）含量测定　分别测定三批马钱子碱隐形脂质体和普通脂质体的含量。

3. 包封率的测定

（1）洗脱曲线的绘制　精密吸取马钱子碱隐形脂质体、马钱子碱脂质体各 1.0ml 分别上 Sephadex G - 50 柱（1cm × 27cm）用 pH 7.4 PBS 洗脱，流速 1ml/min，每份 2ml，共收集 18 份；每份加破膜剂 2ml，混匀，以 PBS 液:破膜剂（1∶1）的混合溶液为空白，在 264nm 处测定吸光度，绘制洗脱曲线。另取 0.9mg/ml 马钱子碱游离溶液 1ml 按上述操作，绘制马钱子碱游离溶液洗脱曲线。

（2）上柱回收率的测定　精密吸取马钱子碱隐形脂质体、马钱子碱脂质体各 1.0ml 分别上柱洗脱后收集含药脂质体和游离药物，测定两部分洗脱液的药物总量，以两者之和与上柱前脂质体中的总药量相比计算回收率。

（3）包封率的测定　精密吸取马钱子碱隐形脂质体、马钱子碱普通脂质体各

1.0ml，上柱洗脱，依据洗脱曲线含药脂质体的洗脱液和游离药物的洗脱液，取同一批次空白脂质体同法操作，作为空白校正。分别测定两部分洗脱液的吸光度，计算其相应的脂质体中药物含量和游离药物含量，并计算包封率。

包封率 = ［脂质体中药物含量/（脂质体中药物含量 + 游离药物含量）］×100

4. 粒径的测定

取脂质体混悬液，用重蒸水稀释至适宜浓度，用 Zetasizer 测定仪测定脂质体的粒径。分别测定载药前后隐形脂质体和普通脂质体的粒径。

5. 释放度考察

（1）色谱条件　色谱柱为汉邦 C_{18} 柱（250mm×4.60mm，5μm）；流动相：乙腈 -0.01 mol/L 庚烷磺酸钠与 0.02mol/L 磷酸二氢钾等量混合（用10%磷酸调 pH 值2.8）(24∶76)；检测波长：264nm；流速：1.0ml/min；进样量：20μl；柱温：30℃。

（2）标准曲线　取马钱子碱对照品溶液用 PBS 分别稀释到 0.5、1、2.5、5、10、15μg/ml，HPLC 测定峰面积，以峰面积 A 对浓度 C 进行回归得标准曲线。

（3）精密度　取 1、5、15μg/ml 马钱子碱对照品溶液分别进样测定 5 次，计算 RSD 值。

（4）释放度实验　取 0.9mg/ml 的马钱子碱隐形脂质体和普通脂质体各 1.5ml，装于透析袋内，两端夹好后置于两个盛有 100ml 等渗 pH 7.4 PBS 的三角瓶中，于透皮仪上恒温磁力搅拌，温度（37 ± 0.5）℃，转速为 300r/min，于不同时间点取样 1ml，HPLC 法测定浓度，计算累积释放百分数（Q），并立即补充 PBS 1ml。实验重复 3 次。

为了考察血浆对脂质体释放度的影响，在透析袋中加入 1.5ml 新鲜大鼠血浆和 1.5ml 脂质体后重复上述释放度实验。

6. 沉降稳定性

取马钱子碱隐形脂质体和普通脂质体各 2ml，4000r/min 离心 15min，观察沉淀情况。

（三）实验结果

1. 含量测定

（1）标准曲线　回归方程 $A = 0.0282C + 0.0013$（$r = 0.9994$），可见马钱子碱在 3～31μg/ml 浓度范围内与吸收度呈现良好的线性关系。

（2）精密度　3、15、31μg/ml 马钱子碱对照品溶液的 RSD 值分别为 0.56%、0.13%、0.07%。

（3）回收率　3、15、31μg/ml 三个浓度的回收率分别为 99.5% ±3.8%，98.4% ±0.7% 和 97.9% ±0.4%（$n = 3$）。

（4）含量测定　最终制得的马钱子碱隐形脂质体和普通脂质体的浓度均为 0.9mg/ml，磷脂浓度为 12mg/ml，载药量为 0.075mg/mg。

2. 包封率的测定

（1）洗脱曲线　马钱子碱隐形脂质体、普通脂质体和溶液上 Sephadex G - 50 柱后的洗脱曲线如图 7 - 12 所示。可见：①马钱子碱隐形脂质体和普通脂质体的洗脱曲线基本相同；②脂质体和未包封的游离药物可以实现完全分离，第 1～7 管为含药脂质体，第 8～16 管为游离药物；③采用浓度与脂质体相同的马钱子碱溶液上柱后出峰位置仍然在第 8～16 管，说明本法的分离效果可以得到保证。

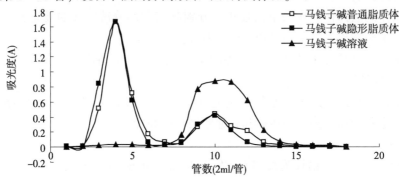

图 7-12　洗脱曲线

（2）上柱回收率的测定　马钱子碱隐形脂质体和马钱子碱普通脂质体的上柱回收率分别为 95.7% ±2.2% 和 99.1% ±4.1%（$n=3$）。说明凝胶柱对脂质体没有吸附作用。

（3）包封率的测定　测定三批马钱子碱隐形脂质体和马钱子碱普通脂质体的包封率分别为 80.7% ±0.5% 和 80.5% ±0.3%。可见隐形材料的加入不会影响脂质体对马钱子碱的包封效果。

3. 粒径的测定

隐形脂质体载药前后的平均粒径分别为 102.3nm 和 103.5nm，多分散系数（polydispersity）分别为 0.21 和 0.22。普通脂质体载药前后的平均粒径分别为 169.0nm 和 169.4nm，多分散系数分别为 0.15 和 0.13。可见：①主动载药过程对脂质体的粒径没有影响；②隐形脂质体的粒径明显小于普通脂质体，已经基本达到纳米级。

4. 释放度实验

（1）标准曲线　$A = 29.209C - 6.9154$，$r = 0.9995$。

（2）精密度　1、5、15μg/ml 马钱子碱对照品溶液连续进样的 RSD 值分别为 0.94%、5.54% 和 0.96%。

（3）释放度实验　如图 7-13 所示。未加血浆组，马钱子碱隐形脂质体和普通脂质体 10h 的累积释放度分别为 23.7% ±0.7% 和 39.3% ±1.6%（$n=3$）；加入血浆组，两者分别为 15.9% ±0.5% 和 26.1% ±1.1%（$n=3$）。可见，无论加血浆与否，马钱子碱从隐形脂质体中的释放均明显慢于普通脂质体。

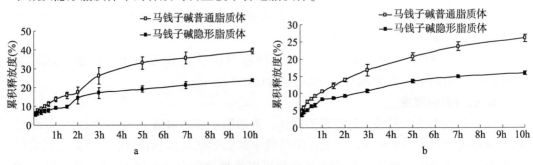

图 7-13　马钱子碱脂质体的释放曲线（$n=3$）

a. 不含血浆；b. 含血浆

5. 沉降稳定性

离心后，马钱子碱隐形脂质体和普通脂质体均未观察到有沉淀产生。

（四）小结与讨论

隐形脂质体作为抗肿瘤药物的载体可以显著提高药物的治疗指数并已经在临床实践中得到应用，因此我们在普通脂质体研究的基础上进一步研究采用隐形脂质体作为马钱子碱抗肿瘤应用的载体。此前，我们尝试采用 PEG 对马钱子碱脂质体进行修饰来实现隐形的效果，但由于 PEG 亲水性太强，不能在亲脂性的脂质体表面牢固结合达到理想的修饰效果，因此改用目前公认的隐形材料 DSPE－PEG 进行修饰，以期解决这一问题。

本文的研究结果表明，①隐形材料的加入不会影响马钱子碱的包封率，所制得的马钱子碱隐形脂质体和普通脂质体的药脂比为 1∶13，且包封率达到《中国药典》80% 的要求，与前文药脂比 1∶30 的结果相比，载药效率显著增加。②所制备的马钱子碱隐形脂质体粒径显著减小到约 100nm，达到抗肿瘤药物脂质体的理想粒径范围。③释放度实验结果表明，无论在血浆中还是在等渗 PBS 中，马钱子碱隐形脂质体的释放度均明显低于普通脂质体，提示其体内稳定性更高，能够更有效地将药物送达靶部位。④马钱子碱隐形脂质体和普通脂质体的沉降稳定性良好。

游离马钱子碱能够快速通过透析袋达到浓度平衡，因此可以采用透析法来测定释放度。值得注意的是，两种马钱子碱脂质体的体外释放度在 90～180min 之间存在一个突然加速释放的过程（图 7－13A）。主动载药法制备马钱子碱脂质体的机制是脂质体膜内外存在 pH 梯度，马钱子碱在外水相中性条件下主要以分子型存在，在浓度差驱使下通过脂质体双分子层进入内水相，由于内水相是酸性的，因此成盐而转变为离子型，极性增强而不能再回到外水相。而在释放度实验中，采用 pH 7.4 等渗 PBS 作为介质，在释放过程中，在外界中性 pH 长时间的作用下，脂质体内的 pH 很可能会升高，导致被包封的部分离子型马钱子碱转化为非极性更强的分子型，在内外浓度差的驱使下进入外水相，产生一个加速释放的现象。

血浆的加入由于血浆蛋白与脂质体之间存在脂交换作用往往会破坏脂质体的稳定性从而加速释放。但本研究的结果却与之相反，虽然加入血浆后马钱子碱隐形脂质体的释放仍然显著低于普通脂质体，但与未加入时相比，两者的释放度反而有所降低，这提示马钱子碱有可能具有较强的血浆蛋白结合能力，从而延缓了通过透析袋的速度。

有采用测定 4000r/min 离心前后在 700nm 吸光度计算稳定常数来评价脂质体沉降稳定性的报道。由于此条件下离心不能使马钱子碱两种脂质体产生沉淀，无法准确测定稳定常数的值，因此本研究只描述了定性观察的结果。

第四节　马钱子总生物碱隐形脂质体的制备

马钱子生物碱类成分具有确切的抗肿瘤效果；而采用脂质体作为载体能够显著提高马钱子生物碱的抗肿瘤作用。

隐形脂质体（stealth liposome），又称为长循环脂质体，是利用二硬脂酰乙醇胺－

聚乙二醇2000（DSPE－PEG2000）对脂质体进行表面修饰，显著提高亲水性，通过有效避免网状内皮系统巨噬细胞的摄取，提高药物的肿瘤靶向性以改善药效。目前国外上市的抗肿瘤药物脂质体制剂如阿霉素脂质体等都应用了隐形脂质体技术，并证实能进一步减毒增效。

（一）实验材料

仪器：752紫外分光光度计（上海菁华科技仪器有限责任公司）；RE－52AA旋转蒸发仪（上海亚荣生化仪器厂）；BS124S电子天平（德国赛多利斯公司）；JY92－Ⅱ超声波细胞粉碎机（宁波新芝生物科技股份有限公司）；TP－5智能透皮扩散仪（南京新联电子设备有限公司）；PCS3000纳米粒径测定仪Zetasizer（英国马尔文公司）。

药品与试剂：马钱子购于南京药业股份有限公司，经鉴定为是马钱科植物马钱（*Strychnos nux－vomica* L.）的干燥成熟种子。马钱子碱（中国药品生物制品检定所，含量测定用，批号：110706－200505）；大豆磷脂（德国Lipoid公司，批号：790549－1）；胆固醇（分析纯，中国慧兴生化试剂有限公司）；二硬脂酰乙醇胺－聚乙二醇2000（DSPE－PEG2000，纯度＞98%，德国Lipoid公司，批号：882012－1）；Sephadex G－50（Pharmacia公司，进口分装）；其他试剂均为分析纯。

动物：ICR小鼠，雌雄各半，18～22g，南京中医药大学动物实验中心提供，许可证：SCXK（苏）2002－0031。

（二）方法与结果

1. 马钱子的炮制（砂烫法）

取洁净细砂，置铁锅中，加热至230℃左右（用温程400℃的温度计距锅底3mm处测量），投入马钱子，掩盖片刻，然后不断翻动，约3min，至马钱子鼓起爆裂并呈棕黄色时迅速出锅。

2. 马钱子总生物碱的含量测定

精密吸取样品溶液0.5ml，真空干燥除去溶剂，分别加入pH 7.2浓度为0.25mg/ml的溴麝香草酚蓝显色液和6ml三氯甲烷，密塞，剧烈振摇2min，转移至分液漏斗，静置6h，分取三氯甲烷层，416nm测定吸光度，计算以马钱子碱计总生物碱的含量。

3. 马钱子总生物碱的提取

取马钱子制品粉末（过20目筛，45℃干燥6h）约10g，精密称定重量，加15%氨水1ml湿润，密塞静置3h，加三氯甲烷50ml，置40℃恒温水浴振荡器中振荡提取12h，提取液过滤，残渣＋15%氨水1ml＋三氯甲烷50ml，重复恒温水浴振荡提取共5次。合并提取液，减压回收三氯甲烷浓缩并定容至50ml。

4. 总生物碱纯化工艺的考察

精密吸取50ml三氯甲烷提取液，真空干燥得提取物，精密称重。用50ml（3→100）硫酸超声溶解，4000r/min离心10min，取上清液，用40%NaOH调pH到12.0，用25ml三氯甲烷萃取5次，合并三氯甲烷液，减压回收三氯甲烷，浓缩后用三氯甲烷定容至50ml。

分别重复以上纯化步骤0、1、2、3次后，从50ml三氯甲烷提取液中精密吸取0.1ml

用三氯甲烷稀释至5ml，从中精密吸取0.5ml，采用上法测定以马钱子碱计的总生物碱含量、并折算50ml三氯甲烷提取液中的总含量，剩余的三氯甲烷提取液减压回收溶剂并真空干燥得提取物，精密称重。以测定的总生物碱含量与提取物总重的比值计算纯度。

结果见表7-5。可见纯化3次后，总生物碱的纯度基本满意。因此将前项下制得的提取物纯化3次后制得总生物碱，并用于制备隐形脂质体。

表 7-5 马钱子总生物碱提取物的纯度

纯化次数	总生物碱含量（mg）	提取物重量（mg）	纯度（%）
0	233	665	35.04
1	218	283	77.03
2	194	209	92.82
3	187	194	96.39

5. 马钱子总生物碱隐形脂质体的制备与性质考察

（1）隐形脂质体的制备 按摩尔比55∶45∶5称取磷脂、胆固醇和DSPE-PEG2000，加入无水乙醇，适当超声使其溶解，以5ml/min的速度注入磁力搅拌的硫酸铵溶液中，减压蒸发除去乙醇，探头超声匀化后，微孔滤膜过滤，用pH 7.4 PBS透析除去外水相硫酸铵，制得空白隐形脂质体。取马钱子总生物碱提取物，加入适量空白隐形脂质体中，恒温磁力搅拌，即得马钱子总生物碱隐形脂质体，浓度为0.25mg/ml。除了膜材中没有DSPE-PEG2000外，其余同法操作，即得同浓度的马钱子总生物碱普通脂质体。

（2）粒径的测定 取脂质体混悬液，用重蒸水稀释至适宜浓度，用Zetasizer测定仪测定马钱子总生物碱普通脂质体和隐形脂质体的粒径。结果如图7-14。马钱子总生物碱普通脂质体和隐形脂质体的平均粒径分别为163.4nm和106.5nm，多分散系数分别为0.22和0.08。可见隐形脂质体的粒径明显减小，且更加均匀。

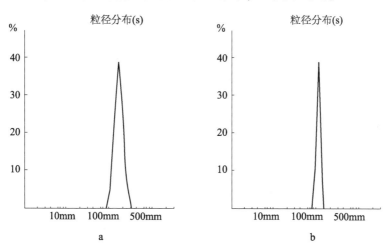

图7-14 马钱子总生物碱脂质体的粒径
a. 普通脂质体；b. 隐性脂质体

（3）洗脱曲线的绘制 精密吸取马钱子总生物碱隐形脂质体、普通脂质体各0.5ml分别上Sephadex G-50柱（1cm×27cm）用pH 7.4 PBS洗脱，流速1ml/min，每份

2ml，共收集 18 份；每份加破膜剂（异丙醇:无水乙醇 = 4：1，*V/V*）2ml，混匀，以 PBS 液:破膜剂（1:1）的混合溶液为空白，在 260nm 处测定吸光度，绘制洗脱曲线。见图 7 – 15。可见脂质体和未包封的游离药物可以实现完全分离，第 1 ~ 7 管为含药脂质体，第 8 ~ 16 管为游离药物。

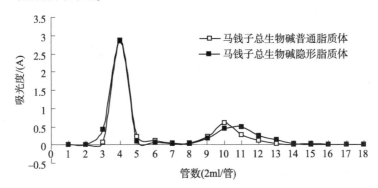

图 7 – 15　马钱子总生物碱普通脂质体与隐形脂质体的洗脱曲线

（4）包封率的测定　精密吸取马钱子总生物碱隐形脂质体、普通脂质体各 0.5ml 分别上柱洗脱，收集含药脂质体和游离药物。游离药物部分用 10ml 三氯甲烷反复萃取 3 次，合并三氯甲烷液，减压浓缩并定容至 2ml，从中精密吸取 0.5ml 按"马钱子总生物碱的含量测定"项下测定总生物碱浓度并计算游离部分按马钱子碱计的总生物碱含量，计算包封率。包封率 = ［（总生物碱投药量 – 游离部分总生物碱含量）/总生物碱投药量］×100。其中总生物碱投药量为按马钱子碱计的总生物碱含量。0.25mg/ml 马钱子总生物碱隐形脂质体和普通脂质体的平均包封率分别为 80.97% 和 73.01%（*n* = 3）。可见隐形脂质体的包封率优于普通脂质体。

（三）小结与讨论

马钱子作为"以毒攻毒"的传统代表药物广泛应用于癌症的临床治疗，具有确切的抗肿瘤效果且没有免疫抑制作用，此外还具有镇痛抗炎作用可同时治疗癌性疼痛，可以"多管齐下"地治疗癌症。但其强烈的中枢神经毒性严重限制了临床应用的安全性。

脂质体作为马钱子生物碱的载体已被证明能够显著地增强其抗肿瘤效果。但到目前为止，仅有用于马钱子碱单体成分载体的研究报道且未见急性毒性方面的比较研究。脂质体作为中药成分的载体研究目前有两大问题：①主要包裹中药单体活性成分。中药的特色之一在于多成分多靶点协同作用，中药单成分脂质体本质上与西药脂质体没有区别，并不能体现出中药的优势。②多为普通脂质体作为中药成分载体的报道，第二代隐形脂质体技术还很少应用于中药领域。

因此，我们用隐形脂质体作为马钱子总生物碱有效部位的载体，尝试解决以上两个问题。实验结果表明，隐形脂质体能够有效包裹总生物碱部位，并且能够显著降低其急性毒性。此前的药物动力学研究表明，与溶液相比，普通脂质体和隐形脂质体分别能够使马钱子碱在血浆中的 AUC 提高到 5.2 倍和 8.6 倍。从以上结果可见，脂质体可以显著提高马钱子总生物碱的治疗指数，隐形脂质体的效果优于普通脂质体。

洗脱曲线的绘制为定性研究，因此波长选择了马钱子碱和士的宁都有吸收的 260nm。该波长是《中国药典》中 HPLC 法同时测定这两个成分的检测波长。

由于磷脂对酸性染料比色测定总生物碱含量有干扰，因此在计算包封率时采用的是用总量减去游离药物含量的方法。此外，我们还发现《中国药典》测定马钱子中马钱子碱和士的宁的 HPLC 方法若用于测定脂质体中的马钱子碱和士的宁则回收率明显偏低，可能也是磷脂干扰所造成的。进一步的研究还需要解决这两个分析方法上的问题，以便未来全面控制马钱子总生物碱脂质体的质量。

参考文献

[1] Alhaider AA, Lei SZ, Wilcox GL. Spinal 5 – HT$_3$ receptor – mediated antinociception: possible release of GABA [J]. J Neurosci, 1991, 11 (7): 1881 – 1888.

[2] Ford APDW, Clarke DE. The 5 – HT$_4$ receptors [J]. Med Res Rev, 1993, 13 (6): 633 – 662.

[3] Barlund M, Forozan F, Kononen J, et al. Detecting activation of ribosomal protein S6 kinase by complementary DNA and tissue microarray analysis [J]. J Natl Cancer Inst, 2000, 92 (15): 1252 – 1259.

[4] Bowman WC, Rand MJ. Textbook of pharmacology [M]. 2th ed. London: Blacwell, 1980.

[5] Bradley PB, Engel G. Proposals for the classification and nomenclature of functional receptors for 5 – HT [J]. Neuropharmacology, 1986, 25 (6): 563 – 576.

[6] Bskes R, Desagher S, Antonsson B, et al. Bid induces the oligomerization and insertion of Bax into the outermitochondrial membrane [J]. Mol Cell Biol, 2000, 20 (3): 929 – 935.

[7] Cai B C, He Y W, Ding H F, et al. Effect of process methods on the contents and acute toxicity of total alkaloids from processed seeds of strychnos nux – vomica [J]. J Chin Mater Med (中国中药杂志), 1994, 19 (10): 598 – 600.

[8] Cain K, Bratton SB, Langlais C, et al. Apaf – 1 oligomerizes into Siologically active approximately 700 – kDa and inactive approximately 1. 4 – MDa apoptosome complexes [J]. J Biol Chem, 2000, 275 (9): 6067 – 6070.

[9] Cain K, Brown DG, Langlais C, et al. Caspase activation involves the formation of the apoposome, a large (approximately 7000k Da) Caspase activating complex [J]. J Biol Chem, 1999, 274: 22686 – 22692.

[10] Ceh B, Winterhalter M, Frederik PM, et al. Stealth liposomes: from theory to product [J]. Adv Drug Delivery Rev, 1997, 24: 75 – 87.

[11] Chen L, Cai BC, Lu YM, et al. Single channel analysis and electron micrograph study on myocardial effects of isobrucine [J]. Journal of AnHui TCM college, 1999, 18 (6): 47 – 49.

[12] Chen WS. Tumor invasiveness and liver metastasis of colon cancer cells correlated with cyclooxygenase – 2 expression and inhibited by COX – 2 selective inhibitor [J]. Etodolac Int JCancer, 2001, 91 (6): 894 – 899.

[13] Chen ZW, Fang M, Ma CG, et al. The studies on analgesic action of brain natriuretic peptide and its mechanism [J]. Chinese Pharma Bull, 1997, 13 (6): 538.

[14] Collin A. Regulation of apoptotic proteins activating factor 1 oligomerization and apoptosis by the WD40 repeat region [J]. J Bio Chem, 1999, 274: 20855 – 20860.

［15］ Cox G, Obyrne KJ. Matrix metalloproteinases and cancer ［J］. Anticancer Res, 2001, 21 （6B）: 4207 – 4220.

［16］ Dacca A, lurlaro M, Ribatti D, et al. Antiangiogenesis is produced by nontoxic doses of vinblastine ［J］. Blood, 1999, 94 （12）: 4143 – 4155.

［17］ Decaudin D, Geley S, Hirsch T, et al. Bcl – 2 and Bcl – xL antagonize the mitochondrial dysfunction preceding nuclear apoptosis induced by chemotherapeutic agents ［J］. Cances Res, 1997, 57: 62 – 67.

［18］ Deng LY, Zhang YH, Xu P, et al. Forms of nuclear fragmerntation and its meanings in apoptosis ［J］. J Clin Exp Pathol, 1999, 15 （3）: 233 – 235.

［19］ Deng XK, Cai BC, Lv XY, et al. Comparison of antitumor effect between brucine and its liposome in mice transplanted with tumorin vivo ［J］. Chin Tradit Herb Drug （中草药）, 2006, 27 （3）: 389 – 393.

［20］ Deng XK, Yin W, Li WD, et al. The anti – tumor effects of alkaloids from the seeds of strychnos nux – vomica on HepG2 cells and its possible mechanism ［J］. J Ethnopharmacol, 2006, 106: 179 – 186.

［21］ DeRisi J, Penland L, Brown PO, et al. Use of a cDNA microarray to analyse gene expression patterns in human cancer ［J］. Nat Genet, 1996, 14: 457 – 460.

［22］ Di Chiara G, North RA. Neurobiology Of opiate abuse ［J］. Trends Pharmacil Sci, 1992, 13 （5）: 183.

［23］ Diamond BI. Role of substance as "Transducer" for Dopamine in model choreas ［J］. Adv Neurol, 1979, 23: 512.

［24］ Donovan M, Cotter TG. Control of mitochondrial integrity by Bcl – 2 family members and Caspase – independent cell death ［J］. Biochim Biophys Acta, 2004, 1644 （2 – 3）: 133 – 147.

［25］ Elkeles RS, Tavil AS. Biochemical Aspects of Human Disease ［M］. Oxford: Blackwell, 1983: 465.

［26］ Everet GM. Effect on concentration of dopamine, norepinephrine and serotin in brains of mice ［J］. Science, 1970, 168: 849.

［27］ Fabrio Cianchi. Up – regulation of cyclooxygenase – 2 Gene Expression Correlates with Tumor Angiogenesis in Human Colorectal Cancer ［J］. Gatroenterology, 2001, 121: 1339 – 47.

［28］ Fisher DE. Apoptosis in cancer therapy: crossing the threshold Cell ［J］. Cell, 1994, 78 （4）: 539 – 542.

［29］ Folkman J. Anti – angiogenesis: new concept for therapy of solid tumors ［J］. Ann Sur A, 1972, 175 （3）: 409 – 416.

［30］ Formigli L, Conti A, Lippi D. " Falling leaves": a survey of the history of apoptosis ［J］. Minerva Med, 2004, 95 （2）: 159 – 164.

［31］ Foyouzi – Youssefi R, Arnaudeau S, Borner C, et al. Bcl – 2 decreases the free Ca^{2+}

concentration within the endoplasmic reticulum [J]. Proc Natl Acad Sci USA, 2000, 97 (11): 5723 – 5728.

[32] Golub TR, Slonim DK, Tamayo P, et al. Molecular classification of cancer: Class discovery and class prediction by gene expression monitor [J]. Science, 1999, 286: 531 – 537.

[33] Gothert M. 1990 presynaptic serotine receptors in the central nervous system [J]. Ann NY Acad Sci, 1990, 604: 102.

[34] Green DR, Reed JC. Mitochondria and apoptosis [J]. Science, 1998, 281: 1309 – 1312.

[35] Hacki J, Egger L, Monney L, et al. Apoptotic crosstalk between the endoplasm is reticulum and mitochondria controlled by Bcl – 2 [J]. Oncogene, 2000, 19 (19): 2286 – 95.

[36] Hanahan D, Folkman J. Patterns and emerging mechanisms of the angiogenic switch during tumorigenesis [J]. Cell, 1996, 86: 353.

[37] Hildesheim J, Bulavin DV, Anver MR, et al. Gadd45a protects against UV irradiation – induced skin tumors, and promotes apoptosis and stress signaling via MAPK and p53 [J]. Cancer Res, 2002, 62: 7305 – 7315.

[38] Hiramine C. Definition and morphological features of apoptosis [J]. Rinsho Byori, 1997, 45 (5): 459 – 69.

[39] Holash J, Nhisonpierre PC, Compton D, et al. Vessel cooption, regression, and growth in tumors mediated by angiopoietins and VEF [J]. Science, 1999, 284 (5422): 1994 – 1998.

[40] Hong TM, Yang PC, Peck K, et al. Profiling the downstream genes of tumor suppress or PTEN in lung cancer cells by complementary DNA microarray [J]. Am J Respir Cell Mol Biol, 2000, 23 (3): 355 – 363.

[41] Hughes TR, Roberts CJ, Dai H, et al. Widespread aneuploidy revealed by DNA microarray expression profiling [J]. Nat Genet, 2000, 25 (3): 333 – 337.

[42] Ichas F, Jouaville LS, Mazat JP. Mitochondria are excitable organelles capable of generating and conveying electrical and calcium signals [J]. Cell, 1997, 89: 1145 – 1153.

[43] Inohara N, Koseki T, Chen S, et al. CI DE, a novel family of cell death activators with homology to the 45 kDa subunit of the DNA fragmentation factor [J]. EMBO J, 1998, 17: 2526 – 2533.

[44] Kanarek RB, Przypek J, Danci KE et al. Dietary modulation of mu and kappa opioid receptor – mediated analgesia [J]. Pharmacol Biochem Behav, 1997, 58: 1, 43.

[45] Kerr JF, Wyllie AH, Currie AR. Apoptosis: a basic biological phenomenon with wide – ranging implications in tissue kinetics [J]. Br J Cancer, 1972, 26 (4): 239 – 57.

[46] Klibanov AL, Maruyama K, Torchilin VP, et al. Amphipathic PEG effectively prolong

the circulation time of liposomes ［J］. FEBS Lett, 1990, 268 (2): 235 – 244.

［47］ Koga H, Sakisaka S, Ohishi M. Expression of cyclooxygenase – 2 in human hepatocel-lular carcinoma: relevance to tumor dedifferentiation ［J］. Hepatology, 1999, 29: 688 – 690.

［48］ Krstulovic AM, Brown PR. IV Columns and colum performance; V Separation mechanism; VI Ion – association technique, HPLC ［M］. New York, 1982: 85 – 166.

［49］ Krzystyniak KL. Current strategies for anticancer chemoprevention and chemoprotection ［J］. Acta Pol Pharm, 2002, 59 (6): 473 – 8.

［50］ Li P, Nijhawan D, Budihardjo I, et al. Cytochrome c and dATP – dependent formation of Apafl/Caspase – 9 complex initiates an apoptotic protease cascade ［J］. Cell 1997, 91 (4): 479 – 489.

［51］ Li XY, Zhu CB, Zhu YH, et al . Expression of preproenkephalin mRNA during elec-troacupuncture analgesia enhanced by fenfluramine ［J］. Acta Pharmacologica Sinica, 1995, 16 (5): 431.

［52］ Li HL, Zhang HW, Chen DD, et al. JTE – 522, a selective COX – 2 inhibitor, in-hibits cell proliferation and induces apoptosis in RL95 – 2 cells ［J］. Acta Pharmacol Sin, 2002, 23: 631 – 637.

［53］ Li XH, Li JJ, Zhang HW. Nimesulide inhibits tumor growth in mice implanted hepato-ma: over – expression of Bax over Bcl – 2 ［J］. Acta Pharmacol Sin, 2003, 24: 1045 – 1050.

［54］ Major CT, Pleuvry BJ. Effect of α – methyl – p – tyrosine, p – chlophenylalanine, L – β – (3, 4 – dihydroxyphenyl) alanine, 5 – hydroxytryptophan and diethiocarbamate on analgesic activity of morphine and methylamphetamine in the mouse ［J］. Brit Jp-harmacol, 1971, 42: 512.

［55］ Maneesri S, Govitrapong P, Kasantikul V. Derangement of serotine in migrainous patients with analgesic abuse headache: clues from platelets ［J］. Headache, 1998, 38: 1, 43.

［56］ Marx J . DNA Arrays Reveal Cancer in Its Many Forms ［J］. Science, 2000, 289 (5485): 1670.

［57］ McCarthy JV, M J, Dixit VM. RIP2 is a novel NF kappa 3 – activating and cell death – inducing kinase ［J］. J Biol Chem, 1998, 273: 16968 – 16975.

［58］ McConkey DJ, Orrenius S. The role of calcium in the regulation of apoptosis ［J］. Bio-chem Biophys Res Commun, 1997, 239: 357 – 366.

［59］ Moch H, Schraml P, Bubendorf L, et al. High – throughput tissue microarray analysis to evaluate genes uncovered by cDNA microarray screening in renal cell carcinoma ［J］. Am J Pathol, 1999, 154: 981 – 988.

［60］ Murata H, Kawano S, Tsuji S. Cyclooxygenase – 2 over expression enhances lymphatic invasion and metastasis in human gastric carcinoma ［J］. Am J Gastroenterol, 1999, 94: 451 – 5.

［61］ Nagayasu A，Uchiyama K，Kiwada H. The size of liposomes：a factor which affects their targeting efficiency to tumors and therapeutic activity of liposomal antitumor drugs ［J］. Adv Drug Delivery Rev，1999，40：75 – 87.

［62］ Nakagawa T，Zhu H，Morishima N，et al. Caspase – 12 mediates endoplasm is reticulum – specific apoptosis and cytotoxicity by amyloid beta ［J］. Nature，2000，403 （6765）：98 – 103.

［63］ Ono K，Tanaka T，Tsunoda T，et al. Identification by cDNA microarray of genes involved in ovarian carcinogenesis ［J］. Cancer Res，2000，60 （18）：5007 – 5011.

［64］ Panchal RG. Novel therapeutic strategies to selectively kill cancer cells ［J］. Biochemical Pharmacology，1998，55 （3）：247 – 52.

［65］ Peroutka SJ. Serotine receptor subtype，the evolution and clinical relevance CNS Drug ［J］. 1992，4 （1）：19.

［66］ Petronilli V，Penzo D，Tagliapietra C，et al . The mitochondrial permeability transition，release of cytochrome C and cell death ［J］. J Biol Chem，2001，276：12030 – 12034.

［67］ Plasek J，Hronda V. Assessment of membrane potentiel changes using the carbocyanine dye，dis – C4 – （5）：synchronous excitation spectroscopy studies ［J］. Eur Biophys J，1991，19 （4）：183 – 188.

［68］ Raffa RB. A novel approach to the pharmacology of analgesics ［J］. Am J Med，1996，101：40s.

［69］ Reed IC，Jureensmeier JM，Matsuvama S. Bcl – 2 family proteins and. mitochondria ［J］. Biochim Biophys Acta，1998，1366 （1 – 2）：127 – 137.

［70］ Sakai Y，Fujita K，Sakai H，et al. Prostaglandin E_2 regulates the expression of basic fibroblast growth factor messenger RNA in normal human fibroblasts ［J］. Kobe J NEd Sci，2001，47：35 – 45.

［71］ Saraste A. Morphologic criteria and detection of apoptosis ［J］. Herz，1999，24 （3）：189 – 95.

［72］ Schena M，Shalon D，Davis RW，et al. Quantitative monitoring of gene expression patterns with a complementary DNA microarray ［J］. Science，1995，270 （20）：467 – 470.

［73］ Schummer M，Bumgarner R，Nelson P，et al. Comperative hybridization of an array of 21，500 ovarian cDNAs for the discovery of genes overexpressed in ovarian carcinomas ［J］. Gene，1999，238：375 – 385.

［74］ Sgroi DC，Teng S，Robinson G，et al. In vivo gene expression profile analysis of human breast cancer progression ［J］. Cancer Res，1999，59：5656 – 5661.

［75］ Sheng H，Shao J，Kirkland S. Inhibition of human colon cancer cell growth by selective inhibition of cyclooxygenase – 2 ［J］. J Clin Invest，1997，99：2254 – 2259.

［76］ Shimizu S，larita M，Tsujimoto Y. Bcl – 2 family proteins regulate the release of apoptogenic cytochrome c by the mitochondrial channel VDAC ［J］. Nature，1999，399

（6735）: 483 – 487.

[77] Smiley ST, Reers M, Mottola – Hartshorn C, et al. Intracellular heterogeneity in mito-chondrial membrane potentials revealed by a Jaggregate – forming lipophilic cation JC – 1 [J]. Proc Natl Acad Sci USA, 1991, 38: 3671 – 3675.

[78] Sun L, Wang X. Effects of allicin on both telomerase activity and apoptosis in gastric cancer SGC7901 cells. [J]. World J Gastroenterol, 2003, 9 (3): 1930 – 4.

[79] Szalai G, Krishnamurthy R, Hajnoczky G. Apoptosis driven by IP3 linked mitochondri-al calcium signals [J]. EMBO J, 1999, 18: 6349 – 6354.

[80] Takeshinge C. Brain Res Bull, 1992, 29: 617.

[81] Tayor RB. Assay procedures for the determination biogensic amines and their metabolites in rats hypothalamus using ion – pairing reserved – phase HPLC [J]. J chromatogr 1983, 277: 101.

[82] Tertyshnikova S, Fein A. Inhibition of Inositol 1, 4, 5 – triphosphate – induced Ca^{2+} release by cAMP – dependent protein kinase in a living cell [J]. Proc Natl Acad Sci U. S. A, 1998, 95: 1613.

[83] Toplin JA. A Tissue culture cytotoxicity Test for Large Scale Cancer Chemotherapy Screening [J]. Cancer Research, 1959, 19: 649 – 53.

[84] Toyomizu M, Okamoto K, Akiba Y, et al. Anacardic acid – mediated changes in mem-brane potential and pH gradient across liposomal membranes [J]. Biochim Biophys Acta, 2002, 1558 (1): 54 – 62.

[85] Van Hal NL, Vorst O, van Houwelingen AM, et al. The application of DNA microar-rays in gene expression analysis [J]. J Biotechnol, 2000, 78 (3): 271 – 280.

[86] Wang K, Gan 1, Jeffery E, et al. Monitoring gene expression profile changes in ovari-an carcinomas using cDNA microarray [J]. Gene, 1999, 229: 101 – 108.

[87] Warnhoff M. Simultaneous determination of norpinephrine, dopamine, 5 – HT and their main metabolites in rat brain USing HPLC with electrochemical detection [J]. J chromatogr, 1984, 307: 271.

[88] Wei Ling, Wang Xing – Wu, Zuo Wen – Shu. Toxicity of Arsenic Trioxide to Human Lung Adenocarcinoma Cell Line SPCA1 and Its Mechanism [J]. Chinese Journal of Cancer, 2004, 23 (12): 1633 – 1638.

[89] Wickremasinghe RG, Hofffbrand AV. Biochemical and genetic control of apoptosis: rel-evance to normal hematological control of apoptosis [J]. Immunol Today, 1997, 18: 44 – 51.

[90] Wolfram, Dempke. Cyclooxygenase – 2: a novel target for cancer chemotherapy? [J]. J Cancer Res Clin, 1998, 78: 1379 – 1384.

[91] Yakash T. Direct evidence that spinal serotonin and noradrenaline terminals mediate that spinal antinoociceptive effects of morphine in the periaqueductal gray [J]. Brain Res, 1979, 160: 180.

［92］ Yin W, Wang TS, Yin FZ, et al. Analgesic and anti – inflmmatory properties of bru-
cine and brucine N – oxide extracted from seeds of Strychnos nux – vomica ［J］. J Eth-
nopharmacol, 2003, 88: 205 – 214.

［93］ Yin W, Wang TS, Yin FZ, Cai BC. Analgesic and anti – inflammatory properties of
brucine and brucine *N* – oxide extracted from seeds of Strychnos nux – vomica ［J］.
Journal of Ethnopharmacology, 2003, 88 (3 – 4): 205 – 14.

［94］ Yoshid a H, Kong YY, Yoshida R. Apaf 1 is required for mitochondrial pathways of
apoptosis and brain development ［J］. Cell, 1998, 94: 739 – 750.

［95］ Yui D, Yoneda T, Oono K, et al. Interchangeable binding of Bcl 10 toTRAF 2 and
cIAPs regulates apoptosis signaling ［J］. Oncogene, 2001, 20: 4317 – 4323.

［96］ Zamzami N, Brenner C, Marzo I, et al. Subcellular and submitochondrial mode of ac-
tion of Bcl – 2 – like oncoproteins ［J］. Oncogene, 1998, 16 (17): 2265 – 2282.

［97］ Zhang YH, Peng HY, Xia GH, et al. Anticancer effect of two diterpenoid compounds iso-
lated from Annona glabra Linn ［J］. Acta Pharmacol Sini, 2004, 25 (7): 937 – 42.

［98］ Zhao HW, Li YH, Zhu YN, et al. Effect of brucine on mouse nonspecific immune re-
sponses ［J］. Acta Pharmacol Sin. 1997, 18 (5): 468 – 470.

［99］ Zheng DX, Liu YX. The Experiment Methodology of cell apoptosis. in: Lu SHD edi-
tor. Current Protocols for Molecular Biology ［D］. Peking: Chinese Union Medical Uni-
versity Press 2001.

［100］ 蔡宝昌, 徐晓月, 潘扬, 等. 马钱子生物碱在大鼠体内的组织分布 ［J］. 中国
药理学通报, 2004, 20 (4): 421 – 424.

［101］ 蔡宝昌, 殷武, 王天山, 等. 探索基因芯片技术在中药现代化研究中的应用
［J］. 世界科学技术 – 中药现代化, 2000, 2 (6): 12 – 16.

［102］ 曾雪瑜. 两面针结晶 – 8 镇痛机制研究 ［J］. 药学学报, 1983, 18 (3): 227.

［103］ 常金锁. 马钱子临床应用心得 ［J］. 新中医, 1976 (5): 55.

［104］ 陈华友, 崔振玲, 吴自荣. 基因芯片技术及其在药学研究领域中的应用 ［J］.
中国药学杂志, 2002, 37 (3): 167 – 169.

［105］ 陈军, 平其能, 郭健新, 等. 9 – 硝基喜树碱脂质体的释放度研究 ［J］. 中国药
学杂志, 2006, 41 (18): 1393 – 1396.

［106］ 程介士. 电针对兔中脑导水管周围灰质吗啡和 5 – HT 敏感神经元活动的影响
［J］. 中国药理学报, 1982, 3: 154.

［107］ 邓沱, 宁志强, 周玉样, 等. 生物芯片技术在药物研究与开发中的应用 ［J］.
中国新药杂志, 2002, 11 (1): 23 – 31.

［108］ 邓旭坤, 蔡宝昌, 吕晓宇, 等. 马钱子碱及其脂质体对移植性肝癌 Heps 小鼠的
抗肿瘤作用和毒性比较 ［J］. 中国新药杂志, 2006, 15 (12): 964 – 967.

［109］ 邓旭坤, 蔡宝昌, 吕晓宇, 等. 马钱子碱及其脂质体对移植性荷瘤小鼠的抗肿
瘤作用的对比研究 ［J］. 中草药, 2006, 37 (3): 389 – 393.

［110］ 邓旭坤, 蔡宝昌, 殷武, 等. Brucine 对 Heps 荷瘤小鼠的抗肿瘤作用及毒性的研

究［J］. 中国药理学通报，2006，22（1）：35－39.

［111］ 邓旭坤，蔡宝昌，殷武，等. 马钱子对小鼠肿瘤的抑制作用［J］. 中国天然药物，2005，3（6）：392－395.

［112］ 龚海云，乐毅，余清声，等. 中华眼镜蛇毒心脏毒素对人肝癌细胞株细胞膜的影响［J］. 中国应用生理学杂志，1999，15（4）：354－357.

［113］ 胡野，凌志强，单小云. 细胞凋亡的分子医学［M］. 北京：军事医学科学出版社，2002.

［114］ 黄煌伦，周幽心，周岱，等. 雷公藤红素抑制血管生成的实验研究［J］. 中华肿瘤杂志，2003，25（5）：429－432.

［115］ 孔天翰，林山，韩雪飞，等. 蝎毒多肽对肿瘤细胞的抑制作用研究［J］. 中国病理生理杂志，2004，20（6）：968－972.

［116］ 李红梅，杨云生，程留芳. Apaf－1 基因转染及其对 5－氟尿嘧啶诱导 AGS 细胞凋亡的影响［J］. 中华消化杂志，2002，22（9）：520－523.

［117］ 林胜友，刘鲁明，吴良村. 马钱子治疗癌性疼痛 35 例［J］. 辽宁中医杂志，1993，20（2）：41－42.

［118］ 刘建文，季光，魏东芝. 药理实验方法学－新技术与新方法［M］. 北京：化学工业出版社、现代生物技术与医药科技出版社 2003.

［119］ 刘陶世，蔡宝昌，赵新彗，等. 硫酸铵梯度法结合微滤膜挤出制备马钱子碱脂质体的研究［J］. 中成药，2005，27（11）：1247－1250.

［120］ 陆跃鸣，陈龙，蔡宝昌，等. 异马钱子碱对心肌细胞作用单钙通道及透射电镜分析［J］. 安徽中医学院学报，1999，18（6）：47－49.

［121］ 马骋，何亚维，蔡宝昌，等. 士的宁和马钱子碱及其氮氧化合物的毒性比较［J］. 南京中医药大学学报，1994，10（2）：37.

［122］ 毛裕民，谢毅. 基因芯片技术及产品的开发与应用研究［J］. 医学研究通讯，2002，31（7）：17－18.

［123］ 潘继红，韩金祥. 生物芯片与新药筛选研究［J］. 国外医学药学分册，2002，29（2）：69－74.

［124］ 王琳，蔡宝昌，李伟东，等. 马钱子碱长循环脂质体的制备和质量评价［J］. 中国药学杂志，2006，41（18）：1397－1400.

［125］ 王琳，蔡宝昌，杨欢，等. 马钱子碱溶液和马钱子碱脂质体在家兔体内药代动力学比较［J］. 南京中医药大学学报，2006，22（3）：165－167.

［126］ 王世军，孙静，张栋，等. 鸡胚尿囊膜血管生长的特点及观测方法［J］. 生物医学工程研究，2005，23（1）：38－40.

［127］ 肖晓岚，苏琦. 大蒜及其烯丙基硫化物诱导肿瘤细胞凋亡的作用机制［J］. 国外医学·生理、病理科学与临床分册，2004，24（5）：425－7.

［128］ 杨柏灿，王秋云，沈杰，等. 运用马钱子碱脂质体治疗类风湿关节炎的临床研究［J］. 浙江中医杂志，2007，42（1）：24－25.

［129］ 殷武. 马钱子生物碱类成分镇痛作用研究［D］. 南京：南京中医药大学，2000.

［130］张路，简江波，袁缘，等．纳米马钱子碱脂质体的制备工艺研究［J］．中成药，2005，27（6）：632－637.

［131］周建英，卞慧敏，马骋，等．马钱子碱和马钱子碱氮氧化物抗血小板聚集及抗血栓形成作用的研究［J］．江苏中医，1998，19（4）：41－42.

［132］朱燕娜，鲍梦周，曹永舒，等．马钱子碱和士的宁镇痛作用研究［J］．河南医科大学学报，1989，24（4）：288－291.

［133］邹冈，胡国渊，赵丹丹，等．去甲肾上腺素能神经元在吗啡镇痛中的应用［J］．中国药理学报，1980，1：85.

［134］邹丽娟，董志，陈亚敏．顺铂对肝癌细胞凋亡及其细胞周期的影响［J］．临床肿瘤学杂志，2002，7（4）：267－270.

附　　录

附录一　蔡宝昌教授从事马钱子研究的相关成果

经过四十多年的研究，围绕马钱子先后完成国家自然科学基金 3 项，部省级课题 3 项，指导国家自然科学青年基金及省级课题 4 项。对中药马钱子的化学成分及其活性和毒性，炮制机制等进行了系统、全面、深入的研究，不仅分离得到 26 个化合物（包括 6 个新化合物），而且阐明了马钱子主要是通过改变生物碱的结构来达到降低毒性的炮制机制，证明马钱子总生物碱含量与毒性不成线性关系等一系列新论点，发表相关论文 62 篇，获相关发明专利 4 项。有关马钱子的课题以第一完成人先后获得国家中医药管理局二等奖、国家科技进步三等奖等国家、部、省级奖 6 项。

附录二　蔡宝昌教授开展马钱子研究所获得的课题资助

序号	课题名称	来源	起止时间
1	中药马钱子炮制机制的研究	国家自然科学基金	1990—1993
2	有毒中药马钱子、草乌、半夏、藤黄炮制方法的研究	国家教委优秀青年教师基金	1996—1998
3	士的宁和马钱子碱半合成方法的研究	江苏省 333 人才工程项目	1997—1998
4	马钱子生物碱类成分镇痛作用的研究	国家自然科学基金	1998—2000
5	马钱子生物碱药物动力学研究	江苏省中医药管理局	2001—2003
6	马钱子生物碱抗肿瘤作用机制及其靶向给药制剂研究	国家自然科学基金重大研究计划	2003—2005
7	马钱子生物碱纳米隐形脂质体的制备技术研究	江苏省六大人才高峰	2005—2007
8	双向固体发酵对马钱子减毒和增效作用的物质基础研究	江苏省教育厅自然科学基础研究	2006—2008
9	马钱子生物碱抗肿瘤作用机制及其靶向制剂的实验研究	江苏省教育厅博士研究生创新基金	2005—2006
10	马钱子粉质量标准修订	国家药典委员会	2008—2009
11	复合磷脂脂质体作为中药抗肿瘤有效部位马钱子总生物碱载体的研究	国家自然科学青年基金	2008—2010
12	马钱子碱贴剂经皮给药治疗癌性疼痛的研究	科技部"十一五"重大新药创制科技重大专项	2009—2011
13	基于第三代脂质体技术构建中药以毒攻毒类抗肿瘤有效成分新型载体的研究	教育部博士点新教师基金	2012—2013
14	具有分级逐次肝实质细胞线粒体靶向的多功能纳米递药系统的构建及评价	国家自然科学基金青年基金	2012—2014

附录三　蔡宝昌教授及其课题组所获得的发明专利

序号	专利名称	发明人	专利号
1	马钱子碱复合磷脂脂质体及其制备方法和在制药中的应用	蔡宝昌，陈军，胡敏敏，王玮，张婷，高颖，陈志鹏	ZL 200810236293.8
2	一种马钱子碱的羟丙基-β-环糊精包合物及其制备方法	蔡宝昌，陈军，陈志鹏，李磊	ZL 201010552708.X
3	一种含马钱子碱的透皮贴剂及其制备方法和其应用	蔡宝昌，陈军，陈志鹏，徐金华，祁燕	ZL 201010155252.3
4	一种提取纯化马钱子总生物碱的方法及其在制药中的应用	蔡宝昌，陈军，陈志鹏	ZL 201010107295.4
5	一种从马钱子总生物碱中分离纯化马钱子碱的制备工艺	蔡宝昌，顾锡镇，何媛媛，李兴尚，李鹏，秦昆明，汪斌	ZL 201110405004.4

附录四　蔡宝昌教授制定的马钱子标准

《中国药典》2010 年版马钱子粉质量标准。

附录五　蔡宝昌教授因马钱子研究而获得的奖励

序号	项目名称	奖励名称	奖励等级	奖励时间
1	中药马钱子炮制机制的研究	国家中医药管理局奖	二等	1995
2	中药马钱子炮制机制的研究	国家科技进步奖	三等	1996
3	中药马钱子炮制机制的研究	国家中医药管理局中医药科技进步奖	二等	1996
4	常用中药饮片研究——中药藤黄、草乌、马钱子的炮制研究	国家"八五"科技攻关重大科技成果	一等	1996
5	中药马钱子药代动力学及其代谢物的研究	中华中医药学会科学技术奖	二等	2005

附录六　蔡宝昌教授实验室发表的马钱子研究论文

[1] 叶定江，蔡宝昌，沈海葆. 马钱子炮制目的小议 [J]. 中药通报，1983，8 (1)：18.

[2] 蔡宝昌. 砂或蛤粉烫制药物过程中温度的探讨 [J]. 中药通，1986，11 (3)：30.

[3] 杨卫贤，蔡宝昌，袁铸人. 薄层扫描法测定九分散中生物碱成分的含量 [J]. 中国医药学报，1988，3 (3)：29.

[4] 杨卫贤，蔡宝昌. 九分散薄层色谱最佳展开剂配比的探讨 [J]. 南京中医学院学

报, 1989 (1): 59.

[5] Cai BC, Yang XW, Hattori M, et al. Processing of nux vomica I. Four new alkaloids from the processed seeds of Strychnos nux – vomica [J]. Shoyakugaku Zasshi, 1990, 44 (1): 42.

[6] Cai BC, Hattori M, Namba T. Processing of nux vomica II. Changes in alkaloid composition of the seeds of Strychnos nux – vomica on traditional drug – processing [J]. Chem Pharm Bull, 1990, 38 (5): 1295.

[7] 蔡宝昌, 杨卫贤, 袁铸人, 等. 马钱子与长籽马钱种子生物碱的含量分布 [J]. 中药材, 1992, 15 (2): 31.

[8] 蔡宝昌, 吴皓, 朱英文, 等. 炮制对马钱子中生物碱煎出率的影响 [J]. 中国中药杂志, 1993, 18 (1): 23.

[9] 杨秀伟, 严仲铠, 蔡宝昌. 马钱子生物碱成分的研究 [J]. 中国中药杂志, 1993, 18 (12): 739.

[10] Cai BC, Wu H, Hattori M, et al, Processing of nux vomica III. Effects of seven different processings of nux vomica on chemical constituents and acute toxicity [J]. J Trad Med, 1994, 11 (2): 134.

[11] 吴皓, 蔡宝昌, 郑培新, 等. 炮制对马钱子中生物碱的影响 [J]. 中国中药杂志, 1994, 19 (5): 277.

[12] 蔡宝昌, 吴皓, 杨秀伟, 等. 马钱子中 16 个生物碱类化合物^{13}CNMR 谱的数据分析 [J]. 药学学报, 1994, 29 (1): 44.

[13] 蔡宝昌, 何亚维, 赵春忠, 等. 炮制对马钱子中马钱子苷的影响 [J]. 中国中药杂志, 1994, 19 (6): 345.

[14] 蔡宝昌, 何亚维, 张永清, 等. 士的宁和马钱子碱氮氧化物的研究 [J]. 中国药学杂志, 1994, 29 (3): 169.

[15] 蔡宝昌, 吴皓, 服部征雄, 等. 士的宁加热反应的研究 [J]. 中国药学杂志, 1994, 29 (5): 302.

[16] 蔡宝昌, 何亚维, 丁红芬, 等. 马钱子不同炮制品中总生物碱的测定及急性毒性试验的比较 [J]. 中国中药杂志, 1994, 19 (10): 598.

[17] 马骋, 蔡宝昌, 陈龙. 草乌几种炮制品的毒性实验比较 [J]. 中国中药杂志, 1994, 19 (4): 216.

[18] Cai BC, Chen L, Kadota S, et al. Processing nux vomica IV. A comparison of nine alkaloids from processed seeds of Strychnos nux – vomica on tumor cell lines [J]. Natural Medicines, 1995, 49 (1): 39.

[19] Cai BC, Shi ZY, Kusumoto IT, et al. Processing nux vomica V. protective effects of Strychnos Alkaloids on the Xanthine and Xanthine Oxidase – Induced damage to culturted cardiomyocytes [J]. J Trad Med, 1995, 12 (3): 173.

[20] 蔡宝昌, 服部征雄, 难波恒雄. 马钱子类ァルカロィド抗酸化作用の研究 [J]. 日本和汉医药学杂志, 1995, 12 (4): 156.

[21] 何亚维, 吴勉华, 蔡宝昌, 等. 不同炮制方法对马钱子中 4 种生物碱的影响 [J]. 中国中药杂志, 1995, 20 (2): 84.

[22] 陈龙, 蔡宝昌, 马骋, 等. 草乌几种炮制品的镇痛作用比较 [J]. 中国中药杂志, 1995, 20 (1): 20.

[23] 陈龙, 马骋, 蔡宝昌, 等. 乌头碱对大鼠心肌细胞钙通道阻滞作用的单通道分析 [J]. 药学学报, 1995, 30 (3): 168.

[24] 孙小玉, 马骋, 蔡宝昌, 等. 不同草乌炮制品抗炎作用的比较 [J]. 南京中医学院学报, 1995, 11 (1): 26.

[25] Cai BC, Nagasawa T, Kadota S, et al. Processing of nux vomica. VII. Antinociceptive effects of crude alkaloids from the processed and unprocessed seeds of Strychnos nux – vomica in mice [J]. Biol Pharm Bull, 1996, 19 (1): 127.

[26] Cai BC, Wu H, Wang TS, et al. Semisynthesis of strychnine *N* – oxide and brucine *N* – oxide [J]. J Chinese Pharmaceutical Science, 1998, 7 (3): 169.

[27] Cai BC, Wang T, Kurokawa M, et al. Cytotoxicities of alkaloids from processed and unprocessed seeds of *Strychnos nux – vomica* [J]. Acta Pharmacologica Sinica, 1998, 19 (5): 425.

[28] 周建英, 卞慧敏, 马骋, 等. 马钱子碱和马钱子碱氮氧化物抗血小板聚集及抗血栓形成作用的研究 [J]. 江苏中医, 1998, 19 (4): 33.

[29] 陆跃鸣, 陈龙, 蔡宝昌, 等. 马钱子碱与异马钱子碱氮氧化物抗肿瘤细胞生长及抗氧化损伤作用的比较 [J]. 南京中医药大学学报, 1998, 14 (6): 335.

[30] 王天山, 潘扬, 蔡宝昌, 等. 马钱素与辛费林对家兔重症失血性休克模型的作用 [J]. 南京中医药大学学报, 1999, 15 (6): 345.

[31] 陆跃鸣, 陈龙, 蔡宝昌, 等. 异马钱子碱对心肌细胞作用的单钙通道及透射电镜分析 [J]. 安徽中医学院学报, 1999, 18 (6): 47.

[32] 殷武, 蔡宝昌. 马钱子临床与药理研究进展 [J]. 江苏中医, 2000, 7 (13): 201.

[33] Yin W, Zhou XM, Cai BC. Mechanism of cytotoxicity of human embryonic kidney cells induced by gliotoxin [J]. Zhongguo Yaolixue Yu Dulixue Zazhi, 2003, 17 (5): 321.

[34] Yin W, Zhou XM, Cai BC. Role of transferrin in the stimulation of Na, K – ATPase induced by low K^+ in Madin Darby canine kidney cells [J]. Shengli Xuebao, 2003, 55 (4): 481.

[35] Yin W, Wang TS, Yin FZ, et al. Analgesic and anti – inflammatory properties of brucine and brucine *N* – oxide extracted from seeds of *Strychnos nux – vomica* [J]. Journal of Ethnopharmacology, 2003, 88 (2 – 3): 205.

[36] Xu XY, Cai BC, Pan Yang, et al. Pharmacokinetics of the alkaloids from the processed seeds of *Strychnos nux – vomica* in rats [J]. Yaoxue Xuebao, 2003, 38 (6): 458.

[37] 蔡宝昌, 徐晓月, 潘扬, 等. 马钱子生物碱在大鼠体内的组织分布 [J]. 中国药

理学通报，2004，20（4）：421.

［38］Deng XK，Cai BC，Yin W，et al. Anti – tumor activity of brucine on mice with trans-planted tumor ［J］. Chinese Journal of Natural Medicines，2005，3（6）：392.

［39］刘陶世，蔡宝昌，赵新慧，等. 硫酸铵梯度法结合微滤膜挤出制备马钱子碱脂质体的研究 ［J］. 中成药，2005，27（11）：1247.

［40］邓旭坤，蔡宝昌，殷武，等. 马钱子碱对小鼠肿瘤的抑制作用 ［J］. 中国天然药物，2005，3（6）：78.

［41］Deng XK，Cai BC，Xu S，et al. Comparison of morphological feature and ultrastruc-ture changes of apoptosis of SGC7901 and HepG2 cell lines induced by cisplatin ［J］. Jiepou Xuebao，2006，37（5）：535.

［42］Deng Xk，Cai BC，Yin W，et al. Anti – tumor activity and toxicity of brucine on mice with transplanted Heps ［J］. Zhongguo Yaolixue Tongbao，2006，22（1）：35.

［43］Deng XK，Yin W，Li WD，et al. The anti – tumor effects of alkaloids from the seeds of *Strychnos nux – vomica* on HepG2 cells and its possible mechanism ［J］. Journal of Ethnopharmacology，2006，106（2）：179.

［44］Deng XK，Yin FZ，Lu XY，et al. The apoptotic effect of brucine from the seed of *Strychnos nux – vomica* on human hepatoma cells is mediated via Bcl – 2 and Ca2 + in-volved mitochondrial pathway ［J］. Toxicological Sciences，2006，91（1）：59.

［45］Deng XK，Wu Y，Li WD，et al. The anti – tumor effects of alkaloids from the seeds of *Strychnos nux – vomica* on HepG2 cells and its possible mechanism ［J］. J Ethnophar-macol，2006，106（2）：179.

［46］邓旭坤，蔡宝昌，殷武，等. Brucine 对 Heps 荷瘤小鼠的抗肿瘤作用和毒性的研究 ［J］. 中国药理学通报，2006，22（1）：35.

［47］邓旭坤，蔡宝昌，殷武. 马钱子治疗癌性疼痛的基础研究及临床应用 ［J］. 中药材，2006，29（2）：197.

［48］王琳，蔡宝昌，杨欢，等. 马钱子碱溶液和马钱子碱脂质体在家兔体内的药代动力学比较研究 ［J］. 南京中医药大学学报，2006，22（3）：165.

［49］邓旭坤，蔡宝昌，吕晓宇，等. 马钱子碱及其脂质体对移植性荷瘤小鼠抗肿瘤作用的对比研究 ［J］. 中草药，2006，37（3）：389.

［50］王琳，蔡宝昌，李伟东，等. 马钱子碱长循环脂质体的制备和质量评价 ［J］. 中国药学杂志，2006，41（18）：1397.

［51］邓旭坤，蔡宝昌，吕晓宇，等. 马钱子碱及其脂质体对移植性肝癌 Heps 小鼠的抗肿瘤作用和毒性的比较 ［J］. 中国新药杂志，2006，15（12）：963.

［52］Wu Y，Deng XK，Yin FZ，et al. The cytotoxicity induced by brucine from the seed of *Strychnos nux – vomica* proceeds via apoptosis and is mediated by cyclooxygenase – 2 and caspase – 3 in SMMC7221 cells ［J］. Food and Chemical Toxicology，2007，45（9）：1700.

［53］陈军，蔡宝昌，胡敏敏，等. 马钱子碱脂质体包封率测定方法的考察 ［J］. 南京

中医药大学学报，2007，23（6）：371.

[54] 高颖，陈军，蔡宝昌，等. HPLC 法测定大鼠血浆中马钱子碱的浓度 [J]. 药物分析杂志，2008，28（12）：2036.

[55] 杨希雄，陈军，胡君寅，等. 高效液相色谱法同时测定马钱子总生物碱脂质体中士的宁和马钱子碱的含量 [J]. 中国医院药学杂志，2008，28（19）：1641.

[56] 王立杰，蔡宝昌，陈军，等. 马钱子碱对小鼠免疫功能的影响 [J]. 现代中药研究与实践，2008，22（6）：42.

[57] 徐睿，吕晓宇，蔡宝昌，等. 马钱子碱对人肝癌细胞 HepG2 细胞膜电位和通透性的影响 [J]. 中草药，2008，39（11）：1692.

[58] 胡巍，陈军，蔡宝昌，等. 马钱子碱经皮给药的镇痛作用 [J]. 中华中医药学刊，2008，26（2）：385.

[59] 陈军，胡巍，蔡宝昌，等. 马钱子碱体外经皮吸收性质考察 [J]. 中药材，2008，31（3）：445.

[60] 胡巍，陈军，蔡宝昌. 马钱子碱与士的宁体外经皮渗透性质的考察 [J]. 中国新药杂志，2008，17（12）：1053.

[61] 王玮，陈军，蔡宝昌，等. 硫酸铵梯度法制备马钱子碱脂质体的影响因素考察 [J]. 中药材，2008，31（9）：1410.

[62] 潘扬，张弦，潘自皓，等. 正交设计法确定士的宁氮氧化物半合成最佳条件的研究 [J]. 中国药学杂志，2008，43（17）：1346.

[63] 陈军，王玮，蔡宝昌，等. 马钱子碱隐形脂质体的药剂学性质考察 [J]. 中国中药杂志，2008，33（17）：2100.

[64] 瞿叶清，郭玉琴，哈惠馨，等. 马钱子碱隐形脂质体与普通脂质体的抗肿瘤作用比较 [J]. 中药新药与临床药理，2008，19（5）：361.

[65] 王丹丹，李俊松，蔡宝昌. 马钱子炮制前后士的宁及马钱子碱氮氧化物的含量变化研究 [J]. 中华中医药学刊，2009，27（2）：435.

[66] 陈军，王玮，蔡宝昌，等. 马钱子总生物碱隐形脂质体的制备及急性毒性研究 [J]. 中成药，2009，31（4）：533.

[67] 陈军，胡巍，蔡宝昌，等. 马钱子碱在大鼠体内的药动学 [J]. 中国药学杂志，2009，44（10）：778.

[68] 陈军，苏璇，蔡宝昌，等. 马钱子总生物碱脂质体的含量与包封率测定 [J]. 中药新药与临床药理，2009，20（3）：249.

[69] 王玮，陈军，蔡宝昌，等. 马钱子碱隐形脂质体在大鼠体内的药物动力学 [J]. 南京中医药大学学报，2009，25（3）：199.

[70] 陈军，祁艳，蔡宝昌. 马钱子总生物碱复合磷脂脂质体包封率的测定 [J]. 中华中医药学刊，2009，27（9）：1863.

[71] 徐金华，陈军，蔡宝昌，等. 高效液相色谱法测定大鼠血浆中马钱子碱与血浆蛋白的结合率 [J]. 中药新药与临床药理，2009，20（5）：439.

[72] Chen J, Lin AH, Chen ZP, et al. Ammonium sulfate Gradient loading of brucineinto

liposomes: effect of phospholipid composition on entrapment efficiency and physicochemical properties in vitro [J]. Drug Development and Industrial Pharmacy, 2010, 36 (3): 245.

[73] 陈军, 张婷, 蔡宝昌, 等. 马钱子总生物碱复合磷脂脂质体的药剂学性质研究 [J]. 中国中药杂志, 2010, 35 (1): 35.

[74] 祁艳, 陈军, 蔡宝昌, 等. 马钱子总生物碱提取纯化工艺及抗肿瘤研究 [J]. 中成药, 2010, 32 (3): 405.

[75] 陈军, 肖寒露, 蔡宝昌, 等. 铵离子浓度的测定及其在马钱子碱复合磷脂脂质体制备中的应用 [J]. 中药新药与临床药理, 2010, 21 (2): 177.

[76] 祁艳, 徐金华, 陈军, 等. 不同 pH 值对马钱子碱油水分配系数和体外经皮吸收的影响 [J]. 中华中医药学刊, 2010, 28 (5): 993.

[77] 陈军, 蔡宝昌, 王玮, 等. 磷脂组成对马钱子碱脂质体在大鼠体内药物动力学的影响 [J]. 中国医药工业杂志, 2010, 41 (5): 348.

[78] 陈军, 王立杰, 蔡宝昌, 等. 马钱子碱经皮给药后在小鼠体内的药动学研究 [J]. 中草药, 2010, 41 (8): 1350.

[79] 肖寒露, 陈军, 蔡宝昌, 等. HPLC 同时测定大鼠血浆中马钱子碱和士的宁的浓度 [J]. 中国实验方剂学杂志, 2010, 16 (11): 26.

[80] 李磊, 陈军, 蔡宝昌, 等. pH 对马钱子碱经皮吸收性质与抗炎作用的影响 [J]. 中国实验方剂学杂志, 2010, 16 (14): 1.

[81] 李磊, 陈军, 蔡宝昌. 马钱子总生物碱中其他生物碱对马钱子碱体外透皮吸收性质的影响 [J]. 中国新药杂志, 2010, 19 (17): 1517.

[82] 王琳, 蔡宝昌. 马钱子碱脂质体制备工艺研究 [J]. 齐鲁药事, 2010, 29 (11): 641.

[83] 陈军, 肖寒露, 蔡宝昌, 等. 磷脂组成对马钱子总生物碱脂质体药动学的影响 [J]. 中国药学杂志, 2010, 45 (24): 1944.

[84] 李磊, 陈军, 蔡宝昌. 马钱子总生物碱复合磷脂脂质体 HPLC 指纹图谱研究 [J]. 中药新药与临床药理, 2010, 21 (6): 637.

[85] Chen J, Xiao HL, Hu RR, et al. Pharmacokinetics of brucine after intravenous and oral administration to rats [J]. Fitoterapia, 2011, 82 (8): 1302.

[86] Chen J, Hou T, Fang Y, et al. HPLC determination of strychnine and brucine in rat tissues and the distribution study of processed semen strychni [J]. Yakugaku Zasshi – Journal of the Pharmaceutical Society of Japan, 2011, 131 (5): 721.

[87] 祁艳, 陈军, 李磊, 等. 不同促渗剂对马钱子碱贴剂体外透皮吸收的影响 [J]. 中国药房, 2011, 22 (3): 195.

[88] 王绚, 何超芹, 陈亚, 等. 马钱子生物碱血浆蛋白结合率的测定与比较 [J]. 中国中药杂志, 2011, 36 (2): 185.

[89] 陈明磊, 陈军, 侯婷, 等. 磷脂组成对马钱子碱隐形脂质体药剂学性质与抗肿瘤作用的影响 [J]. 中国中药杂志, 2011, 36 (7): 864.

[90] 侯婷，陈军，蔡宝昌，等. 马钱子总生物碱脂质体静脉注射给药后马钱子碱在大鼠体内的药物动力学研究［J］. 中国中药杂志，2011，36（10）：1353.

[91] 陈军，侯婷，蔡宝昌，等. HPLC 法测定荷瘤小鼠组织中马钱子碱的浓度［J］. 中药新药与临床药理，2011，22（4）：429.

[92] 肖璐，陈志鹏，肖衍宇，等. 中心复合设计优化甘草次酸修饰马钱子碱脂质体［J］. 南京中医药大学学报，2011，27（5）：451.

[93] 陈娟，陈志鹏，肖璐，等. 马钱子碱白蛋白纳米粒的制备与初步评价［J］. 南京中医药大学学报，2011，27（6）：555.

[94] 王绚，陈军，屈艳格，等. 马钱子生物碱类成分经皮给药后在小鼠体内的药动学研究［J］. 中草药，2011，42（12）：2484.

[95] Chen J, Wang X, Qu YG, et al. Analgesic and anti – inflammatory activity and pharmacokinetics of alkaloids from seeds of *Strychnos nux – vomica* after transdermal administration：Effect of changes in alkaloid composition［J］. Journal of Ethnopharmacology，2012，139（1）：181.

[96] Chen J, Yan GJ, Hu RR, et al. Improved pharmacokinetics and reduced toxicity of brucine after encapsulation into stealth liposomes：role of phosphatidylcholine［J］. Internaitional Journal of Nanomedicine，2012，7：3567.

[97] Chen ZP, Lu X. Synthesis of a novel polymer cholesterol – poly（ethylene glycol）2000 – glycyrrhetinic acid（Chol – PEG – GA）and its application in brucine liposome［J］. J of Applied Polymer Science，2012，124（6）：4554.

[98] Chen ZP, Liu W, Liu D, et al. Development of brucine – loaded microsphere/the – rmally responsive hydrogel combination system for intra – articular administrtion［J］. J of controlled release，2012，162（3）：628.

[99] 瞿叶清，陈军，林爱华，等. 马钱子总生物碱复合磷脂脂质体的抗肿瘤作用研究［J］. 中国实验方剂学杂志，2012，18（3）：143.

[100] 陈军，林爱华，侯婷，等. 磷脂组成对马钱子总生物碱隐形脂质体抗肿瘤作用的影响［J］. 中成药，2012，34（2）：238.

[101] 陈志鹏，刘文，陈洪轩，等. 用于关节腔注射的马钱子碱壳聚糖温敏凝胶的研究［J］. 药学学报，2012，47（5）：652.

[102] 肖璐，陈志鹏，陈娟，等. Chol – PEG – GA 修饰的马钱子碱脂质体体外肝癌细胞摄取特性［J］. 中国新药与临床杂志，2012，31（1）：16.

[103] 蔡皓，王丹丹，刘晓，等. 马钱子碱、马钱子总生物碱与马钱子粉在大鼠体内药动学的比较［J］. 中国中药杂志，2012，37（14）：2160.

[104] 陈军，李磊，祁艳，等. 马钱子碱贴膏剂的制备与药物动力学研究［J］. 中药材，2012，35（8）：1295.

[105] 陈军，李磊，祁艳，等. 羟丙基 –β– 环糊精对马钱子碱贴膏剂药剂学性质的影响［J］. 中草药，2012，43（11）：2168.

[106] 陈志鹏，刘文，陈洪轩，等. 用于关节腔注射的马钱子碱壳聚糖温敏型凝胶的研

究［J］. 药学学报, 2012, 47（5）: 652.

［107］陈志鹏, 肖璐, 李伟东, 等. 活体成像系统检测甘草次酸修饰脂质体在小鼠体内的分布［J］. 中国实验方剂学杂志, 2012, 18（17）: 148.

［108］Chen ZP, Chen J, Wu L, et al. Hyaluronic acid – coated bovine serum albumin nanoparticles loaded with brucine as selective nanovectors for intra – articular injection［J］. Int J of Nanomedicine, 2013, 8: 3843.

［109］Chen J, Cheng D, Li J, et al. Influence of lipid composition on the phase transition temperature of liposomes composed of both DPPC and HSPC［J］. Drug Development and Industrial Pharmacy, 2013, 39（2）: 197.

［110］Chen J, Hu W, Qu YQ, et al. Evaluation of the pharmacodynamicsand phar – macokinetics of brucine following transdermal administration［J］. Fitoterapia, 2013, 86: 193.

［111］王建, 陈志鹏, 蔡宝昌. 载马钱子碱纳米粒的微球系统的制备与初步评价［J］. 南京中医药大学学报, 2013, 29（1）: 56.

［112］李俊, 陈军, 蔡宝昌, 等. 马钱子优化总生物碱复合磷脂传递体的制备与性质研究［J］. 光明中医, 2013, 28（1）: 43.

［113］屈艳格, 陈军, 王冬月, 等. 马钱子生物碱类成分经口给药后在大鼠体内的药动学研究［J］. 中草药, 2013, 44,（8）: 1008.

［114］王冬月, 陈军, 蔡宝昌. 马钱子碱血药浓度测定方法的优化与应用［J］. 中国中药杂志, 2013, 38（7）: 1075.

［115］何超芹, 胡梦雅, 张会, 等. 马钱子总生物碱复合磷脂脂质体的制备与温敏释放性质研究［J］. 中国中药杂志, 2013, 38（9）: 1366.

［116］Chen ZP, Liu D, Wang J, et al. Development of nanoparticles – in – microparticles system for improved local retention after intra – articular injection［J］. Drug delivery, 2014, 21（5）: 342.

［117］Chen J, He CQ, Lin AH, et al. Brucine – loaded liposomes composed of HSPC and DPPC at different ratios: in vitro and in vivo evaluation［J］. Drug Development and Industrial Pharmacy, 2014, 40（2）: 244.

［118］Chen J, Qu YE, Wang DY, et al. Pharmacological evaluation of total alkaloids from nux vomica: effect of reducing strychnine contents［J］. Molecules, 2014, 19（4）: 4395.

［119］陈志鹏, 张刘杰, 贺佳玉, 等. 马钱子碱新型壳聚糖纳米粒体外肝癌细胞摄取特性的研究［J］. 中国药科大学学报, 2014, 45（6）: 672.

［120］瞿叶清, 祁艳, 钱丽萍, 等. 马钱子碱在大鼠体内的组织分布研究［J］. 中药新药与临床药理, 2014, 25（3）: 307.

［121］王绚, 陈军, 蔡宝昌. 优化马钱子总生物碱贴膏剂对大鼠佐剂性关节炎的治疗作用及其机制［J］. 中国实验方剂学杂志, 2014, 20（21）: 144.

［122］黄莉莉, 王欣, 李磊, 等. 马钱子碱贴膏剂的抗肿瘤作用研究［J］. 药学与临床

研究，2014，22（5）：398.

［123］Chen ZP, Zhang LJ, Yang S, et al. Hierarchical targeted hepatocyte mitochondrial multifunctional chitosan nanoparticles for anticancer drug delivery［J］. Biomaterials, 2015, 52：240.

［124］贺佳玉，吴丽，王建春，等. 马钱子碱新型壳聚糖纳米粒的体外抗肿瘤活性研究［J］. 药学学报，2016，51（4）：650.

致　　谢

　　《马钱子的研究》一书是笔者四十多年研究工作中经历时间最长，参加人数最多的一个课题，也是参加工作后开始的第一个课题。本人的博士论文是其中的一部分内容。在该书付梓之际，对我的中外老师、同事和一届又一届硕、博士研究生们的辛勤劳动，表示衷心的感谢！

　　首先，感谢南京中医药大学叶定江教授，日本国立富山医科药科大学的难波恒雄教授、服部征雄教授、倉石泰教授，中国留学生杨秀伟博士；美国 XenoBiotics Laboratories，Inc. 吴晋博士、顾哲明博士，对马钱子研究给予的悉心指导和提供的良好的实验条件；感谢我的南京中医药大学的同事马骘教授、陈龙教授、吴皓教授、何亚维教授、陈军教授、陈志鹏教授、李俊松研究员、蔡皓副研究员、刘晓副研究员、刘陶世副研究员、陶益讲师、郁红礼副研究员等对马钱子研究及相关工作的无私帮助；特别要感谢罗兴洪和李伟东两位博士，在漫长的岁月里，不辞辛劳，主动地从发表的120多篇论文提炼和整理书稿内容，才使此书得以出版。

　　其次，感谢我所有的博士后学生和历届硕、博士研究生对马钱子研究课题的关注和辛勤付出。他们是博士后：刘培民，童丽，何玲，卢子杰，张旭，曾庆琪，郭志力，任现志，叶永浩，白立飞；博士研究生：皮文霞，陆兔林，殷武，潘扬，狄留庆，贾晓斌，萧伟，徐自升，李伟东，唐宝莲，辛绍琪，陈斌，张志杰，邓旭坤，丁霞，谢东浩，王海东，侯丰灏，杨欢，王明艳，方前波，殷放宙，宋小妹，黄圣源，麦乔智，李林，严国俊，束雅春，吴丽，李嬛，张兴德，秦昆明，张云，曹岗，裴科，汪小莉，段煜，周明，庄延双，史长灿；硕士研究生：徐晓月，汤道权，杨光明，王海波，李彦超，王光宁，程林，王琳，胡敏敏，张小燕，余宗亮，张慧芳，胡巍，杜伟锋，戴衍朋，傅紫琴，刘丹，高婵，王丹丹，王立杰，楼成华，杨柳，邹明畅，王栋，高颖，张宁，徐金华，张芳芳，王洪斌，肖璐，李春来，范林乾，陈娟，吴芸，马晓青，关洪月，何媛媛，任丽佳，王绚，孙俊，汪兰云，祁艳，陈醒，刘静静，瞿敏明，李磊，王建，郭辉，屈艳格，庄果，顾青，刘小莉，张星海，刘启迪，沈保家，顾杰，郑礼娟，王冬月，张森，王彬，陈丹妮，陈林伟，祝婷婷，范孟雪，黄雨婷，朱慧，胡静，杨冰，任娟，朱晓钗，谢莉，彭思颖，孙戡平，梁小娟，郭丽娟，季金玉，宋锐，张晓炎，鲍雯雯，丁明建，伏鹏荣，吉枫，张程荣，陈雪怡，程亮，迟宗良，郭昊，华一卉，赵耀东，徐志伟，张焱新，杨培培，罗素菜，姜东京，吴鑫；第二导师博士生：王天山，罗兴洪，姚仲青，等。

　　同时，感谢培养我成长了43年的南京中医药大学的历届领导和老师，感谢支持和帮助我担任了 20 年中药学科带头人的各位同事、海内外的校友、中医药界的朋友、家人及南京海昌中药集团的各位同仁！

蔡宝昌

2018 年 **9** 月